实用护理
新技术与临床应用

SHIYONG HULI XINJISHU YU LINCHUANG YINGYONG

主编 戴军玲 庄克玲 侯 楠 沙媛媛 王艺瑾 付文平

山东大学出版社
SHANDONG UNIVERSITY PRESS
·济南·

图书在版编目（CIP）数据

实用护理新技术与临床应用／戴军玲等主编. —济
南：山东大学出版社，2021.10
　ISBN 978-7-5607-7194-6

　Ⅰ.①实… Ⅱ.①戴… Ⅲ.①护理学 Ⅳ.① R47

中国版本图书馆 CIP 数据核字（2022）第 041636 号

策划编辑　徐　翔
责任编辑　毕文霞
文案编辑　毕玉璇
封面设计　宗　宁

出版发行　山东大学出版社
社　　址　山东省济南市山大南路20号
邮政编码　250100
发行热线　（0531）88363008
经　　销　新华书店
印　　刷　山东麦德森文化传媒有限公司
规　　格　787毫米×1092毫米　1/16
　　　　　19.25印张　2彩插　493千字
版　　次　2021年10月第1版
印　　次　2021年10月第1次印刷
定　　价　158.00元

编委会

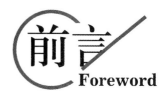

前言
Foreword

护理学是以自然科学和社会科学理论为基础的综合性应用学科,其理论性和实践性都很强。在医疗事业蓬勃发展的今天,护理事业的发展受到政府和全社会的重视与支持。优质护理服务的深入开展使临床护理工作的内涵不断丰富,服务领域不断拓展;同时护士的专业素质和专业技术水平得到进一步提升,服务水平得到升级,让护理工作在重大突发公共事件的医疗救治中发挥了重大作用。

护理技术是护理学的重要组成部分,基础护理技术是护士从事临床护理工作必须熟练掌握的基本技能。它是衡量护士专业素质和技术水平的重要指标,也是护士完成临床护理工作、防止护理差错、确保护理质量的重要保障。随着医学技术水平的不断发展,护理新理念、新知识和新技术不断涌现,这对护士的技术操作能力也提出了新的挑战。但目前,我们缺乏具有护理学专业特点、符合临床护理工作需要、针对护理新技术及其临床应用的实用参考书。鉴于此,我们组织了一批临床实践经验丰富的专家,编写了《实用护理新技术与临床应用》一书。

本书以护理理论为依据,充分体现了以服务对象为中心的整体护理理念,广泛吸取和借鉴了国内外最新的护理技术操作标准,系统介绍了基础护理操作技术及其临床应用。本书具有以下四个特点:一是内容全面,每项操作技术的编写均包括目的、评估、操作准备、操作程序、注意事项等内容,在评估和操作程序中有要点说明,为护理操作提供了理论依据,便于护理人员联系实际工作,更好地理解和掌握操作步骤;二是以临床各科室为纲目组织各章节编写,每种疾病的介绍均按照概述、护理评估、护理诊断、护理目标、护理措施、护理评价的顺序进行,体现了整体护理思想和护理专业特点;三是理论联系实践,既强调护理学基本知识、基本理论和基本技能的讲解,又注重体现知识的临床应用和专业的发展;四是从实际出发,内容详略得当、重点突出,文字简洁易懂,具有较强的指导性和操作性。本书既可供各级医疗机构的临床护理工作者参考使用,也可作为护理专业学生和教师的参考书。

虽然全体编者为撰写本书竭尽全力,但难免出现瑕疵。为了进一步提高本书的质量,以供再版时修改,我们诚恳地希望广大读者提出宝贵意见。

《实用护理新技术与临床应用》编委会

2021 年 7 月

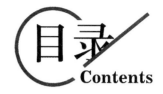
目录
Contents

第一章　基础护理技术 ·· （1）

　第一节　基本监测技术 ·· （1）

　第二节　口腔护理技术 ·· （9）

　第三节　排痰技术 ·· （12）

　第四节　导尿技术 ·· （16）

　第五节　灌肠技术 ·· （19）

　第六节　给药技术 ·· （22）

　第七节　氧疗技术 ·· （33）

　第八节　无痛内镜技术 ·· （35）

第二章　精神科护理 ·· （39）

　第一节　精神分裂症 ·· （39）

　第二节　神经症 ·· （52）

　第三节　器质性精神障碍 ·· （60）

　第四节　情感性精神障碍 ·· （74）

　第五节　心理因素相关生理障碍 ·· （87）

第三章　神经内科护理 ·· （100）

　第一节　短暂性脑缺血发作 ·· （100）

　第二节　蛛网膜下腔出血 ·· （103）

　第三节　脑出血 ·· （105）

　第四节　脑梗死 ·· （109）

　第五节　面神经炎 ·· （111）

　第六节　急性脊髓炎 ·· （113）

第四章　骨外科护理…………………………………………………………（118）

　　第一节　颈椎病………………………………………………………（118）

　　第二节　腰椎间盘突出症……………………………………………（122）

　　第三节　肩关节周围炎………………………………………………（127）

　　第四节　脊柱骨折……………………………………………………（129）

　　第五节　骨盆骨折……………………………………………………（134）

　　第六节　四肢骨折……………………………………………………（138）

　　第七节　关节脱位……………………………………………………（149）

第五章　妇产科护理…………………………………………………………（156）

　　第一节　子宫肌瘤……………………………………………………（156）

　　第二节　子宫颈癌……………………………………………………（160）

　　第三节　功能失调性子宫出血………………………………………（166）

　　第四节　前置胎盘……………………………………………………（170）

　　第五节　胎盘早剥……………………………………………………（173）

第六章　儿科护理……………………………………………………………（177）

　　第一节　小儿肺炎……………………………………………………（177）

　　第二节　小儿惊厥……………………………………………………（182）

　　第三节　小儿腹泻病…………………………………………………（188）

　　第四节　小儿消化性溃疡……………………………………………（193）

　　第五节　小儿肾病综合征……………………………………………（196）

　　第六节　小儿营养性贫血……………………………………………（199）

　　第七节　小儿再生障碍性贫血………………………………………（202）

　　第八节　小儿血友病…………………………………………………（205）

　　第九节　小儿白血病…………………………………………………（209）

第七章　老年科护理…………………………………………………………（215）

　　第一节　上呼吸道感染………………………………………………（215）

　　第二节　慢性支气管炎………………………………………………（216）

　　第三节　肺炎…………………………………………………………（219）

　　第四节　肺癌…………………………………………………………（221）

　　第五节　阻塞性肺气肿………………………………………………（223）

　　第六节　呼吸衰竭……………………………………………………（226）

第七节　高血压 ……………………………………………………………… (228)

第八节　心律失常 …………………………………………………………… (230)

第九节　心绞痛 ……………………………………………………………… (232)

第十节　急性心肌梗死 ……………………………………………………… (234)

第十一节　肺源性心脏病 …………………………………………………… (237)

第十二节　心力衰竭 ………………………………………………………… (240)

第十三节　消化性溃疡 ……………………………………………………… (242)

第十四节　胃癌 ……………………………………………………………… (244)

第十五节　肝硬化 …………………………………………………………… (246)

第十六节　急性肾小球肾炎 ………………………………………………… (248)

第十七节　急进性肾小球肾炎 ……………………………………………… (249)

第十八节　肾病综合征 ……………………………………………………… (250)

第十九节　尿路感染 ………………………………………………………… (252)

第二十节　老年期痴呆 ……………………………………………………… (254)

第二十一节　帕金森病 ……………………………………………………… (255)

第二十二节　贫血 …………………………………………………………… (257)

第八章　中医科护理 ………………………………………………………… (259)

第一节　胸痹 ………………………………………………………………… (259)

第二节　中风 ………………………………………………………………… (261)

第三节　不寐 ………………………………………………………………… (283)

第九章　医院感染的管理与控制 …………………………………………… (286)

第一节　破伤风的医院感染预防与控制 …………………………………… (286)

第二节　气性坏疽的医院感染预防与控制 ………………………………… (288)

第三节　手术部位感染的预防与控制 ……………………………………… (291)

第四节　呼吸机相关性肺炎的预防与控制 ………………………………… (294)

第五节　导尿管相关尿路感染的预防与控制 ……………………………… (296)

参考文献 ……………………………………………………………………… (300)

第一章　基础护理技术

第一节　基本监测技术

一、体温、脉搏、呼吸测量

(一)目的

通过观察体温、脉搏、呼吸变化,了解疾病发生和发展的规律,协助医生做出正确诊断,为治疗和护理提供依据。

(二)操作前准备

1.告知患者或家属

将操作目的、方法、注意事项、配合方法告知患者或家属。

2.评估患者

(1)年龄、病情、意识状态、自理能力、治疗情况、合作程度、心理状态。

(2)测量部位肢体及皮肤状况。

(3)影响测量准确性的相关因素。

3.操作护士

操作护士需着装整洁、修剪指甲、洗手、戴口罩。

4.物品准备

准备治疗盘、弯盘、体温计、手表、快速手消毒剂;集体测量时准备治疗车、记录单、笔。

5.环境

室温适宜、光线充足、环境安静。

(三)操作过程

(1)携带用物至患者床旁,核对腕带及床头卡。

(2)测量体温:根据患者病情选择合适的体温测量方式(腋下、口腔、直肠),协助患者取舒适卧位。①腋下测温:需擦干腋窝,将体温计水银端放于腋窝深处并紧贴皮肤,10分钟后取出读数。②口腔测温:将体温表水银端放置于患者舌下,让患者紧闭口唇,切勿用牙咬,用鼻呼吸,3分钟后取出读数。③直肠测温:患者取侧卧或屈膝仰卧位露出臀部,润滑肛表水银端,轻轻插

1

入肛门 3～4 cm,婴儿 1.25 cm、幼儿 2.5 cm,3 分钟后取出读数。

(3)测量脉搏:①将患者手臂放于舒适位置。②用示指、中指、无名指指腹按于桡动脉处或其他浅表大动脉处。③计数 30 秒,将测得的脉率乘二。④脉搏异常,危重患者需测量 1 分钟。⑤脉搏短绌时需 2 人同时分别测量心率和脉率 1 分钟,以分数方式记录,即心率/脉率。

(4)测量呼吸:①以诊脉状,观察胸腹起伏,计数 30 秒。②危重患者呼吸不易观察时,用少许棉絮置于患者鼻孔前,记录 1 分钟棉絮被吹动的次数。

(5)协助患者取舒适卧位。

(6)消毒体温计。

(7)洗手、记录、确认医嘱。

(四)注意事项

(1)婴幼儿、意识不清或不合作患者测温时,护士不宜离开。

(2)婴幼儿、精神异常、昏迷、有口腔疾病、不合作、口鼻手术或呼吸困难患者,禁忌测量口温。

(3)进食、吸烟、面颊部冷/热敷患者应推迟 30 分钟后测口腔温度。

(4)腋下有创伤、手术、炎症,腋下出汗较多、极度消瘦的患者,不宜采取腋下测温;沐浴后需等待 20 分钟后再测腋下温度。

(5)腹泻、直肠或肛门手术、心肌梗死患者不宜采用直肠测量法。

(6)体温和病情不相符时重复测温,必要时可同时采取两种不同的测量方式作为对照。

(7)异常脉搏应测量 1 分钟,当脉搏细弱难以触诊时,可用听诊器听诊心率 1 分钟代替。

(8)偏瘫患者选择健侧肢体测量脉搏。

(9)除桡动脉外,可测颞动脉、肱动脉、颈动脉、股动脉、腘动脉、足背动脉等。

(10)测量呼吸时宜取仰卧位。

(11)不可用拇指诊脉。

(五)评价标准

(1)患者或家属能够知晓护士告知的事项,对服务满意。

(2)遵循查对制度,符合标准预防、安全原则。

(3)护士操作规范、准确。

二、血压测量

(一)目的

测量血压值,观察血压的动态变化,目的在于协助诊断,为预防、治疗、康复、护理提供依据。

(二)操作前准备

1.告知患者

将操作目的、方法、注意事项、配合方法告知患者。

2.评估患者

(1)年龄、病情、意识状态、治疗情况、心理反应、合作程度。

(2)测量部位肢体及皮肤状况。

(3)影响测量准确性的相关因素。

3.操作护士

操作护士应着装整洁、修剪指甲、洗手、戴口罩。

4.物品准备

准备血压计、听诊器、快速手消毒剂,集体测量时准备治疗车、记录单。

5.环境

室温适宜、光线充足、环境安静。

(三)操作过程

肱动脉测量方法如下。

(1)携带用物至患者床旁,核对腕带及床头卡。

(2)患者取舒适卧位,协助其露出手臂,手掌向上,肘部伸直,排尽袖带内空气,袖带缠于上臂中部,下缘距肘窝2~3 cm,松紧以可放进一指为宜。

(3)使水银柱"0"点与肱动脉、心脏处于同一水平,将听诊器胸件放在肱动脉搏动最强处固定,充气至动脉搏动音消失,再加压使压力升高2.6~4 kPa(20~30 mmHg),缓慢放气。

(4)告知患者血压数值。

(5)取下袖带,排尽空气,血压计向右倾斜45°,关闭水银槽开关。

(6)整理床单位,协助患者采取舒适卧位。

(7)消毒血压计、听诊器。

(8)洗手、记录、确认医嘱。

(四)注意事项

(1)对需要长期密切观察血压的患者,应遵循四定的原则:定时间、定体位、定部位、定血压计。

(2)测量肢体的肱动脉与心脏处于同一水平位置,卧位时平腋中线,坐位时平第4肋。

(3)偏瘫患者选择健侧上臂测量。

(4)测量前需检查血压计的有效性,定期监测、校对血压计。

(5)如发现血压听不清或异常,应重测:先驱净袖带内空气,使汞柱降至"0",稍休息片刻再行测量,必要时做对照复查。

(五)评价标准

(1)患者或家属能够知晓护士告知的事项,对服务满意。

(2)遵循查对制度,符合标准预防、安全原则。

(3)测量方法正确,测量结果准确。

三、心电监测

(一)目的

遵医嘱正确监测患者心率、心律、呼吸、血压、血氧饱和度,动态评价病情变化,为临床治疗提供依据。

(二)操作前准备

1.告知患者或家属

将操作目的、方法、注意事项、配合方法告知患者或家属。

2.评估患者

(1)病情、年龄、意识状态、合作程度、心理反应。

(2)胸部皮肤情况。

3.操作护士

操作护士应着装整洁、修剪指甲、洗手、戴口罩。

4.物品准备

准备治疗车、监护仪、导联线、一次性电极片、酒精或盐水棉签数根、污物桶、快速手消毒剂。

5.环境

保持环境整洁、安静。

(三)操作过程

(1)携带用物至患者床旁,核对腕带及床头卡。

(2)协助患者取平卧位,暴露胸部皮肤。

(3)连接监护仪电源,将电极片连接于导联线上。

(4)用酒精棉签擦净皮肤,将电极片贴于患者胸部正确位置。

(5)连接血氧饱和度(SpO_2)、血压袖带。

(6)打开监护仪开关,设置监测指标的报警界限。

(7)整理用物及床单位,按医疗垃圾分类处理用物。

(8)擦拭治疗车。

(9)洗手、记录、确认医嘱。

(四)注意事项

(1)放置电极片时,应避开伤口、瘢痕、中心静脉插管、起搏器及电除颤时电极板的放置部位。

(2)密切监测患者异常心电波形,排除各种干扰和电极脱落,及时通知医生处理;对于带有起搏器的患者,要区别其正常心律与起搏心律。

(3)定期更换电极片及其粘贴位置。

(4)心电监护不具有诊断意义,如需更详细了解心电图变化,需做常规导联心电图。

(5)对躁动患者,应当固定好电极和导线,避免电极脱位以及导线缠绕。

(五)评价标准

(1)患者或家属能够知晓护士告知的事项,对服务满意。

(2)护士操作过程规范、准确。

(3)遵循查对制度,符合标准预防及安全原则。

(4)注意观察患者病情变化,出现异常情况及时处理。

四、血糖监测

(一)目的

遵医嘱准确测量患者血糖,为诊断和治疗提供依据。

(二)操作前准备

1.告知患者

将操作目的、方法、注意事项、配合方法告知患者。

2.评估患者

(1)病情、意识状态、治疗情况、合作程度。

(2)末梢循环、皮肤情况、进食时间。

(3)评估血糖仪的工作状态,检查试纸有效期。

3.操作护士

操作护士应操作护士应着装整洁、修剪指甲、洗手、戴口罩。

4.物品准备

准备治疗车、治疗盘、75％酒精、棉签、血糖仪、血糖试纸、一次性采血针、快速手消毒剂、利器盒、污物桶。

5.环境

保持环境整洁、安静。

(三)操作过程

(1)携带用物至患者床边,核对腕带及床头卡。

(2)清洁患者双手,协助患者取适当体位。

(3)按照说明书使用血糖仪。

(4)用75％酒精消毒指端皮肤,待干。

(5)采血宜选用指血自然流出法,采血后用干棉签按压。

(6)读取血糖值,告知患者。

(7)整理床单位,协助患者取舒适卧位。

(8)按医疗垃圾分类法处理用物。

(9)擦拭治疗车、血糖仪。

(10)洗手、记录、确认医嘱。

(四)注意事项

(1)测血糖前,确认血糖仪上的号码与试纸号码一致。

(2)测血糖时应轮换采血部位。

(3)避免试纸受潮、污染。

(4)血糖仪应按生产商使用要求定期进行标准液校正。

(五)评价标准

(1)患者能够知晓护士告知的事项,对服务满意。

(2)遵循查对制度,符合标准预防、安全原则。

(3)操作过程规范,动作娴熟。

五、血氧饱和度监测

(一)目的

监测患者血氧饱和度,动态评价病情变化,为临床治疗提供依据。

(二)操作前准备

1.告知患者或家属

将操作目的、方法、注意事项、配合方法、影响监测效果的因素告知患者或家属。

2.评估患者

(1)意识状态、吸氧浓度、自理能力、合作程度。

(2)指(趾)端循环、皮肤完整性、指(趾)甲以及肢体活动情况。

3.操作护士

操作护士应着装整洁、修剪指甲、洗手、戴口罩。

4.物品准备

准备治疗车、血氧饱和度监测仪、酒精或盐水棉签、快速手消毒剂、污物桶。

5.环境

保持环境安静、整洁、光线适宜。

（三）操作步骤

（1）携带用物至患者床旁,核对腕带及床头卡。

（2）协助患者取舒适体位,暴露测量部位。

（3）连接血氧饱和度监测仪电源。

（4）清洁患者局部皮肤及指（趾）甲。

（5）安放传感器。

（6）开机,设置报警界限,读取数值并告知患者。

（7）整理床单位,安抚患者。

（8）整理用物,按医疗垃圾分类处理用物。

（9）擦拭治疗车。

（10）洗手、记录、确认医嘱。

（四）注意事项

（1）SpO_2监测报警低限设置为90%,发现异常及时通知医生。

（2）注意休克、体温过低、低血压、使用血管收缩药物、贫血、偏瘫、指甲过长、同侧手臂测量血压、周围环境光照太强、电磁干扰及涂抹指甲油等对监测结果的影响。

（3）注意更换传感器的位置,以免皮肤受损或血液循环受阻。

（4）怀疑CO中毒的患者不宜选用脉搏血氧监测仪。

（5）对躁动患者,应当固定好导线,避免传感器脱位以及导线缠绕。

（五）评价标准

（1）患者或家属能够知晓护士告知的事项,对服务满意。

（2）传感器安放正确,接触良好,松紧度适宜。

（3）操作过程规范、安全,动作熟练。

六、中心静脉压监测

（一）目的

监测中心静脉压的目的是了解循环血量,判断心功能及周围循环阻力,指导临床补液,评估治疗效果。

（二）操作前准备

1.告知患者或家属

将操作目的、方法、注意事项、配合方法告知患者或家属。

2.评估患者

（1）病情、意识状态、合作程度。

（2）中心静脉置管及周围皮肤情况。

（3）体位及凝血状况。

3.操作护士

操作护士应着装整洁,修剪指甲,洗手,戴口罩。

4.物品准备

准备治疗车、监护仪、压力套装(导联线、压力传感器、加压袋、0.9%氯化钠 250 mL)、穿刺盘、污物桶、快速手消毒剂。

5.环境

保持环境整洁、安静、私密。

(三)操作步骤

(1)携带用物至患者床旁,核对腕带及床头卡。

(2)连接电源,打开监护仪开关。

(3)协助患者取平卧位,暴露置管部位。

(4)将压力套装挂在输液架上,加压袋充气加压至 40.0 kPa(300 mmHg),排气。

(5)拧下置管上的肝素帽,消毒,连接压力传感器,冲管。

(6)将监护仪调至中心静脉压(CVP)的模块,设置参数。

(7)将传感器置于腋中线第 4 肋间(右心房水平),校正零点,测压,读数。

(8)测量完毕。

(9)协助患者取安全、舒适卧位。

(10)整理用物,按医疗垃圾分类处理用物。

(11)擦拭治疗车。

(12)洗手、记录、确认医嘱。

(四)注意事项

(1)严格无菌操作。

(2)避免管道扭曲,保持测压管道的通畅。

(3)每天检查穿刺部位皮肤有无红肿、脓性分泌物,定期更换敷料、管路、压力套装和冲洗液。

(4)选择标准的测压零点,传感器置于腋中线第 4 肋间与右心房同一水平,每次测压前均应校正压力传感器零点。

(5)中心静脉测压通路应避免输注血管活性药物,以防引起血压波动。

(6)注意影响中心静脉压数值的因素,如患者的体位、机械通气、腹内压等。

(7)观察有无心律失常、出血、血肿、气胸、血管损伤等并发症的发生,股静脉插管时,注意观察置管侧下肢有无肿胀、静脉回流受阻等下肢静脉栓塞的表现。

(五)评价标准

(1)患者或家属能够知晓护士告知的事项,对服务满意。

(2)遵循无菌操作原则、符合消毒隔离制度。

(3)操作过程规范、安全,动作娴熟。

七、斯旺-甘茨(Swan-Ganz)导管监测

(一)目的

(1)监测目的在于评估左右心室功能,反映左心室前负荷和右心室后负荷。

(2)指导治疗,为扩容补液,应用强心药物、血管收缩药物和血管扩张药物治疗提供依据,同

时还可以判断治疗效果和预后。

（二）操作前准备

1.告知患者

告知患者操作目的、方法、注意事项、配合方法。

2.评估患者

（1）病情、体位及合作程度。

（2）置管及穿刺处周围皮肤情况。

3.操作护士

操作护士应着装整洁、修剪指甲、洗手、戴口罩。

4.物品准备

准备测压装置、监护仪、注射器、快速手消毒剂等。

5.环境

保持环境安静、整洁。

（三）操作过程

（1）携带用物至患者床旁，核对腕带及床头卡。

（2）暴露置管部位。测量导管插入长度。

（3）连接测压装置，加压袋充气加压至 40.0 kPa（300 mmHg）左右，注意排尽管道内气体。

（4）测压前需调整零点，压力换能器需与患者右心房在同一水平。

（5）测量肺动脉楔压时，应将气囊缓慢充气（充气量＜1.5 mL），待出现嵌顿压图形后，记录数字并放掉气囊内气体。

（6）非测量肺动脉楔压时，抽尽气囊内气体并锁住气囊注射器。

（7）记录测量数据。

（8）整理床单位，协助患者取舒适卧位。

（9）整理用物，按医疗垃圾分类处理用物。

（10）洗手、签字、确认医嘱。

（四）注意事项

（1）每次测量各项指标之前需调定零点。

（2）穿刺伤口定期换药，若渗出液较多应及时换药。

（3）保证测压装置严密畅通。

（4）及时了解影响压力测定的因素，观察有无相关并发症的发生。

（5）保持管道通畅，每小时用肝素生理盐水 3～5 mL 冲洗测压导管及 Swan-Ganz 导管。

（6）拔除导管时，应在监测心率、心律的条件下进行，拔管后，穿刺的局部应压迫止血。

（五）评价标准

（1）患者或家属能够知晓护士告知的事项，对服务满意。

（2）遵循查对制度，符合无菌技术、标准预防原则。

（3）操作过程规范、安全，动作轻柔。

（戴军玲）

第二节 口腔护理技术

一、卧床患者

(一)目的
保持患者口腔清洁,预防口腔感染,观察口腔黏膜和舌苔有无异常,便于了解病情变化。

(二)操作前准备

1.告知患者或家属

告知患者或家属操作目的、方法、注意事项、指导配合。

2.评估患者

(1)病情、意识状态、自理能力、治疗情况、合作程度。

(2)口唇、口腔黏膜、牙龈、舌苔状况;有无活动性义齿。

3.操作护士

操作护士应着装整洁、修剪指甲、洗手、戴口罩。

4.物品准备

准备治疗车、治疗盘、口腔护理包、口腔护理液、温开水、一次性多用巾(或毛巾)、手电筒、隔离衣、快速手消毒剂、消毒桶、污物桶;遵医嘱准备口腔用药。

5.环境

保持环境整洁、安静。

(三)操作过程

(1)穿隔离衣,携带用物至患者床旁,核对腕带及床头卡。

(2)协助患者取适宜体位,头偏向操作者。

(3)患者颌下垫多用巾,放置弯盘。

(4)用温水棉球湿润口唇。

(5)用药液棉球擦拭牙齿表面、颊部、舌面、舌下及硬腭部。

(6)清点棉球,温开水漱口。

(7)擦净面部,观察口腔情况,必要时遵医嘱用药。

(8)撤去多用巾。

(9)整理床单位,协助患者恢复舒适体位。

(10)整理用物,按医疗垃圾分类处理用物。

(11)脱隔离衣。

(12)擦拭治疗车。

(13)洗手、记录、确认医嘱。

(四)注意事项

(1)擦拭过程中,动作应轻柔,特别是对有凝血功能障碍的患者,应防止碰伤黏膜及牙龈。

(2)协助有活动性义齿的患者清洗义齿。

(五)评价标准
(1)患者或家属知晓护士告知的事项,对服务满意。

(2)患者感觉舒适,口腔清洁,黏膜、牙齿无损伤。

(3)遵循查对制度,符合标准预防原则。

(4)操作过程规范、安全,动作轻柔。

二、昏迷患者

(一)目的
为昏迷患者行口腔护理,使患者感觉舒适,预防感染。

(二)操作前准备
1.告知家属

告知家属操作目的、方法。

2.评估患者

(1)病情、意识状态、自理能力、治疗情况、合作程度。

(2)口唇、口腔黏膜、牙龈、舌苔状况;有无活动性义齿。

3.操作护士

操作护士应着装整洁、修剪指甲、洗手、戴口罩。

4.物品准备

准备治疗车、口腔护理包、口腔护理液、手电筒,遵医嘱选择口腔药物、开口器、温开水、快速手消毒剂、隔离衣、消毒桶、污物桶。

(三)操作步骤
(1)穿隔离衣,携带用物至患者床旁,核对腕带、床头卡。

(2)协助患者取安全、适宜体位。

(3)颌下垫治疗巾,放置弯盘。

(4)用温水棉球湿润嘴唇,牙关紧闭者使用开口器。

(5)用药液棉球擦洗方法同口腔护理。

(6)用温水棉球再次擦洗。

(7)清点棉球,观察口腔情况。

(8)协助患者取舒适卧位。

(9)整理用物及床单位,按医疗垃圾分类处理用物。

(10)脱隔离衣,擦拭治疗车。

(11)洗手、记录、确认医嘱。

(四)注意事项
(1)操作时避免弯钳触及牙龈或口腔黏膜。

(2)棉球不宜过湿,操作中注意夹紧棉球,防止棉球遗留在口腔内,禁止漱口。

(3)协助有活动性义齿的患者清洗义齿。

(4)使用开口器时从第二臼齿处放入。

(五)评价标准
(1)家属知晓护士告知的事项,对服务满意。

（2）遵循查对制度,消毒隔离、标准预防原则。

（3）护士操作过程规范、熟练,动作轻柔。

三、气管插管患者

（一）目的

为气管插管患者行口腔护理,使患者舒适、预防感染。

（二）操作前准备

1.告知患者或家属

告知患者或家属操作目的、方法。

2.评估患者

（1）病情、生命体征、意识状态与合作程度。

（2）口腔黏膜有无出血点、溃疡、异味,以及口腔卫生状况。

（3）气管导管外露部分距门齿的长度。

3.操作护士

操作护士应着装整洁、修剪指甲、洗手、戴口罩。

4.物品准备

准备治疗车、口腔护理包、一次性密闭式吸痰管、快速手消毒剂、隔离衣、消毒桶、污物桶等。

5.环境

保持环境整洁、安静。

（三）操作步骤

（1）穿隔离衣,携带用物至患者床旁,核对腕带、床头卡。

（2）根据患者的病情,协助患者摆好体位。

（3）检查气囊压力,进行气管插管吸痰,并吸净口腔内的分泌物。

（4）测量气管导管外露部分距门齿的长度。

（5）两人配合,一人固定导管,另一人进行口腔护理(同昏迷患者口腔护理操作)。

（6）操作完毕后,将牙垫置于导管的一侧并固定,定期更换牙垫位置。

（7）再次测量气管导管外露长度和气囊压力。

（8）观察胸廓起伏情况,听诊双肺呼吸音。

（9）整理用物及床单位,按医疗垃圾分类处理用物。

（10）脱隔离衣,擦拭治疗车。

（11）洗手、记录、确认医嘱。

（四）注意事项

（1）操作前测量气囊压力。

（2）操作前后认真清点棉球数量,禁止漱口,可采取口鼻腔冲洗。

（3）检查气管导管深度和外露长度,避免移位和脱出。

（4）适当约束躁动者或对其应用镇静药。

（五）评价标准

（1）患者或家属能够知晓护士告知的事项,对服务满意。

(2)遵循查对制度,符合无菌技术、标准预防原则。

(3)操作过程规范、安全,动作娴熟。

(曹　慧)

第三节　排痰技术

一、有效排痰法

(一)目的

对不能有效咳痰的患者进行叩背,协助其排出肺部分泌物,保持呼吸道通畅。

(二)操作前准备

1.告知患者

告知患者操作目的、方法、注意事项、配合方法。

2.评估患者

(1)病情、意识状态、咳痰能力、影响咳痰的因素、合作能力。

(2)痰液的颜色、性质、量、气味。

(3)肺部呼吸音情况。

3.操作护士

操作护士应着装整洁、修剪指甲、洗手、戴口罩。

4.物品准备

准备听诊器、隔离衣、快速手消毒剂,必要时备雾化面罩、雾化液。

5.环境

保持环境整洁、安静。

(三)操作步骤

(1)穿隔离衣,核对腕带及床头卡。

(2)协助患者取侧卧位或坐位。

(3)手指合拢,呈杯状由肺底自下而上、自外向内叩击患者胸背部。

(4)拍背后,嘱患者缓慢深呼吸,用力咳出痰液。

(5)听诊肺部呼吸音。

(6)协助患者清洁口腔。

(7)整理床单位,协助患者取舒适卧位。

(8)整理用物,脱隔离衣。

(9)洗手、记录,确认医嘱。

(四)注意事项

(1)注意保护胸、腹部伤口,合并气胸、肋骨骨折时禁忌叩击。

(2)根据患者体型、营养状况、耐受能力,合理选择叩击方式、时间和频率。

(3)操作过程中密切观察患者意识及生命体征变化。

（五）评价标准

（1）患者能够知晓护士告知的事项，对服务满意。

（2）操作过程规范、安全，动作娴熟。

二、经鼻/口腔吸痰

（一）目的

充分吸出痰液，保持患者呼吸道通畅，确保患者安全。

（二）操作前准备

1.告知患者或家属

告知患者或家属操作目的、方法、注意事项、配合方法。

2.评估患者

（1）病情、意识状态、生命体征、承受能力、合作程度。

（2）双肺呼吸音、痰鸣音、氧疗情况、血氧饱和度、咳嗽能力。

（3）痰液的性状。

（4）义齿、口腔及鼻腔状况。

3.操作护士

操作护士应着装整洁、修剪指甲、态度和蔼、洗手、戴口罩。

4.物品准备

准备治疗车、治疗盘、吸痰包、一次性吸痰管、灭菌注射用水、负压吸引装置、隔离衣、快速手消毒剂、污物桶、消毒桶；必要时备压舌板、开口器、舌钳、口咽通气道、听诊器。

5.环境

保持环境整洁、安静。

（三）操作过程

（1）穿隔离衣，携带用物至患者床旁，核对腕带及床头卡。

（2）协助患者取适宜卧位，取下活动义齿。

（3）连接电源，打开吸引器，调节负压吸引压力至 20.0～26.7 kPa(150～200 mmHg)。

（4）戴一次性无菌手套，连接吸痰管。

（5）吸痰管经口或鼻插入气道（进管时阻断负压），边旋转边向上提拉，每次吸痰时间不超过15 秒。

（6）吸痰过程中密切观察患者生命体征、血氧饱和度及痰液情况，听诊呼吸音。

（7）吸痰结束，用手上的一次性手套包裹吸痰管，丢入污物桶。

（8）冲洗管路。

（9）整理床单位，协助患者取安全、舒适体位。

（10）整理用物，按医疗垃圾分类处理用物，消毒仪器及管路。

（11）脱隔离衣，擦拭治疗车。

（12）洗手、记录、确认医嘱。

（四）注意事项

（1）观察患者生命体征、血氧饱和度变化及痰液情况，并准确记录。

（2）遵循无菌原则，插管动作轻柔。吸痰管到达适宜深度前避免负压吸引，逐渐退出的过程中提供负压。

(3)选择粗细、长短、质地适宜的吸痰管。

(4)按需吸痰,每次吸痰时均须更换吸痰管。

(5)患者痰液黏稠时可以配合翻身叩背、雾化吸入,患者发生缺氧症状,如发绀、心率下降时应停止吸痰,休息后再吸。

(6)吸痰过程中,鼓励并指导清醒患者深呼吸,进行有效咳痰。

(五)评价标准

(1)患者或家属能够知晓护士告知的事项,并能配合操作。

(2)遵循无菌原则、消毒隔离制度。

(3)操作过程规范、安全、有效,动作轻柔。

三、气管插管吸痰

(一)目的

充分吸出痰液,保持患者呼吸道通畅。

(二)操作前准备

1.告知患者或家属

告知患者或家属操作目的、方法、注意事项、配合方法。

2.评估患者

(1)病情、意识状态、合作程度。

(2)心电监护及管路状况。

3.操作护士

操作护士应着装整洁、修剪指甲、洗手、戴口罩。

4.物品准备

准备治疗车、负压吸引装置、一次性吸痰管、无菌生理盐水、隔离衣、快速手消毒剂、污物桶、消毒桶。

5.环境

保持环境安静、整洁。

(三)操作过程

(1)穿隔离衣,携带用物至患者床边,核对患者腕带及床头卡。

(2)协助患者取仰卧位,头偏向操作者。

(3)吸痰前给予 2 分钟纯氧吸入。

(4)连接电源,打开吸引器,调节负压吸引压力至 20.0～26.7 kPa(150～200 mmHg)。

(5)戴一次性无菌手套,连接吸痰管。

(6)正确开放气道,迅速将吸痰管插入至适宜深度,边旋转边向上提拉,每次吸痰时间不超过15 秒。

(7)观察患者生命体征,血氧饱和度变化,痰液的性状、量及颜色,听诊呼吸音。

(8)吸痰结束后再给予纯氧吸入 2 分钟。

(9)用手上的一次性手套包裹吸痰管,丢入污物桶。

(10)冲洗管路并妥善放置。

(11)整理床单位,协助患者取安全、舒适体位。

(12)整理用物,按医疗垃圾分类处理用物。

(13)脱隔离衣,擦拭治疗车。

(14)洗手、记录、确认医嘱。

(四)注意事项

(1)观察患者生命体征及呼吸机参数变化,如呼吸道被痰液堵塞或患者窒息,应立即吸痰。

(2)遵循无菌原则,每次吸痰时均须更换吸痰管,应先吸气管内,再吸口鼻处。

(3)吸痰前整理呼吸机管路,倾倒冷凝水。

(4)掌握适宜的吸痰时间。呼吸道管路每周更换消毒一次,若发现污染严重,应随时更换。

(5)注意吸痰管插入是否顺利,遇有阻力时,应分析原因,不得粗暴操作。

(6)选择型号适宜的吸痰管,吸痰管外径应小于等于气管插管内径的1/2。

(7)吸痰过程中,鼓励并指导清醒患者深呼吸,进行有效咳痰。

(五)评价标准

(1)患者或家属能够知晓护士告知的事项,并能配合操作。

(2)遵循无菌技术、标准预防、消毒隔离原则。

(3)护士操作过程规范、安全、有效。

四、排痰机使用

(一)目的

应用排痰机的目的是协助排除肺部痰液,预防、减轻肺部感染。

(二)操作前准备

1.告知患者

告知患者操作目的、方法、注意事项、配合方法。

2.评估患者

(1)病情、意识状态、耐受能力、心理反应、合作程度。

(2)胸部皮肤情况及肺部痰液分布情况。

3.操作护士

操作护士应着装整洁、修剪指甲、洗手、戴口罩。

4.物品准备

准备振动排痰机、叩击头套、快速手消毒剂。

5.环境

保持环境整洁、安静、私密。

(三)操作步骤

(1)携带用物至患者床旁,核对腕带及床头卡。

(2)协助患者取适宜体位。

(3)连接振动排痰机电源,开机。

(4)调节强度、频率。

(5)选择排痰模式(自动或手动),定时。

(6)安装适宜的叩击头及叩击套。

（7）叩击头振动后,方可放于胸部背部及前后两侧,并给予患者适当的压力治疗。

（8）治疗结束,撤除叩击头套。

（9）整理床单位,协助患者取安全、舒适卧位。

（10）整理用物,按医疗垃圾分类处理用物。

（11）洗手、记录、确认医嘱。

（四）注意事项

（1）皮肤感染、胸部肿瘤、心内附壁血栓、严重心房颤动、心室颤动、急性心肌梗死、不能耐受震动的患者禁忌使用。

（2）密切监测患者病情变化,如患者感到不适,应及时停止治疗。

（3）应将叩击头置于叩击部位不动,持续数秒,再更换叩击部位,或叩击头缓慢在身体表面移动,要避免快速移动,以免影响治疗效果。

（4）根据患者情况选择治疗时间,一般为5～10分钟。

（五）评价标准

（1）患者或家属能够知晓护士告知的事项,对服务满意。

（2）注意观察患者肺部情况。

（3）护士操作过程规范、准确。

（陈帮丽）

第四节　导　尿　技　术

一、女患者导尿

（一）目的

为昏迷、尿潴留、尿失禁或会阴部有损伤者留置尿管,以保持局部干燥清洁,协助临床诊断、治疗、手术。

（二）操作前准备

（1）告知患者或家属操作目的、方法、注意事项、配合方法及可能出现的并发症。

（2）签知情同意书。

（3）评估患者:病情、意识状态、自理能力、合作程度、耐受力、膀胱充盈度、会阴部清洁程度及皮肤黏膜状况。

（4）操作护士:着装整洁、修剪指甲、洗手、戴口罩。

（5）物品准备:治疗车、一次性导尿包、一次性多用巾、快速手消毒剂、隔离衣、污物桶、消毒桶;必要时备会阴冲洗包、冲洗液、便盆。

（6）环境:整洁、安静、温度适宜、私密。

（三）操作过程

（1）穿隔离衣,携带用物至患者床边,核对患者腕带及床头卡。

（2）关闭门窗。

（3）协助患者摆好体位,脱去对侧裤腿,盖在近侧腿部,取仰卧屈膝位。

（4）两腿外展,暴露会阴部。

（5）多用巾铺于患者臀下,打开导尿包外包装,初步消毒物品置于两腿之间。

（6）一手戴手套,将碘伏棉球放入消毒弯盘内,另一手持镊子,依次消毒阴阜,双侧大阴唇,双侧小阴唇外侧、内侧和尿道口（每个棉球仅用1次）,顺序为由外向内、自上而下。

（7）脱手套,处理用物,使用快速手消毒剂洗手。

（8）将导尿包置于患者双腿之间,打开形成无菌区。

（9）戴无菌手套,铺孔巾。

（10）检查气囊,将导尿管与引流袋连接备用,将碘伏棉球放于无菌盘内,用液状石蜡纱布润滑尿管前端至气囊后4~6 cm。

（11）用纱布分开并固定小阴唇,再次按照无菌原则消毒尿道口,左、右小阴唇内侧,最后1个棉球在尿道口停留10秒。

（12）更换镊子,夹住导尿管插入尿道内4~6 cm,见尿后再插入5~7 cm,夹闭尿管开口。

（13）按照导尿管标明的气囊容积,向气囊内缓慢注入无菌生理盐水,轻拉尿管至有阻力后,连接引流袋。

（14）摘手套,妥善固定引流管及导尿袋,使其位置低于膀胱,尿管标识处注明置管日期。

（15）整理床单位,协助患者取舒适卧位。

（16）整理用物,按医疗垃圾分类处理用物。

（17）脱隔离衣,擦拭治疗车。

（18）洗手,记录置管日期,尿液的量、性质、颜色等,确认医嘱。

（四）注意事项

（1）严格执行查对制度和无菌操作技术原则。

（2）保护患者隐私。

（3）对膀胱高度膨胀且极度虚弱的患者,第一次放尿不得超过1 000 mL,以免膀胱骤然减压,引起血尿和血压下降,导致虚脱。

（4）为女患者插尿管时,如导尿管误入阴道,应另换无菌导尿管重新插管。

（5）插入尿管的动作要轻柔,以免损伤尿道黏膜。

（6）维持密闭的尿路排泄系统于患者的膀胱水平以下,避免挤压导尿袋。

（五）评价标准

（1）患者或家属知晓护士告知的事项,对操作满意。

（2）遵循查对制度,符合无菌技术、标准预防原则。

（3）操作规范、安全,动作娴熟。

（4）尿管与尿袋连接紧密,引流通畅,固定稳妥。

二、男患者导尿

（一）目的

男患者导尿的目的同女性患者。

（二）操作前准备

评估男性患者有无前列腺疾病等引起尿路梗阻的情况,余同女性患者。

（三）操作过程

（1）穿隔离衣,携带用物至患者床边,核对患者腕带及床头卡。

（2）关闭门窗。

（3）协助患者摆好体位,脱去对侧裤腿,盖在近侧腿部,取仰卧屈膝位。

（4）两腿外展,暴露会阴部。

（5）多用巾铺于患者臀下,打开导尿包外包装,初步消毒物品置于两腿之间。

（6）一手戴手套,将碘伏棉球放入消毒弯盘内,另一手持镊子,依次消毒阴阜、阴茎、阴囊。用纱布裹住患者阴茎,使阴茎与腹壁呈 60°角,将包皮向后推,暴露尿道口,用碘伏棉球由内向外螺旋式消毒尿道口、龟头及冠状沟 3 次,每个棉球仅用 1 次。

（7）脱手套,处理用物,用快速手消毒剂洗手。

（8）将导尿包置于患者双腿之间,打开形成无菌区。

（9）戴无菌手套,铺孔巾。

（10）检查气囊,将导尿管与引流袋连接备用,将碘伏棉球放于无菌盘内,用液状石蜡纱布润滑尿管前端至气囊后 20～22 cm。

（11）一手持纱布,包裹阴茎后稍提起,与腹壁呈 60°角,将包皮后推,暴露尿道口。以螺旋方式消毒尿道口、龟头、冠状沟 3 次,每个棉球仅用 1 次,最后一个棉球在尿道口停留 10 秒。

（12）提起阴茎,与腹壁呈 60°角,更换镊子,持导尿管对准尿道口,轻轻插入 20～22 cm,见尿后再插入 5～7 cm。

（13）按照导尿管标明的气囊容积,向气囊内缓慢注入无菌生理盐水,轻拉尿管有阻力后,撤孔巾。

（14）摘手套,妥善固定引流管及尿袋,尿袋的位置应低于膀胱,尿管应有标识并注明置管日期。

（15）整理床单位,协助患者取舒适卧位。

（16）整理用物,按医疗垃圾分类处理用物。

（17）脱隔离衣,擦拭治疗车。

（18）洗手,记录置管日期,尿液的量、性质、颜色等,确认医嘱。

（四）注意事项

（1）严格执行查对制度和无菌操作技术原则。

（2）保护患者隐私。

（3）对膀胱高度膨胀且极度虚弱的患者,第一次放尿不得超过 1 000 mL,以免膀胱骤然减压引起血尿和血压下降,导致虚脱。

（4）插入尿管的动作要轻柔,以免损伤尿道黏膜。

（5）男性患者包皮和冠状沟易藏污垢,导尿前要彻底清洁,插入导尿管前建议使用润滑止痛胶,插管遇阻力时切忌强行插入,必要时请专科医生插管。

（五）评价标准

（1）患者或家属知晓护士告知的事项,对操作满意。

（2）遵循查对制度,符合无菌技术、标准预防原则。

（3）操作规范、安全,动作娴熟。

（4）尿管与尿袋连接紧密,引流通畅,固定稳妥。

（庄克玲）

第五节　灌　肠　技　术

一、保留灌肠

(一)目的
(1)镇静、催眠。

(2)治疗肠道感染。

(二)操作前准备

1.告知患者

告知患者操作目的、方法、注意事项、配合方法。

2.评估患者

(1)病情、意识状态、自理情况、合作及耐受程度。

(2)排便情况、肛周皮肤、黏膜情况。

3.操作护士

操作护士应着装整洁,修剪指甲,洗手,戴口罩、手套。

4.物品准备

准备治疗车、灌肠药液(不超过 200 mL)、注洗器(灌洗器)、量杯、手套、卫生纸、多用巾、隔离衣、快速手消毒剂、污物桶、消毒桶,必要时备便盆。

5.环境

保持环境安静、整洁、私密。

(三)操作过程
(1)穿隔离衣,携带用物至患者床旁,核对腕带及床头卡。

(2)协助患者取合适卧位,暴露臀部。

(3)戴手套,将多用巾置于臀下,臀部垫高约 10 cm。

(4)润滑肛管,连接灌洗器,排气。

(5)暴露肛门,插入肛管 15～20 cm(液面高度低于肛门 30 cm),缓慢注入药液。

(6)药液注入完毕,反折肛管并拔出,擦净肛门。

(7)整理床单位,协助患者取适宜卧位,药液保留 20～30 分钟。

(8)整理用物,按医疗垃圾分类处理用物。

(9)摘手套、脱隔离衣,擦拭治疗车。

(10)洗手、记录、确认医嘱。

(四)注意事项
灌肠技术的注意事项与不保留灌肠相同。

(五)评价标准
(1)患者能够知晓护士告知的事项,对服务满意。

（2）遵循查对制度、消毒隔离原则。

（3）操作过程规范、安全,动作娴熟。

二、不保留灌肠

(一)目的

（1）解除便秘及肠胀气。

（2）清洁肠道,为肠道手术、检查或分娩做准备。

（3）稀释并清除肠道内的有害物质,减轻中毒。

（4）灌入低温液体,为高热患者降温。

(二)操作前准备

1.告知患者或家属

告知患者或家属操作目的、方法、注意事项、配合方法。

2.评估患者

（1）病情、意识状态、心理反应、耐受程度、自理能力、合作程度。

（2）患者肛周皮肤黏膜及排便习惯。

3.操作护士

操作护士应着装整洁、修剪指甲、洗手、戴口罩。

4.物品准备

治疗车、治疗盘内准备:灌肠包(灌肠筒1个、弯盘1个、纱布2块、液状石蜡、止血钳1把、镊子1把)、一次性肛管、灌肠溶液(39～41 ℃)、量杯、水温计、一次性多用巾、手套、隔离衣、卫生纸、快速手消毒剂、消毒桶、污物桶,必要时备便盆。

5.环境

保持环境安静、整洁、私密。

(三)操作过程

（1）穿隔离衣,携带用物至患者床旁,核对腕带及床头卡。

（2）戴手套,协助患者取左侧卧位,臀部垫一次性多用巾,屈膝,卫生纸置于患者易取之处。

（3）灌肠筒挂于输液架上,液面比肛门高40～60 cm。

（4）将肛管与灌肠筒的排液管连接,润滑肛管,排出肛道气体,将肛管缓缓插入肛门7～10 cm。

（5）固定肛管,松开止血钳,观察液体流入及患者耐受情况;根据患者耐受程度,适当调整灌肠筒高度。

（6）灌肠结束,夹闭排液管,拔出肛管,擦净肛门。

（7）嘱患者尽量保留5～10分钟后排便。

（8）观察排出大便的量、颜色、性质,如果是结、直肠手术,排出的大便要澄清无渣。

（9）视患者排便情况决定灌肠次数和灌肠液量。

（10）整理床单位,协助患者取舒适卧位。

（11）整理用物,按医疗垃圾分类处理用物。

（12）摘手套、脱隔离衣,擦拭治疗车。

（13）洗手、记录、确认医嘱。

(四)注意事项

(1)妊娠、急腹症、消化道出血、严重心脏病等患者不宜灌肠;直肠、结肠和肛门等手术者及大便失禁的患者不宜灌肠。

(2)伤寒患者灌肠时溶液不超过 500 mL,液面不高于肛门 30 cm,肝性脑病患者禁用肥皂水灌肠,充血性心力衰竭和水钠潴留患者禁用生理盐水灌肠。

(3)若灌肠过程中发现患者脉搏细速、面色苍白、出冷汗、剧烈腹痛、心慌等,应立即停止灌肠并报告医生。患者如有腹胀或便意时,应嘱患者做深呼吸,以减轻不适。

(4)保留灌肠时,肛管宜细,插入宜深,速度宜慢,量宜少,防止气体进入肠道。

(5)保护患者隐私,尽量少暴露,注意保暖。

(五)评价标准

(1)患者或家属能够知晓护士告知的事项,并能配合,对护士的服务满意。

(2)护士操作过程规范、准确。

(3)遵循查对制度,符合标准预防及安全原则。

(4)注意观察患者灌肠后情况及不适症状。

三、结肠透析灌洗

(一)目的

清除肠道内的污物及毒素,调节机体内环境。

(二)操作前准备

1.告知患者

告知患者操作目的、方法、注意事项、配合方法。

2.评估患者

(1)病情、意识、生命体征、心理反应、合作程度。

(2)肛周情况及有无相对禁忌证。

3.操作护士

操作护士应着装整洁、修剪指甲、洗手、戴口罩。

4.物品准备

准备治疗车、结肠透析机、透析液、温水(39～41 ℃)、弯盘、肛管、液状石蜡、纱布、手套、隔离衣、一次性多用巾、卫生纸、快速手消毒剂。

5.环境

保持环境整洁、安静、私密。

(三)操作步骤

(1)穿隔离衣,携带用物至患者床旁,核对腕带及床头卡。

(2)连接结肠透析机电源,启动电脑,进入结肠透析界面。

(3)患者取左侧卧位,暴露臀部。

(4)液状石蜡润滑肛管,插入肛门 7～10 cm。

(5)点击肠道清洗模式,反复多次,直至排出清亮液体。

(6)再点击进入结肠透析模式,反复多次,总量约 5 000 mL。

(7)透析完毕,拔出肛管,协助患者排便。

(8)更换一次性细肛管,润滑肛管,插入肛门15～20 cm,进行中药保留灌肠。

(9)整理床单位,协助患者取适宜体位。

(10)整理用物,按医疗垃圾分类处理用物。

(11)脱隔离衣,擦拭治疗车,消毒结肠透析机。

(12)洗手、记录、确认医嘱。

(四)注意事项

(1)肛管拔出后嘱患者取屈膝仰卧位,将臀部垫高15 cm,保持1小时后再取左侧卧位或右侧卧位(根据病变部位),至少保持2小时。

(2)注意观察患者病情变化,如出现腹痛、腹胀、头晕、头痛、心慌气短、出汗、血压下降等异常情况时,及时报告医生处理。

(五)评价标准

(1)患者或家属能够知晓护士告知的事项,对服务满意。

(2)遵循消毒隔离制度原则。

(3)操作过程规范、安全,动作轻柔。

(王艺瑾)

第六节 给 药 技 术

一、口服给药

(一)目的

药物经胃肠黏膜吸收而产生疗效,减轻症状,治疗疾病,维持正常生理功能,协助诊断,预防疾病。

(二)操作前准备

1.告知患者

告知患者服药目的、方法、注意事项、配合方法。

2.评估患者

(1)病情、意识状态、自理能力、心理状况、吞咽能力、合作程度。

(2)用药史、过敏史、不良反应史。

(3)口腔黏膜及食管情况。

3.操作护士

操作护士应着装整洁、修剪指甲、洗手、戴口罩。

4.物品准备

准备发药车、服药单、口服药、水壶(内盛温开水);必要时备量杯、滴管、研钵。

5.环境

保持环境整洁、安静。

(三)操作过程

(1)携物至患者床旁,核对腕带及床头卡。

(2)查对药物(核对无误后发药)。

(3)协助患者服药。

(4)对老、弱、小及危重患者,应协助其喂药,必要时将药研碎后服入。

(5)不在病房或者因故暂不能服药者,暂不发药,做好交班。

(6)发药后再次核对。

(7)患者如有疑问,应重新核对,确认无误后向患者给予解释,再给患者服用。

(8)整理用物。

(9)洗手、签字、确认医嘱。

(四)注意事项

(1)严格执行查对制度。

(2)遵医嘱及药品使用说明书服药。

(3)掌握患者所服药物的作用、不良反应以及某些服用的特殊要求,如对服用强心苷类药物的患者,服药前应先测脉搏、心率,注意其节律变化,如心率低于 60 次/分,不可以服用;用吸管服用铁剂;服用止咳糖浆类药物后不宜立即饮水,服磺胺类药后多饮水等。

(4)观察服药后不良反应。

(5)患者因故暂时不能服药时,做好交班。

(五)评价标准

(1)患者能够知晓护士告知的事项,对服务满意。

(2)遵循查对制度,符合标准预防、安全给药原则。

(3)操作过程规范、准确。

二、皮内注射

(一)目的

皮内注射是药物的皮肤过敏实验、预防接种及局部麻醉的前驱步骤。

(二)操作前准备

1.告知患者

告知患者操作目的、方法、注意事项、配合方法。

2.评估患者

(1)病情、意识状态、心理反应、自理能力、合作程度、进食情况。

(2)患者药物过敏史、用药史、不良反应史。

(3)注射部位的皮肤状况。

3.操作护士

操作护士应着装整洁、修剪指甲、洗手、戴口罩。

4.物品准备

准备医嘱单、注射卡、药液、静点包、注射器、穿刺盘、75％乙醇或生理盐水、快速手消毒剂、急救药品。

5.评估、查对

评估用物,查对用药。

6.核对

双人核对,治疗室抽吸药液。

7.环境

整洁、安静。

(三)操作过程

(1)携带用物至患者床旁,核对腕带及床头卡。

(2)协助患者取适当体位,暴露注射部位。

(3)消毒皮肤。

(4)绷紧皮肤,注射器针头斜面向上,与皮肤呈5°角刺入皮内,注入0.1 mL药液,使局部呈半球状皮丘,皮肤变白并显露毛孔。

(5)迅速拔出针头(20分钟后,由2名护士观察结果)。

(6)整理床单位,协助患者取舒适、安全卧位。

(7)整理用物,按医疗垃圾分类处理用物。

(8)洗手、记录、确认医嘱。

(四)注意事项

(1)皮试前必须询问过敏史,有过敏史者不可做试验。

(2)消毒皮肤时,避免反复用力涂擦局部皮肤,忌用含碘消毒剂。

(3)正确判断试验结果。对皮试结果阳性者,应在病历、床头、腕带或门诊病历做醒目标记,并将结果告知医生、患者及家属。

(4)特殊药物的过敏试验应按要求观察结果。

(5)备好相应抢救药物与设备,及时处理变态反应。

(五)评价标准

(1)患者知晓护士告知的事项,了解操作目的,对服务满意。

(2)操作规范、准确。

(3)遵循查对制度,符合无菌技术、标准预防、安全给药原则。

(4)密切观察病情,及时处理各种变态反应。

三、皮下注射

(一)目的

皮下注射适用于需要迅速达到药效和不能或不宜经口服给药、预防接种或局部给药等情况。

(二)操作前准备

(1)告知患者:操作目的、方法、注意事项、配合方法。

(2)评估患者:①病情、年龄、意识状态、合作程度、心理反应;②注射部位皮肤及皮下组织状况;③用药史及药物过敏史。

(3)操作护士:着装整洁、修剪指甲、洗手、戴口罩。

(4)物品准备:医嘱执行单、治疗卡、静点包、注射器、药液、治疗车、穿刺盘、快速手消毒剂、锐器盒、消毒桶、污物桶。

（5）评估用物,查对用药。

（6）双人核对,治疗室抽吸药液。

（7）环境：整洁、安静。

（三）操作步骤

（1）双人核对,在治疗室抽吸药液。

（2）携带用物至患者床旁,核对腕带及床头卡。

（3）协助患者取适宜体位。

（4）正确选择注射部位,常规消毒。

（5）再次核对。

（6）排气,绷紧皮肤,进针,抽吸无回血方可推药。

（7）注射完毕,快速拔针,轻压进针处片刻。

（8）再次核对。

（9）整理用物及床单位,按医疗垃圾分类处理用物。

（10）擦拭治疗车。

（11）洗手、记录、确认医嘱。

（四）注意事项

（1）遵医嘱及药品说明书使用药品。

（2）注射时绷紧皮肤,固定针栓,对于过瘦者,可捏起其注射皮肤,减小注射角度。

（3）针头刺入角度不宜超过45°,以免刺入肌层。

（4）观察注射后不良反应。

（5）需长期注射者,有计划地更换注射部位。

（五）评价标准

（1）患者或家属知晓护士告知的事项,对服务满意。

（2）遵循无菌操作原则和消毒制度。

（3）护士操作过程规范、准确。

四、肌内注射

（一）目的

肌内注射适用于不宜采用口服或静脉的药物,比皮下注射更迅速发生疗效,用于注射刺激性较强或药量较大的药物。

（二）操作前准备

（1）告知患者或家属：操作目的、方法、注意事项、配合方法。

（2）评估患者：①病情、意识状态、自理能力、心理状况、合作程度；②药物过敏史、用药史；③注射部位的皮肤状况和肌肉组织状况。

（3）操作护士：着装整洁、修剪指甲、洗手、戴口罩。

（4）物品准备：医嘱执行单、注射卡、药液、静点包、注射器、治疗车、穿刺盘、快速手消毒剂、利器盒、污物桶、消毒桶,集体注射时另备大方盘、治疗巾。

（5）评估用物,查对用药。

（6）双人核对,治疗室抽吸药液。

(7)环境:安静、整洁。

(三)操作过程

(1)携用物至患者床旁,核对腕带及床头卡。

(2)协助患者摆好体位。

(3)暴露注射部位,注意保护患者隐私。

(4)消毒皮肤。

(5)排尽注射器内空气。

(6)一手绷紧皮肤,一手持注射器快速垂直进针。

(7)固定针头,抽动活塞至无回血后,缓慢注入药液。

(8)快速拔针,轻压进针处片刻。

(9)整理床单位,观察并询问用药后的反应。

(10)协助患者取舒适、安全卧位。

(11)整理用物,按医疗垃圾分类处理用物。

(12)洗手、记录、确认医嘱。

(四)注意事项

(1)遵医嘱及药品说明书使用药品,需要两种以上药液同时注射时,注意配伍禁忌。

(2)观察注射后疗效和不良反应。

(3)切勿将针头全部刺入,以防针头从根部折断。

(4)2岁以下婴幼儿不宜选用臀大肌注射,最好选择臀中肌和臀小肌注射。

(5)若出现局部硬结,可采用热敷、理疗等方法。

(6)对于长期注射者,有计划地更换注射部位,并选择细长针头。

(7)注射时做到两快一慢(进针、拔针快,推药慢)。

(8)同时注射多种药液时,应先注射刺激性较弱的药液,后注射刺激性较强的药液。

(五)评价标准

(1)患者或家属能够知晓护士告知的事项,对服务满意。

(2)护士操作过程规范、准确。

(3)遵循查对制度,符合无菌技术、标准预防、安全给药原则。

(4)注意观察患者用药后情况及不适症状。

五、静脉注射

(一)目的

(1)静脉注射适用于药物不宜口服、皮下、肌内注射,或需迅速发挥药效时。

(2)注入药物做某些诊断性检查。

(3)静脉营养治疗。

(二)操作前准备

(1)告知患者:操作目的、方法、注意事项、配合方法。

(2)评估患者:①病情、意识状态、心理状况、自理能力、合作程度;②药物过敏史、用药史;③穿刺部位皮肤及血管情况。

(3)操作护士:着装整洁、修剪指甲、洗手、戴口罩。

(4)物品准备:治疗单、输液卡、输液签字单、药液、静点包、注射器(必要时备头皮针)、治疗车、穿刺盘、快速手消毒剂、手表、消毒桶、污物桶、利器盒。

(5)评估用物,查对用药。

(6)双人核对,治疗室抽吸药液。

(7)环境:整洁、安静。

(三)操作过程

(1)携带用物至患者床旁,核对腕带及床头卡。

(2)协助患者取舒适卧位。

(3)选择血管,系止血带,嘱患者握拳。

(4)消毒皮肤,待干。

(5)核对,注射器排气。

(6)绷紧皮肤,穿刺。

(7)见回血后松止血带、松拳、缓慢推注药液、观察反应。

(8)固定。

(9)缓慢推注药液。

(10)拔针、按压,再次核对。

(11)整理床单位,协助患者取舒适卧位。

(12)观察患者穿刺部位情况及用药后反应,询问患者感受。

(13)整理用物,按医疗垃圾分类处理用物。

(14)擦拭治疗车。

(15)洗手、记录、确认医嘱。

(四)注意事项

(1)选择粗直、弹性好、易于固定的静脉,避开关节、瘢痕和静脉瓣。

(2)推注刺激性药物时,须先用生理盐水引导穿刺。

(3)注射过程中,间断回抽血液,确保药液安全注入血管内。

(4)根据患者年龄、病情及药物性质,以适当速度注入药物,推药过程中要观察患者反应。

(5)凝血功能不良者应延长按压时间。

(五)评价标准

(1)患者能够知晓护士告知的事项,对服务满意。

(2)遵循查对制度,符合无菌技术、标准预防。

(3)操作过程规范、安全,动作娴熟。

六、密闭式静脉输液

(一)目的

(1)纠正水和电解质失调,维持酸碱平衡。

(2)补充营养,维持热量,输入药物以达到治疗疾病的目的。

(3)补充血容量,维持血压。

(4)输入脱水剂,提高血浆渗透压,以达到减轻脑水肿,降低颅内压的目的。

(5)改善中枢神经系统的功能。

（二）操作前准备

（1）告知患者：操作目的、方法、注意事项、配合方法。

（2）评估患者：①病情、意识状态、心理状况、自理能力、合作程度；②药物过敏史、用药史；③穿刺部位皮肤及血管情况。

（3）操作护士：着装整洁、修剪指甲、洗手、戴口罩。

（4）物品准备：治疗单、输液卡及输液签字单、药液、静点包、一次性输液器、注射器、治疗车、穿刺盘、快速手消毒剂、手表、消毒桶、污物桶、利器盒。

（5）评估用物，查对用药。

（6）双人核对，治疗室配制药液。

（7）环境：安静、整洁。

（三）操作过程

（1）携带用物至患者床旁，核对腕带及床头卡。

（2）协助患者取舒适卧位。

（3）选择血管，系止血带，嘱患者握拳。

（4）消毒皮肤，待干。

（5）核对，输液管排气。

（6）绷紧皮肤，穿刺。

（7）见回血后松止血带、松拳、打开调节器。

（8）固定。

（9）调节滴速（一般成人为40～60滴/分，儿童为20～40滴/分）。

（10）再次核对。

（11）整理床单位，协助患者取舒适卧位。

（12）观察患者穿刺部位情况，询问患者感受。

（13）整理用物，按医疗垃圾分类处理用物。

（14）擦拭治疗车。

（15）洗手、记录、确认医嘱。

（四）注意事项

（1）严格执行无菌操作及查对制度。

（2）对长期输液的患者，应当注意保护、合理使用静脉。

（3）选择粗直、弹性好、易于固定的静脉，避开关节、瘢痕和静脉瓣，下肢静脉不应作为成年人穿刺血管的常规部位。

（4）在满足治疗的前提下选用最小型号、最短的留置针或钢针。

（5）输注两种以上药液时，注意药物间的配伍禁忌。

（6）输入强刺激性特殊药物时，应确定针头已刺入静脉内再加药。

（7）不应在输液侧肢体上端使用血压袖带和止血带。

（8）定期换药，如果患者出汗多，或局部有出血或渗血，可选用纱布敷料。

（9）敷料、无针接头或肝素帽的更换及固定均应以不影响观察为基础。

（10）发生留置针相关并发症时，应拔管重新穿刺，留置针保留时间根据产品使用说明书而定。

（11）连续输液 24 小时者要更换输液器。

（五）评价标准

（1）患者能够知晓护士告知的事项，对服务满意。

（2）护士操作过程规范、准确。

（3）遵循查对制度，符合无菌技术、标准预防。

七、经外周静脉置入中心静脉导管术

（一）目的

经外周静脉置入中心静脉导管术的目的在于建立长期静脉通路，配合治疗、抢救。减少重复穿刺、减少药物对外周静脉的刺激。

（二）操作前准备

1.告知患者或家属

告知患者或家属操作目的、方法、注意事项、配合方法，签署知情同意书。

2.评估患者

（1）病情、年龄、意识状态、治疗需求、承受能力、肢体功能状况、心理反应及合作程度。

（2）穿刺部位皮肤和血管条件，是否需要借助影像技术帮助辨认和选择血管。

（3）穿刺侧肢体功能状况。

（4）过敏史、用药史、凝血功能及是否安装起搏器。

3.操作护士

操作护士应着装整洁、修剪指甲、洗手、戴口罩。

4.物品准备

医嘱单、经外周静脉置入中心静脉导管（PICC）穿刺包、PICC 导管 1 根、局麻药、肝素钠（50～100 U/mL）、注射器、输液接头 1 个、10 cm×12 cm 透明敷料 1 贴、无菌无粉手套 2 副、无菌手术衣、治疗车、止血带、弹力绷带、直尺、乙醇、葡萄糖酸氯己定、快速手消毒剂、一次性多用巾、污物桶、消毒桶、利器盒等。

5.环境

保持环境安静、整洁。

（三）操作过程

（1）确认已签知情同意书，携带用物至患者床旁，核对腕带及床头卡。

（2）协助患者取舒适安全卧位。

（3）选择血管，充分暴露穿刺部位，手臂外展与躯干呈 90°。

（4）测量预置导管长度及术侧上臂臂围。

（5）打开经外周静脉置入中心静脉导管（PICC）穿刺包，戴无菌手套。

（6）将一次性多用巾垫在患者术侧手臂下，助手将止血带放好。

（7）消毒穿刺部位，消毒范围以穿刺点为中心，直径 20 cm，两侧至臂缘；先用乙醇清洁脱脂，待干后，再用葡萄糖酸氯己定消毒皮肤 3 遍。

（8）穿无菌衣，更换无菌无粉手套，铺孔巾及治疗巾。

（9）置管前检查导管的完整性，导管及连接管内注入生理盐水，并用生理盐水湿润导管。

（10）扎止血带（操作助手于患者术侧上臂扎止血带），嘱患者握拳。

（11）绷紧皮肤，以 15°～30°实施穿刺。见到回血后降低穿刺角度，再进针 0.5 cm，使套管尖端进入静脉,固定钢针,将导入鞘送入静脉。

（12）助手协助松开止血带,嘱患者松拳,撤出穿刺针芯。

（13）再送入导管,到相当深度后退出导入鞘。

（14）固定导管,撤出导丝,抽取回血再次确认穿刺成功,然后用 10 mL 生理盐水脉冲式冲管、封管,导管末端连接输液接头。

（15）将体外导管呈 S 状或 L 形弯曲放置,用免缝胶带及透明敷料固定。弹力绷带包扎穿刺处 4 小时后撤出。

（16）透明敷料上注明导管的种类、规格、置管深度、日期、时间、操作者姓名。

（17）整理床单位,协助患者取舒适卧位。

（18）整理用物,按医疗垃圾分类处理用物。

（19）脱无菌衣。

（20）擦拭治疗车。

（21）洗手、记录、确认医嘱。

（22）X 线拍片确定导管尖端位置,做好记录。

（四）注意事项

（1）护士需要取得 PICC 操作的资质后,方可进行独立穿刺。

（2）置管部位皮肤有感染或损伤、有放疗史、血栓形成史、外伤史、血管外科手术史或接受乳腺癌根治术和腋下淋巴结清扫术后者,禁止在此置管。

（3）穿刺首选贵要静脉,次选肘正中静脉,最后选头静脉。肘部静脉穿刺条件差者可采用 B 超引导下 PICC 术。

（4）新生儿置管后,将体外导管固定牢固,必要时给予穿刺侧上肢适当约束。

（5）禁止使用小于 10 mL 的注射器给药、冲管和封管,应使用脉冲式方法冲管。

（6）输入化疗药物、氨基酸、脂肪乳等高渗、强刺激性药物或输血前后,应及时冲管。

（7）常规 PICC 导管不能用于高压注射泵推注造影剂。

（8）PICC 后 24 小时内更换敷料,并根据使用敷料种类及贴膜使用情况决定更换频次;渗血、出汗等导致敷料潮湿、卷曲、松脱或破损时立即更换。

（9）新生儿选用 1.9 Fr PICC 导管,禁止在 PICC 导管处抽血、输血及应用血制品,严禁使用 10 mL 以下注射器封管、给药。

（10）禁止将导管体外部分人为移入体内。

（11）患者置入 PICC 导管的手臂不能做提重物、引体向上、托举哑铃等持重锻炼,并需避免游泳等会浸泡到无菌区的活动。

（12）在治疗间歇期,每 7 天冲洗 PICC 导管一次,更换贴膜、肝素帽等。

（五）评价标准

（1）患者或家属能够知晓护士告知的事项,对服务满意。

（2）遵循查对制度,符合无菌技术、标准预防、安全静脉输液的原则。

（3）操作过程规范,动作娴熟。

八、密闭式静脉输血

（一）目的

密闭式静脉输血的目的在于补充血容量,维持胶体渗透压,保持有效循环血量,提升血压,增加血红蛋白,纠正贫血,促进携氧功能,补充抗体,增加机体抵抗力,纠正低蛋白血症,改善营养,输入新鲜血,补充凝血因子,有助于止血,按需输入不同成分的血液制品。

(二)操作前准备

1.告知患者或家属

告知患者或家属操作目的、方法、注意事项、配合方法,并签署输血知情同意书。

2.评估患者

(1)病情、意识状态、合作程度、心理状态。

(2)血型、交叉配血结果、输血种类及输血量。

(3)有无输血史及不良反应。

(4)穿刺部位皮肤、血管情况。

3.操作护士

操作护士应着装整洁、修剪指甲、洗手、戴口罩。

4.物品准备

准备医嘱执行单、血液配型单、抗过敏药、输血器、注射器、生理盐水100 mL、治疗车、穿刺盘、快速手消毒剂、锐器盒、消毒桶、污物桶。

5.双人核对

双人核对医嘱执行单、血型报告单、输血记录单、血袋血型、采血日期、条码编号、血液质量。

6.环境

保持环境整洁、安静。

(三)操作步骤

(1)携带用物至患者床旁,核对腕带、床头卡及血型。

(2)协助患者取舒适、安全卧位。

(3)选择正确的穿刺部位,按照静脉输液法开放静脉通路,输注少量生理盐水。

(4)两人再次核对输血信息,确实无误方可实施输血,遵医嘱给予抗过敏药物。

(5)轻摇血液使其均匀,静脉输入。

(6)调节输血速度:15～20滴/分,缓慢滴入10分钟后,患者无反应,再根据病情调节输注速度,一般成人为40～60滴/分。

(7)再次核对。

(8)输血完毕,再次输注少量生理盐水,将管路中的血液全部输注体内。

(9)如不需继续治疗,关闭输液夹,拔针,局部按压。

(10)整理用物及床单位,按医疗垃圾分类处理用物。

(11)擦拭治疗车。

(12)洗手、记录、确认医嘱。

(四)注意事项

(1)不得加热血制品,禁止随意加入其他药物,不得自行贮存,尽快应用。

(2)输注开始后的15分钟及输血过程中,应定期对患者进行监测。

(3)1个单位的全血或成分血应在4小时内输完。

(4)全血、成分血和其他血液制品从血库取出后,应30分钟内输注。

(5)连续输入不同供血者血液制品时,中间输入生理盐水。

(6)出现输血反应时立即减慢或停止输血,更换输液器,用生理盐水维持静脉通畅,通知医生做好抢救准备,保留余血,并记录。

(7)低温保存空血袋24小时,之后按医疗废物处理。

(8)输血前应测量体温,若体温超38 ℃应报告医生。

(五)评价标准

(1)患者或家属能够知晓护士告知的事项,对服务满意。

(2)遵循输血规范,符合消毒隔离、无菌操作原则。

(3)护士操作过程规范、准确。

九、雾化吸入

(一)目的

为患者提供剂量准确安全、雾量适宜的雾化吸入,促进痰液有效排出。

(二)操作前准备

(1)告知患者或家属:操作目的、方法、注意事项、配合方法。

(2)评估患者:①病情、意识状态、心理反应、自理能力、合作程度;②咳痰能力及痰液黏稠度;③呼吸道、面部及口腔情况;④用药史及药物过敏史。

(3)操作护士:着装整洁、修剪指甲、洗手、戴口罩。

(4)物品准备:治疗车、一次性雾化器(或超声雾化器、空气压缩机)、雾化药液、注射器、氧气装置、快速手消毒剂、消毒桶、污物桶。

(5)评估用物,查对用药。

(6)环境:安静、整洁。

(三)操作过程

(1)携带用物至患者床旁,核对腕带及床头卡。

(2)协助患者取舒适体位。

(3)正确安装流量表及一次性雾化器。

(4)注入雾化药液。

(5)调节雾量的大小(一般氧流量为每分钟6～8 L)。

(6)戴上面罩或口含器,指导患者吸入。

(7)雾化完毕后(一般时间15～20分钟)取下面罩,关闭氧气装置。

(8)协助患者清洁面部,指导或协助患者排痰。

(9)整理床单位,协助患者取舒适、安全卧位。

(10)整理用物,按医疗垃圾分类处理用物。

(11)擦拭治疗车。

(12)洗手、记录、确认医嘱。

(四)注意事项

(1)出现不良反应,如呼吸困难、发绀等,应暂停雾化吸入,给予氧气吸入,并及时通知医生。

(2)使用激素类药物雾化后及时清洁口腔及面部。

(3)更换药液前要清洗雾化罐,以免药液混淆。

（五）评价标准

（1）患者或家属能够知晓护士告知的事项,对服务满意。

（2）护士操作过程规范、准确、安全。

（3）遵循查对制度,符合标准预防、安全给药的原则。

（4）注意观察患者病情变化及雾化效果。

（沙媛媛）

第七节　氧　疗　技　术

一、鼻导管/面罩吸氧

（一）目的

鼻导管/面罩吸氧可以纠正各种原因造成的缺氧状态,提高患者血氧含量及动脉血氧饱和度。

（二）操作前准备

1.告知患者

告知患者操作目的、方法、注意事项、配合方法。

2.评估患者

（1）病情、意识、呼吸状态、缺氧程度、心理反应、合作程度。

（2）鼻腔状况:有无鼻息肉、鼻中隔偏曲或分泌物阻塞等。

3.操作护士

操作护士应着装整洁、修剪指甲、洗手、戴口罩。

4.物品准备

准备治疗车、一次性吸氧管或吸氧面罩、湿化瓶、蒸馏水、氧流量表、水杯、棉签、吸氧卡、笔、快速手消毒剂、污物桶、消毒桶。

5.环境

保持环境安全、安静、整洁。

（三）操作过程

（1）携带用物至患者床旁,核对腕带及床头卡。

（2）协助患者取适宜体位。

（3）清洁双侧鼻腔。

（4）正确安装氧气装置,管路或面罩连接紧密,确定氧气流出通畅。

（5）根据病情调节氧流量。

（6）固定吸氧管或面罩。

（7）填写吸氧卡。

（8）用氧过程中密切观察患者呼吸、神志、氧饱和度及缺氧程度改善情况等。

（9）整理床单位,协助患者取舒适卧位。

(10)整理用物,按医疗垃圾分类处理用物。

(11)擦拭治疗车。

(12)洗手、记录、确认医嘱。

(四)注意事项

(1)保持呼吸道通畅,注意气道湿化。

(2)保持吸氧管路通畅,无打折,分泌物堵塞或扭曲。

(3)面罩吸氧时,检查面部、耳郭皮肤受压情况。

(4)吸氧时先调节好氧流量再与患者连接,停氧时先取下鼻导管或面罩,再关闭氧流量表。

(5)注意用氧安全,尤其是使用氧气筒给氧时注意防火、防油、防热、防震。

(6)长期吸氧患者,每天更换一次湿化瓶内蒸馏水,每周浸泡消毒一次湿化瓶,每次30分钟,然后洗净、待干、备用。

(7)新生儿吸氧应严格控制用氧浓度和用氧时间。

(五)评价标准

(1)患者能够知晓护士告知的事项,对服务满意。

(2)操作过程规范、安全,动作娴熟。

二、一次性使用吸氧管

(一)目的

一次性使用吸氧管可以纠正各种原因造成的缺氧状态,提高患者血氧含量及动脉血氧饱和度。

(二)操作前准备

1.告知患者或家属

告知患者或家属操作目的、方法、注意事项、配合方法。

2.评估患者

(1)病情、意识、缺氧程度、呼吸、自理能力、合作程度。

(2)鼻腔状况。

3.操作护士

操作护士应着装整洁、修剪指甲、洗手、戴口罩。

4.物品准备

准备治疗车、氧流量表、人工肺、水杯、棉签、快速手消毒剂、吸氧卡、笔,必要时备吸氧面罩。

5.环境

保持环境安静、整洁。

(三)操作过程

(1)携带用物至患者床旁,核对腕带及床头卡。

(2)协助患者取舒适卧位。

(3)正确安装氧气装置。

(4)清洁鼻腔。

(5)根据病情调节氧流量。

(6)吸氧并固定吸氧管或面罩。

（7）观察患者缺氧改善情况。

（8）整理床单位，协助患者取舒适、安全卧位。

（9）整理用物，按医疗垃圾分类处理用物。

（10）擦拭治疗车。

（11）洗手、签字、确认医嘱。

（四）注意事项

（1）保持呼吸道通畅，注意气道湿化。

（2）保持吸氧管路通畅，无打折、分泌物堵塞或扭曲。

（3）面罩吸氧时，检查面部、耳郭皮肤受压情况。

（4）吸氧时先调节好氧流量再与患者连接，停氧时先取下鼻导管或面罩，再关闭氧流量表。

（5）注意用氧安全，尤其是使用氧气筒给氧时注意防火、防油、防热、防震。

（6）新生儿吸氧应严格控制用氧浓度和用氧时间。

（五）评价标准

（1）患者或家属能够知晓护士告知的事项，并能配合，对服务满意。

（2）操作过程规范、安全，动作娴熟。

（马　燕）

第八节　无痛内镜技术

一、发展概况

内镜检查是目前消化道疾病最常用的诊断方法，因其高度的敏感性和准确性有着其他检查无可替代的地位，在消化道肿瘤的诊断乃至健康体检中有着越来越重要的地位，许多消化道疾病还可同时行内镜下治疗。

传统的胃镜检查和治疗一般都在局麻下进行，患者因受内镜刺激，常有明显的咽部不适、屏气、恶心、呕吐、躁动等痛苦感。传统的肠镜检查和治疗，患者大多有腹痛、腹胀等，少数疼痛严重的患者无法完成检查。由于较大的痛苦和心理压力，使许多患者惧怕检查而延误了诊断和治疗，且传统内镜检查中患者的剧烈反应也使医生不能从容检查，可能导致误诊、漏诊，甚至诱发并发症。

近年来，以人的健康为中心的现代医学生物—心理—社会模式中，无痛医疗、人性化医疗服务已成为医学发展的方向。

20 世纪 90 年代，国外开始尝试采用无痛技术，即静脉全麻下进行消化道内镜检查和治疗，取得了很好的效果。无痛消化道内镜借助麻醉技术进行消化道内镜检查，让患者在松弛睡眠状态下，将镜体伸入消化道内进行检查。

二、优点

（1）整个过程舒适、安静，无记忆、痛苦及不适感觉。

（2）消除了患者紧张、焦虑情绪，大大提高了受检者的依从性，受检者不会因难以耐受而中断检查。

（3）减少了非麻醉状态下内镜检查对机体产生的各种应激反应，从而减少了传统内镜检查引起的相关并发症（如心脑血管意外、消化道出血等）的发生。

（4）创造了良好的检查胃肠道条件，提高了检查质量。特别是麻醉下行肠镜检查时，肠管松弛，很少有肠痉挛，肠镜检查时间大大缩短。

（5）检查过程中患者安静，胃肠蠕动明显减慢，有助于仔细、彻底地检查、识别每一个病变，且能提高病理检验取材的准确性，从而能降低漏诊、误诊率。

（6）减少了患者因痛苦而不自觉躁动引起的机械损伤。

（7）由具有丰富临床经验的麻醉师实施麻醉，最大限度地保障了患者的生命安全。

三、实施方法

先以芬太尼 0.05～0.1 mg 静脉注射，后静脉注射 2% 利多卡因 1 mL，以减轻麻醉药对静脉壁刺激而致的疼痛，再静脉注射阿托品 1 mg、麻黄碱 30 mg，以对抗异丙酚对心血管的抑制作用，最后静脉注射异丙酚 1.5～2 mg/kg。患者意识消失后行内镜检查，根据检查情况，需每次追加 20～30 mg，维持麻醉深度。总用量根据身高和体重的不同而不同，一般为 100～230 mg。患者检查完毕 5 分钟左右清醒。

四、适应证与禁忌证

（一）适应证

无痛消化道内镜技术适用于无麻醉药过敏、严重心肺疾病、不愿忍受痛苦者，耐受性较差的老年患者，不配合检查的精神异常者以及内镜下手术治疗需要操作较长时间的患者。

（二）禁忌证

（1）肥胖颈短尤其伴有鼾症者要谨慎施行。

（2）胃潴留、活动性上消化道大出血、急性呼吸道感染、哮喘、急性支气管炎等严重慢性阻塞性肺病、重型高血压、有严重心脏病和脑血管疾病的患者以及孕妇禁忌使用该技术。

五、术前准备与术中护理配合

（一）术前准备

1.心理护理

由于患者对无痛内镜检查缺乏了解，存在不同程度的焦虑及紧张心理，担心麻醉意外的发生，故护士需在术前对患者进行心理护理，详细介绍手术的目的、方法，无痛内镜技术的优点，静脉麻醉的原理及麻醉药的安全性，告知患者如何配合，如解开衣领、放松腰带、取出义齿等术前准备，术中配合，术后注意事项及胃镜室内具有的抢救措施，消除或减轻患者紧张、焦虑、恐惧心理，让患者自愿配合，使其在最佳状态下接受检查。

2.常规准备

（1）协助做好各项检查，如血常规，出、凝血时间，心电图，胸透，肝、肾功能。

（2）门诊患者要求有家属陪伴。向患者及家属了解患者体重、麻醉史、过敏史，有无严重的心、脑、肺和肾疾病。解释麻醉过程中可能出现的并发症。患者及家属必须在手术意向书上签字。

（3）备足静脉输液物品，为患者建立静脉通路。连接心电监护仪、鼻导管或面罩吸氧，流速为 2～4 L/min。

（4）备足麻醉药品，如枸橼酸芬太尼、异丙酚等；准备吸引器、氧气、吸痰器等。

（5）备好抢救药品，如肾上腺素、地塞米松等；准备抢救器材、急救人工呼吸机、麻醉机、急救插管物品等。

（6）其他内镜检查和治疗设备。

（二）术中护理

1.无痛胃镜

协助患者取左侧卧位，两腿弯曲，头下铺一次性治疗巾，嘴角旁放置弯盘，口内置口圈。配合麻醉师动态给药，注药时确保针头在血管内，严格控制给药速度及剂量，用药中密切观察患者的反应。患者在入睡的初始阶段，易出现短暂兴奋、躁动、谵语等，此时要固定好口圈防止脱出，以免牙关紧闭无法打开。待患者睫毛反射消失，医生可进镜，并配合医生做好检查。

术中严密观察患者面色、血压、血氧饱和度的变化，保持呼吸道通畅。一旦发生呼吸抑制、血压下降、心率减慢等情况，配合医生和麻醉师做相应处理。进行胃镜检查，要将患者口角放低，使口水流出，防止误吸，口腔分泌物多时要及时吸出，配合医生进行染色、治疗、摄片等工作。协助医生做好患者的胃黏膜幽门螺杆菌测定，留取胃病灶标本，并登记及时送检。

2.无痛肠镜

肠镜检查采用双人操作，护士应协助患者取左侧卧位，双腿屈曲，大腿和背部弯曲呈 90°，待患者进入镇静状态，协助操作医生将镜身插入肛门。在送镜过程中一定要循腔进镜，普通肠镜检查中，肠襻或肠痉挛患者感到疼痛或不适时，告知医生进行相应处理。

在麻醉状态下患者无知觉，所以医护人员操作要熟练、轻柔。送镜阻力较大时，不要强行进镜，并及时通知医生。当出现肠襻，配合腹部手法按摩复位，慎防损伤肠黏膜，并按检查需要配合医生进行各种手术。

六、术后护理与监护

一般无痛内镜检查后，须观察患者的意识恢复情况，接受异丙酚静脉注射者一般用药停止 3～5 分钟后即清醒，1～2 分钟后恢复定向力和自知力，问患者一些问题，观察患者能否清楚对答，并观察血压、脉搏、呼吸，均正常后撤离监护设备。如患者仍处于睡眠状态，要保持侧卧位，吸净口腔分泌物，以防呛咳误吸。呼喊患者姓名，以促使患者清醒，等苏醒后方可将口圈取出，切勿硬取。苏醒前期患者有时会出现轻度兴奋，因此要注意观察患者意识状态，待其完全清醒、有应答后，将其转入观察室。

住院患者清醒后，帮助患者穿好衣裤，清除分泌物，协助患者取舒适卧位，去枕平卧，头偏向一侧，防止呕吐物呛入气管引起窒息。护送至病房与病房护士交班。门诊患者清醒后由专人看护 30～60 分钟，加强安全防护，防止坠床。

向患者及家属交代术后注意事项：30～60 分钟后才可进温流质或半流质，做活检的患者 2 小时后才能进温流质。注意大便颜色，如出现胃绞痛、黑便等异常应及时复诊。术后 3 小时内需有人陪同，以防意外。观察 30 分钟，患者完全清醒，肌力恢复正常，无麻醉药残余作用的症状等不良反应后，由随员陪同方可离去，并嘱当天不宜骑车、开车、做精密工作及高空作业。

七、并发症与防治

(一)麻醉药反应

1.局部影响

异丙酚为乳剂,会刺激血管引起疼痛,应选择上肢粗大的静脉穿刺,用生理盐水引路及维持,可静脉注射 2% 利多卡因 1 mL,减少血管刺激症状。

2.呼吸抑制

静脉麻醉镇静后下颌松弛,舌根后坠或气道分泌物增多,造成呼吸道不完全阻塞,一般为短暂呼吸抑制,经加大给氧量,抬高下颌,拉直呼吸道等处理,一般数秒钟内可好转。如术中发现血氧饱和度明显下降,应立即退出胃镜,给予吸痰和面罩加压给氧等措施,大多数都能好转。

3.循环抑制

果断进行停用麻醉剂、调整卧位等处理,患者心律均可恢复正常,对心搏骤停患者应立即进行心肺复苏。为了减轻异丙酚对循环的抑制作用,可于麻醉前肌内注射阿托品。

4.心动过缓

阿托品 0.5 mg 静脉注射,无效可追加,或者异丙肾上腺素 3～5 mg 静脉滴注,有心率加快迹象即停药。

5.低血压

扩容,麻黄碱 10～30 mg 静脉滴注,或去甲肾上腺素0.5 mg静脉滴注。

6.心搏停止

应立即进行气管插管,人工呼吸,心肺复苏,三联针(肾上腺素、去甲肾上腺素、异丙肾上腺素),除颤等。

(二)消化道反应

1.胃肠道不良反应

原因常为原有胃潴留史,术前未彻底洗胃,术后引起吸入性肺炎,在抗感染及体位引流后病情可恢复。

2.腹胀、腹痛

低血钾给予及时补钾、补液后病情可恢复;胃十二指肠穿孔可内镜下予以金属夹夹闭,夹闭失败者需外科手术修补。在诊疗术中应避免操作时间过长、动作幅度过大,在协助诊疗过程中要严密观察患者腹肌紧张度及关注麻醉清醒后的主诉,警惕胃肠道穿孔;同时术后应全面了解患者病情变化,并做好交接班工作。

3.呃逆

少数患者出现膈肌痉挛,给予足三里、合谷、内关等穴位按摩,轻拍背部即可消失。

4.其他

呛咳、躁动、恶心、呕吐、咽部不适,予以相应对症处理。

无痛性消化道内镜检查和治疗的方法是在原有普通内镜诊治基础上,使用麻醉技术,不但能达到令人满意的检查效果,还能明显减轻受检者的不适、疼痛等不良反应,同时降低了常规内镜治疗的危险性,提高了手术的安全性,减少和避免了并发症的发生。护士通过术前对受检者耐心、仔细地解释和答疑以及心理护理,术中及时、准确、到位地配合医生操作和监控受检者情况,术后持续观察受检者各项生命体征,进行心理护理等,可起到重要的促进和协助作用,为检查顺利和患者安全提供保证。

(高丽娜)

第二章　精神科护理

第一节　精神分裂症

一、概述

精神分裂症是一组常见而病因尚未被完全阐明的重性精神疾病,具有感知、思维、情感、行为等多方面的障碍,以精神活动脱离现实、与周围环境不协调为主要特征。患者一般无意识障碍和智力缺损,部分患者可出现认知功能损害。精神分裂症多起病于青壮年,常缓慢起病,病程迁延,有慢性化倾向和衰退的可能,而部分患者经治疗可保持痊愈或基本痊愈的状态。

二、临床表现

(一)早期症状

精神分裂症患者在发病初期,主要症状出现前,可出现一些非特异性症状,其表现多种多样,一般与起病类型有关,可包括以下几方面。

1.类神经衰弱状态

类神经衰弱状态表现为不明原因的头痛、失眠、多梦易醒、做事丢三落四、注意力不集中、遗精、月经紊乱、倦怠乏力,虽有诸多不适,但无痛苦体验,且患者不主动就医。

2.性格改变

性格改变的表现,如一向温和沉静的人,突然变得蛮不讲理,为一点微不足道的小事就发脾气,或疑心重重,认为周围的人都跟他过不去,见到有人讲话,就怀疑在议论自己,甚至别人咳嗽也疑为针对自己,或出现对自己身体某个部位过分、不合理的关注。

3.情绪反常

情绪反常的表现为无故发笑,对亲人和朋友变得淡漠,疏远不理,既不关心别人,也不理会别人对他的关心,或无缘无故地紧张、焦虑、害怕。

4.意志减退

意志减退的表现为无明显原因而一反原有积极、热情、好学、上进的状态,工作者变得工作马虎,不负责任,甚至旷工;学生学习成绩下降,不专心听讲,不愿交作业,甚至逃学;或生活变得懒散,仪态不修,没有进取心,得过且过,常日高三竿而拥被不起。

5.零星出现难以理解的行为

一反往日热情乐观的神情而沉默不语,动作迟疑,面无表情,或呆立、呆坐、呆视,独处不爱交往,或对空叫骂,喃喃自语,或做些莫名其妙、令人费解的动作。

由于早期症状不具特异性,出现频率较低,加之此时患者其他方面基本保持正常,已对早期症状有合理化解释,易被忽略。亲属虽觉得患者有某些变化,但也多站在患者的角度去理解患者的症状。但早期症状对精神分裂症的早期诊断及早期治疗有重要意义,值得被重视。

(二)核心症状

精神分裂症的临床症状十分复杂多样,不同类型、不同阶段的临床表现可有很大差别。但它具有特征性的思维和知觉障碍,情感、行为不协调,脱离现实环境,可分为阳性、阴性症状及认知功能障碍。

1.阳性症状

阳性症状主要指正常心理功能的偏移或扭曲,涉及感知、思维、情感和意志行为等多个方面,多在疾病的早期或急性发作期出现。常见的阳性症状如下。

(1)知觉障碍:包括幻觉、错觉和感知综合障碍。①幻觉指没有现实刺激作用于感觉器官时出现的知觉体验,是一种虚幻的知觉。最常出现的知觉障碍是听幻觉,其内容可以是非言语性的,如机器轰鸣声、流水声、鸟叫声,也可以是言语性的,如在无客观刺激下,患者听见有人喊自己的名字,或听到某些人的秽语,或听到来自"天外"的神灵或外星人的讲话。有的患者还可以听到对自己进行评价、议论或发号施令的声音。幻听常影响患者的思维、情感和行为,如侧耳倾听,甚至与之对话,破口大骂,为之苦恼、不安或恐惧,并出现自杀及冲动毁物行为。少数患者还可出现幻视、幻嗅、幻味、幻触等。②正常人在光线暗淡、恐惧、紧张和期待等心理状态下可产生错觉,但经验证后可纠正和消除。临床上多见错听和错视,如将一条绳索看成一条蛇等。错觉还可见于其他精神障碍中,特别是意识障碍的情况下。③感知综合障碍指患者对客观事物整体感知没有偏差,但对其个别属性的感知存在障碍。常见感知综合障碍:视物变形症,指对外界事物的形状、大小、体积发生变化,如看到母亲的脸变形,眼睛小如瓜子,鼻子大如鲜桃;空间知觉障碍,患者感到周围事物的距离发生改变;时间感知综合障碍,患者对时间的快慢出现不正确的感知;非真实感,患者感到周围事物和环境发生变化,变得不真实。

(2)思维障碍:包括思维联想障碍、思维逻辑障碍和思维内容障碍。①思维联想障碍是精神分裂症的重要症状之一,主要表现在联想结构和联想自主性方面。联想结构障碍是指思维联系过程缺乏连贯性、目的性和逻辑性,其特点是患者在意识清楚时,思维活动联想松弛,内容散漫,缺乏主题,一个问题与另一个问题之间缺乏联系,说话东拉西扯,以至别人弄不懂他要传达什么信息(思维散漫),严重时言语支离破碎,个别语句之间缺乏联系,甚至完全没有逻辑关系(思维破裂)。联想自主性障碍常伴有明显的不自主感,患者感到难以控制自己的思维,常做出妄想性判断,如认为自己的思想受外力的控制或操纵,主要表现有思维云集、思维中断、思维插入、思维被夺等。②思维逻辑障碍主要是指概念的形成及判断、推理方面的障碍,如患者用一些很普通的词句、名词或动作表达某些特殊、只有患者自己明白的意义(病理性象征性思维),如某患者经常反穿衣服,以表示自己"表里合一、心地坦白",有些患者还自创一些新的符号、图形、文字或语言并赋之特殊含义(词语新作)。③思维内容障碍主要表现为各种妄想。妄想是在病理基础上产生的歪曲信念,发生在意识清晰情况下,是病态推理和判断的结果。据统计,最常出现的妄想有被害妄想、关系妄想、夸大妄想，其他常见的妄想还有嫉妒妄想、非血统妄想、物理影响妄想、钟情妄想等。

（3）情感障碍：精神分裂症的患者可有焦虑、抑郁、易激惹等情感症状，尤其在疾病早期，但贯穿整个疾病过程的情感障碍特点是情感反应与环境不协调和情感淡漠。疾病最早损害的是最细腻的情感，如对亲人的关怀和体贴。患者对一般人能有鲜明、生动情感反应的刺激缺乏相应的情感反应，随着疾病发展，患者对周围事物的情感反应变得迟钝或平淡，对一切无动于衷，甚至对那些使人大悲大喜的事件也表现得心如死水，不能唤起情感的共鸣。还可表现为矛盾意向、情感倒错、表情倒错，当提及悲伤的事时哈哈大笑，提及高兴的事时痛哭流涕，有时对轻微小事产生暴发性的情感反应。

（4）意志行为障碍：最常见的症状是意志的下降或衰退，表现为主动性差，行为被动退缩，对生活毫无所求，如不主动与人来往，无故旷课或旷工等。严重的患者日常生活都懒于料理，长时间不梳洗，不换衣服，日益孤僻离群，脱离现实。有的患者表现为意向倒错，吃一些不能吃的东西，如肥皂、昆虫、喝痰盂里的水或伤害自己的身体。有的患者可对一事物产生对立的意向，表现为缄默、违拗。有的患者可表现为运动或行为障碍，如刻板动作、模仿动作。此外，患者的自杀行为值得高度注意。据报道，约 50% 的精神分裂症患者存有自杀观念，15% 的患者出现自杀行为，其原因主要是抑郁情绪，幻觉和妄想等精神症状的影响也是其重要原因。

2.阴性症状

阴性症状指正常的心理功能缺失所表现的各种障碍，可表现为以下几方面。

（1）思维贫乏：患者言语减少、谈话内容空洞、应答反应时间延长等。

（2）情感平淡或淡漠：患者对周围事物的情感反应变得迟钝或平淡，表情变化减少，最早涉及的是最细腻的情感，如对朋友、同事的关心、同情，对亲人的体贴。随着疾病发展，患者的情感体验日益贫乏，面部完全没有表情变化，对周围人或自己漠不关心，丧失对周围环境的情感联系。

（3）意志活动减退：可表现在很多方面，如不修边幅，不注意个人卫生，不能坚持正常的工作或学习，精力缺乏，社交活动减少或完全停止，与家人或朋友保持亲密的能力丧失。

3.认知功能障碍

早在 1919 年就有研究者对精神分裂症患者的认知功能障碍做了描述，但直到近几年人们才开始关注该障碍在康复过程的重要作用。据统计，有 85% 左右的精神分裂症患者有认知功能障碍的表现，可具体表现为注意警觉障碍、记忆障碍、抽象思维障碍、信息整合障碍、运动协调障碍。

三、临床类型

精神分裂症根据其临床表现出的主导症状分型。疾病的早期，往往很难明确分型，当疾病发展到一定阶段，其主导症状便逐渐明朗化，更便于分型。精神分裂症的不同亚型，有其特有的发病形式、临床特点、病程经过、治疗反应、预后，对临床有一定的指导意义，临床上常见的类型如下。

（一）偏执型

偏执型又称妄想型，是精神分裂症最常见的一个类型。发病年龄多在中年（25～35 岁），起病缓慢或亚急性起病，其临床表现以相对稳定的妄想为主，多见关系妄想和被害妄想，其次为夸大、自罪、影响、钟情和嫉妒妄想等。妄想可单独存在，也可伴有以幻听为主的幻觉。幻觉妄想症状长期持续。情感障碍表面上可不明显，智力通常不受影响。患者的注意和意志往往增强，尤以被害妄想者为著，警惕、多疑且敏感。在幻觉妄想影响下，患者开始时保持沉默，以冷静眼光观察周围动静,以后疑惑心情逐渐加重,可发生积极的反抗,如反复向有关单位控诉或请求保护,严重时甚至发生伤人或杀人。患者也可能感到已成为"众矢之的",自己已无力反抗的心境下,不得已采取消极的自伤或自杀行为,因而此型患者容易引起社会治安问题。病程经过缓慢,发病数年后,在相当长时期内工作能力尚能保持,较少出现显著的人格改变和衰退。如能及时治疗,多数疗效较好。患者隐瞒自己表现或者强调理由时,往往不易早期发现,导致诊断困难。

(二)紧张型

紧张型精神分裂症多在青春期或中年起病,起病较急,病程多呈发作性,以紧张性木僵或紧张性兴奋为主要表现,两种状态并存或单独发生,也可交替出现,典型表现是患者出现紧张综合征。该型近年来在临床上有减少趋势,预后较好。

1.紧张性木僵

紧张性木僵以运动抑制为突出表现。轻者动作缓慢,少语少动,或长时间保持某一姿势不动。重者终日卧床,不动不食,缄默不语,对外界刺激不起反应,唾液、大小便滞留。患者两眼睁大或紧闭,四肢呈强直状,对被动运动有抵抗;稍轻者可能有蜡样屈曲,不自主服从、模仿动作和言语,重复动作等紧张综合征。意识无障碍,即使是严重的运动抑制者,也能感知周围事物,病后均可回忆。症状一般持续数天至数周,可在夜间缓解或转入兴奋。

2.紧张性兴奋

紧张性兴奋以运动兴奋为突出表现。患者行为冲动,言语刻板,联想散漫,情感波动显著,症状可持续数天至数周,病情可自发缓解,或转入木僵状态。

(三)青春型

青春型精神分裂症多在青春期(15～25 岁)发病,起病较急,病情进展快,一般 2 周内达到高峰。症状以精神活动活跃且杂乱多变为主,情感改变为突出表现,情感肤浅、不协调、喜怒无常、变化莫测、表情做作、行为幼稚奇特、好扮鬼脸、常有冲动行为。患者可表现为本能活动亢进,尤其是性欲亢进而格外惹人注目,如言语低级下流、当众手淫、裸体等,也可有意向倒错,如吃脏东西、吃痰、吃粪便等。也可出现幻觉、妄想,但多是片段而零乱的,内容荒谬,与患者的幼稚行为相一致。因此,临床上这些患者看起来愚蠢、孩子气,常常不合时宜地扮怪相和傻笑,自我专注,幻觉、妄想支离破碎,而不像偏执型患者那样系统。此型病程发展较快,症状显著,内容荒谬,虽可缓解,也易再发,预后欠佳。

(四)单纯型

单纯型精神分裂症多在青少年期起病,经过缓慢,持续发展。本型早期多表现类似"神经衰弱"的症状,如主观的疲劳感、失眠、记忆减退、工作效率下降等,但患者求医心情不迫切,即使求医也容易被疏忽或误诊。疾病初期,常不引起重视,甚至会误认为患者"不求上进""性格不够开朗"或"受到打击后意志消沉"等,直至经过一段时间,病情发展明显后才引人注意,往往在病程多年后才就诊。本型症状以精神活动逐渐减退为主要表现。患者逐渐出现日益加重的孤僻退缩,行为被动,情感淡漠,失去对家人及亲友的亲近感,懒散,甚至连日常生活都懒于自理,丧失兴趣,社交活动贫乏,生活毫无目的,学习或工作效率逐渐下降。本型一般无幻觉和妄想,即使有也是片段的或一过性的,此型自动缓解者较少,治疗效果和预后差。

(五)其他类型

1.未分化型

此型患者症状符合精神分裂症的诊断标准,但症状复杂,同时存在各型的精神症状,无法归到上述分型中的任一类别,故将其放到未分化型中,此型患者在临床并不少见。

2.残留型

此型患者在发展期的急性症状缓解后,尚残留片段、不显著的幻觉和妄想,或有某些轻微症状,但并不严重,仍可进行日常劳动。

3.衰退型

此型患者病程已久,思维极度贫乏或破裂,情感淡漠,意志缺乏,行为退缩幼稚,病情固定、少波动。

此外,英国研究者克罗姆(Crom)提出了精神分裂症阳性和阴性两个综合征的概念。阳性症状指精神活动异常或亢进,包括幻觉、妄想、行为冲动紊乱、情感不稳定且与环境不协调等,也称为Ⅰ型精神分裂症;阴性症状指精神功能减弱或缺乏,如思维贫乏、情感淡漠、意志活动减退、社会隔离、反应迟钝等,也称为Ⅱ型精神分裂症。研究发现,两者在临床症状、对抗精神病药物的反应、预后、生物学基础上都有不同之处,按此法分型,将生物学和症状学结合在一起,有利于临床治疗药物的选择。

四、辅助检查

精神分裂症一般没有客观的检查依据(除器质性所致精神障碍外),因此,实验室血常规、大小便常规及生化检查一般无阳性发现。神经系统检查一般正常。精神状况检查可有幻觉、妄想、行为冲动紊乱、思维贫乏、意志活动减退、社会隔离、反应迟钝、情感不稳定、淡漠且与环境不协调等。脑电图、脑涨落图、心理测验可有异常发现。电子计算机断层扫描(CT)和磁共振成像(MRI)检查发现30%～40%精神分裂症患者有脑室扩大或其他脑结构异常,以前额角扩大最为常见。

五、诊断要点

在遗传生物学、生物化学等实验室检查尚未发现有特异性变化以前,精神分裂症的诊断主要依据全面可靠的病史、临床特点,即诊断建立在临床观察和描述性精神病理学的基础上。目前国内常根据《中国精神障碍分类与诊断标准第 3 版(CCMD-3)》的标准进行诊断,具体诊断标准如下。

(一)症状学标准

患者至少有以下两项症状,症状并非继发于意识障碍、智能障碍、情感高涨或低落(与单纯型分裂症规定不同):①反复出现的言语性幻听。②明显的思维松弛、思维破裂、言语不连贯,或思维贫乏或思维内容贫乏。③思想被插入、被撤走、被播散,思维中断或强制性思维。④被动、被控制、被洞悉体验。⑤原发性妄想(包括妄想知觉,妄想心境)或其他荒谬的妄想。⑥思维逻辑倒错、病理性象征性思维或语词新作。⑦情感倒错,或明显的情感淡漠。⑧紧张症综合征、怪异行为或愚蠢行为。⑨明显的意志减退或缺乏。

(二)严重程度标准

严重患者出现自知力障碍,并有社会功能严重受损或无法进行有效交谈。

(三)病程标准

(1)符合症状学标准和严重程度标准至少已持续 1 个月,单纯型另有规定。

(2)若同时符合分裂症和情感性精神障碍的症状标准,当情感症状减轻到不能满足情感性精神障碍标准时,分裂症状需继续满足分裂症的症状标准至少 2 周以上,方可诊断为分裂症。

(四)排除标准

本标准可排除器质性精神障碍及精神活性物质和非成瘾物质所致精神障碍,尚未缓解的分裂症患者,若又罹患本项中前述两类疾病,应并列诊断。

六、治疗要点

精神分裂症的治疗中,抗精神病药物起着重要作用。支持性心理治疗,改善患者的社会生活环境以及提高患者社会适应能力的康复措施,亦十分重要。一般在急性阶段,以药物治疗为主,在慢性阶段,心理社会康复措施对预防复发和提高患者社会适应能力有十分重要的作用。

(一)治疗原则

(1)目前虽无法根治精神分裂症,但治疗能减轻或缓解病症,并减少其他疾病的患病率及死亡率。治疗目标是降低复发的频率、严重性,以及心理性、社会性不良后果,并增强发作间歇期的心理社会功能。

(2)识别分裂症的促发或延续因素,提倡早期发现,早期治疗。应用恰当的药物,心理治疗和心理社会康复。后者的目的在于减少应激事件,使患者主动配合治疗。

(3)确定药物及其他治疗,制订全面的全程综合性治疗计划。

(4)努力取得患者及其家属的配合,增强执行治疗计划的依从性。

(5)精神科医生除直接治疗患者,还常作为合作伙伴或指导者,以团队工作方式,与其他人员共同根据患者的需要,最大限度地改善其社会功能和提高生活质量。

(6)以适合患者及其家属的方式提供健康教育,并贯穿整个治疗过程。

(7)精神分裂症各期治疗原则如下。①前驱期:一旦明确分裂症的前驱症状,应立即治疗。药物可用于前驱期、先兆发作、急性发病的防治以及改善间歇期症状。②急性期:尽力减轻和缓解急性症状,重建和恢复患者的社会功能;尽早使用抗精神病药,如经典抗精神病药、利培酮、奥氮平应作为一线药,如存在不依从情况,可肌内注射或静脉给药;其他药在单用抗精神病药疗效不佳时可并用,如卡马西平、丙戊酸盐、苯二氮䓬类,或改用氯氮平等二线药物;紧张症、药物治疗无效或有禁忌证时,电休克治疗(ECT)可作为后备手段。③恢复期:减少对患者的应激,改善症状,降低复发可能性和增强患者适应社区生活的能力,如某种抗精神病药已使病情缓解,应连续用 6 个月相同量,再考虑减量维持治疗;心理治疗可发挥支持作用;避免过度逼迫患者完成高水平职业工作或实现社会功能,避免增加复发风险。④康复期:保证患者维持和改善功能水平及生活质量,使前驱期症状或逐渐出现的分裂性症状得到有效控制,继续监测、治疗不良反应,一旦出现早期症状,应及时干预;长期的药物治疗计划应针对药物不良反应与复发风险加以权衡,初发患者经 1 年维持治疗,可尝试停药;多次反复发作者,应至少维持治疗 5 年甚至终身。

(二)治疗方法

1.抗精神病药物治疗

抗精神病药物治疗能有效地控制急性和慢性精神症状,提高精神分裂症的临床缓解率,缓解期内坚持维持治疗者多可避免复发,抗精神病药物治疗在防止精神衰退治疗中常发挥出积极作用。

2.电抽搐治疗

电抽搐治疗对紧张性兴奋、木僵、兴奋躁动、伤人、自伤和消极情绪严重者的疗效显著,症状控制后应配合精神药物治疗。

3.胰岛素昏迷治疗

胰岛素昏迷治疗对妄想型和青春型精神分裂症疗效较好,由于治疗方法复杂、需要专门设施和受过训练的人员监护、治疗期长等因素的限制,现几乎已被更方便、安全的抗精神病药物取代。

4.精神治疗

精神治疗指广义的精神治疗,纯精神分析治疗不适用于本症。精神治疗作为一种辅助治疗有利于提高和巩固疗效,适用于妄想型和精神因素明显的恢复期患者,行为治疗有利于慢性期患者的管理与康复。

5.精神外科治疗

精神外科治疗是一种破坏性治疗措施,应从严掌握适应证,仅作为其他方法久治无效、危及社会和周围人安全的慢性难治患者最后的治疗手段。

七、护理

(一)护理评估

在对精神分裂症患者进行护理评估时需注意:要关心和了解患者的需求,不必注重精神分裂症的分型,因为分型对护理计划的制订关系不大;要重视患者的家属、同事、朋友提供的资料,因为许多患者对本身所患疾病缺乏自知力,很难正确反映病史;对患者心理状况、社会功能的评估,可通过与患者的直接交谈从语言、表情、行为中获得直接的资料,或可从患者的书信、日记、绘画等作品中了解情况,临床上还常借助于一些评估量表来测定。

1.健康史

(1)个人史:患者是否足月顺产、母孕期及分娩期有无异常、成长及智力情况、有无酗酒史、生活能否自理、大小便情况等。

(2)现病史:此次发病的时间、表现、有无诱因、对学习工作的影响程度、就医经过、饮食、睡眠、是否服用安眠剂;有无自杀、自伤或冲动、外走。

(3)既往史:过去是否有过发病,发病的情形,第一次发病的时间、表现、治疗经过、效果、是否坚持服药、病后的社会交往能力等。

(4)家族史:家族成员中是否有精神疾病患者。

2.生理功能

(1)患者的生命体征是否正常。

(2)患者的饮食、营养状况,有无营养失调。

(3)患者睡眠情况,有无入睡困难、早醒、多梦等情况。

(4)患者的大小便情况,有无便秘、尿潴留等情况。

(5)患者有无躯体外伤。

(6)患者个人卫生情况如何,衣着是否整洁。

(7)患者日常生活是否自理等情况。

3.心理功能

(1)病前个性特点:①患者病前性格特点如何,是内向型还是外向型;②患者兴趣爱好有哪些,学习、工作、生活能力如何。

(2)病前生活事件:患者在近期(6个月内)有无重大生活事件的发生,如至亲的死亡、工作变化、失业、离婚等,患者有什么样的反应程度。

(3)应付悲伤/压力:患者如何应对挫折和压力,具体的应付方式、效果。

(4)对住院的态度:患者对住院、治疗的合作程度,是否配合治疗和检查,对医护人员的态度。

4.社会功能

(1)社会交往能力:①患者病前的社会交往能力如何,是否善于与人交往;②患者病前对于社会活动是否积极、退缩或回避等。

(2)人际关系:患者的人际关系如何,有无特别亲密或异常的关系,包括家属、男/女朋友、同事、同学、其他等。

(3)支持系统:患者的社会支持系统情况,患病后单位同事、同学、亲属与患者的关系有无改变,家庭成员对患者的关心程度、照顾方式、婚姻状况有无改变等。

(4)经济状况:患者经济收入、对医疗费用支出的态度等。

5.精神状况

(1)自知力:患者是否承认自己有病,是否有治疗的要求。

(2)思维:①患者有无思维联想障碍,如思维破裂、思维散漫、思维贫乏;②患者有无思维逻辑障碍,如词语新作、逻辑倒错;③患者有无思维内容障碍,如妄想,及其内容、程度、频率、持续时间等。

(3)情感情绪:患者的情感反应,有无情感淡漠、情感迟钝,情感反应与周围环境是否相符等。

(4)意志行为:①患者的意志是否减退,行为是否被动、退缩;②患者的行为与周围环境是否相宜,有无意向倒错;③患者有无违拗、空气枕头等症状。

(5)认知:患者有无幻觉、错觉,幻觉的表现形式、内容、程度、频率、持续时间等。

(6)人格的完整性:患者有无人格改变、人格衰退、人格解体等表现。

6.药物不良反应

患者有无锥体外系反应、自主神经系统反应、药物过敏史等。

(二)护理诊断

1.营养失调

营养低于机体需要量,与幻觉、妄想、极度兴奋、躁动、消耗量过大及摄入量不足有关。

2.睡眠形态紊乱

睡眠形态紊乱,如入睡困难、早醒、多梦等,与妄想、幻听、兴奋、环境陌生、不适应、睡眠规律紊乱等有关。

3.躯体移动障碍

躯体移动障碍与疾病及药物所致不良反应有关。

4.感知改变

感知改变与疾病症状及药物所致不良反应有关。

5.思维过程改变

思维过程改变与思维内容障碍(妄想)、思维逻辑障碍、思维联想障碍等有关。

6.自我形象紊乱

自我形象紊乱与疾病症状有关。

7.不合作

不合作与幻听、妄想、自知力缺乏、对药物的不良反应产生恐惧、违拗等有关。

8.角色紊乱

角色紊乱与疾病症状及药物不良反应有关。

9.生活自理缺陷

生活自理缺陷与药物不良反应所致运动、行为、精神障碍以及精神衰退导致生活懒散有关。

10.有冲动、暴力行为的危险

对自己或对他人有冲动、暴力行为的危险,与命令性幻听、评论性幻听、被害妄想、嫉妒妄想、被控制妄想、精神运动性兴奋、缺乏自知力等有关。

（三）护理问题

1.语言沟通障碍

语言沟通障碍与精神障碍及药物不良反应有关。

2.个人应对无效

个人应对无效与疾病症状及药物不良反应有关。

3.功能障碍性悲哀

功能障碍性悲哀与精神疾病及药物不良反应有关。

4.自我防护能力改变

自我防护能力改变与精神疾病及药物不良反应有关。

5.社交孤立

社交孤立与精神疾病及认知改变有关。

6.医护合作问题

医护合作问题与药物不良反应,如急性肌张力障碍、直立性低血压等有关。

（四）护理目标

（1）患者能用他人可以理解的语言或非语言方式与人沟通,并表达自己的内心感受。

（2）患者的精神症状逐步得到控制,日常生活不被精神症状所困扰,能最大限度地完成社会功能。

（3）患者在住院期间不发生冲动伤人、毁物的现象,能控制攻击行为。

（4）患者能学会控制自己情绪的方法,能用恰当的方法发泄自己的愤怒,适当表达自己的需要及欲望。

（5）患者按时按要求进食,体重不得低于标准体重的10%。

（6）患者能说出应对失眠的几种方法,睡眠得到改善,能按时入睡,时间保持在每天 7～8 小时。

（7）患者身体清洁无异味,在一定程度上生活自理。

（8）患者愿意配合治疗和护理,主动服药,能描述不配合治疗的不良后果。

（9）患者及其家属对疾病的知识有所了解。

（五）护理措施

在护理措施的实施过程中,建立良好的护患关系,是极为重要但不容易实施的措施。因为多数患者对疾病没有自知力,不认为自己有病,因而会拒绝治疗。甚至某些患者将医护人员涉入其精神症状之中,如被害妄想患者,可能认为医护人员与他人串通加害他（她）,因而对医护人员采取敌视态度甚至伤害医护人员。所以,护理人员应掌握与不同患者接触的技巧,与患者建立良好的护患关系。

1.生活护理

患者受妄想幻觉内容的支配,拒绝进食;木僵、精神衰退的患者自理缺陷,导致生活不能自理,营养失调;睡眠障碍是各型分裂症各阶段的常见症状;抗精神病药物的不良反应也可导致患者生活自理困难等。因此,做好分裂症患者的生活护理是非常必要的。

(1)保证营养供给:精神分裂症患者因进食自理缺陷,往往有营养失调。所以保证患者正常进食,以纠正或防止营养失调,是护理工作面临的常见问题。护理人员应首先了解患者不进食的原因,针对不同原因采取不同的方法,保证患者正常进食。①如被害妄想患者害怕食物中有毒而不敢进食,幻听的患者受命令性幻听的支配不愿进食,护理人员应耐心说服解释,可让患者自己到配餐间参与备餐或现场示范食物无毒后督促其进餐,或鼓励患者与其他病友集体进餐。②坚持不进食者应给予鼻饲或输液。③如是兴奋、行为紊乱不知进食的患者,宜单独进食或喂食,以免干扰其他患者进餐。④对木僵患者及服用抗精神病药出现锥体外系反应者,宜准备半流质或容易消化的食物,由护理人员协助患者进食,并密切观察,以防止因吞咽困难导致噎食。⑤注意评估患者进餐后的情况,如有无腹胀等,记录进食量,每周称一次体重。

(2)保证充足的睡眠:睡眠障碍是精神分裂症患者初发、复发早期最常见的症状之一,应持续评估患者睡眠情况,如入睡时间、睡眠质量、觉醒时间、醒后能否继续入睡等,了解患者睡眠紊乱的原因。①提供良好的睡眠条件,保持环境安静,温度适宜,避免强光刺激。②新入院患者因环境陌生而入睡困难,护理人员应在病房多陪伴患者,直至患者入睡。③防止睡眠规律倒置,鼓励患者白天尽量多参加集体活动,保证夜间睡眠质量。④指导患者使用一些促进睡眠的方法,如深呼吸、放松术等。⑤对严重睡眠障碍的患者,经诱导无效,可遵医嘱运用镇静催眠药物辅助睡眠,用药后注意患者睡眠的改善情况,做好记录与交班。

(3)卫生护理:对生活懒散、木僵等生活不能或不完全自理的患者,应做好卫生护理、生活料理或督促其自理。①对木僵患者应做好口腔护理、皮肤护理、二便护理,以及女患者经期的护理。②保持患者呼吸道通畅,头偏向一侧。③对生活懒散者,应教会患者日常生活的技巧,训练其生活自理能力,如穿衣、叠被、洗脸、刷牙等,训练应循序渐进,不能操之过急,对患者的点滴进步应及时表扬鼓励。

(4)躯体状况观察:精神分裂症患者一般很少注意身体方面的疾病,即使有病也不求医,所以护理人员应该经常注意患者的身体状况,及时给予帮助。对抗精神病药物治疗所产生的不良反应,护理人员应针对服药的反应予以记录,预防藏药、拒绝服药的情况发生。服药初期应特别注意是否有药物过敏或嗜睡反应,同时还应预防直立性低血压,告诉患者(或家属)改变体位宜缓慢。

2.心理护理

(1)与患者建立良好的护患关系:精神分裂症患者意识清晰,智能良好,无自知力,不安心住院,对医护人员有抵触情绪,护理人员只有与患者建立良好的护患关系,取得患者信任,才能深入了解其病情,顺利完成观察和护理工作。护士应主动接触、关心、尊重、接纳患者,温和、冷静、坦诚地对待患者,适当满足其合理要求。

(2)正确运用沟通技巧:①护理人员应耐心倾听患者的述说,鼓励患者说出对疾病和有关症状的认识及感受,鼓励其用语言而非冲动行为表达内心感受,并做出行为约定,承诺今后用其他方式表达愤怒和激动情绪。②倾听时应对每一诉说做适当限制,不要与患者争论有关妄想的内容,而是适当提出自己的不同感受,仅在适当时机(如幻觉减少或妄想动摇)对其病态体验提出合理解释,并随时注意其反应。③与患者交谈时,态度亲切温和,语言具体、简单、明确,对思维贫乏的患者,护士则不要提出过多要求,给患者足够的时间回答问题,不训斥、责备、讽刺患者。④避免一再追问妄想内容的细节,以免强化其病理联想,使症状更加顽固。

3.社会功能方面的护理

患者由于意志减退、情感淡漠,多有社会功能缺损或衰退,包括角色紊乱,个人生活自理能力下降或丧失,生活懒散,人际交往能力受损,孤僻、退缩,处于社会隔离状态等。对此,应鼓励患者参加集体活动,以减轻不良刺激因素对患者的影响。安排合理文娱活动,转移其注意力,缓解其恶劣情绪,当患者情绪稳定后,可与患者共同制订生活技能训练和社交技巧训练计划,鼓励患者自理。对于极度懒散的患者,还可进行行为治疗,通过社会技能训练、工作康复、娱乐活动等手段,培养其良好的生活习惯,促进其生活、劳动技能的恢复,延缓其精神衰退的进展。

4.特殊护理

(1)提供良好病房环境、合理安置患者:①严格执行病区安全管理与检查制度,注意门窗、钥匙的安全管理。②将易激惹与兴奋躁动患者的居住与活动分开。③将妄想明显、症状活跃、情绪不稳等患者与木僵、痴呆等行为迟缓的患者分开安置。④应避免有自杀、自伤行为的患者单独居住,或将其安置在重症病房,由专人看护,一旦有意外发生,应及时处理。

(2)加强巡视、了解病情:①及时发现自杀、自伤、冲动,或出走行为的先兆。②掌握住院患者自杀、自伤、不合作、冲动、出走行为等发生的规律。③对有明显危险的患者应严加防范,其活动应控制在工作人员视线范围内,并认真交接。

(3)冲动行为的处理:①预防患者冲动行为的发生是非常重要的,做好病房的安全管理工作,向患者提供安静、舒适的环境,患者应在护士的视线下活动。②不与不合作或冲动等过激言行的患者进行辩论,但不轻易迁就患者。③在日常沟通、治疗护理等需与患者发生躯体接触时应谨慎,必要时应有他人陪同。④患者一旦出现冲动行为,护士应保持冷静、沉着、敏捷,必要时让患者信任的护士对其予以口头限制,并配合药物控制。⑤如有暴力行为,可酌情隔离或保护约束患者,约束时要向患者说明,并注意约束部位的血液循环,保证患者基本的生理需要,执行保护约束护理常规。⑥病情缓解后及时解除隔离或约束,讲解冲动的危害性和进行隔离或约束的必要性。⑦对患者做好冲动后心理疏导,让患者讲述冲动原因和经过,和患者共同评价冲动前后的感觉,让患者说出自己的感受,给予理解、帮助和支持,以便进一步制定防范措施。⑧同时注意妥善处理遭受冲动损害者。

(4)自杀、自伤或受伤的处理:①患者因幻觉妄想、冲动或怪异行为等,易导致自杀、自伤或与他人的冲突,应注意保护患者的人身安全。②有严重自杀、自伤倾向的患者,应禁止其单独活动、外出、在危险场所逗留,外出时应严格执行陪伴制度,必要时设专人护理。③一旦患者发生自杀、自伤或受伤等意外,应立即隔离患者,与医生合作实施有效抢救措施。④对自杀、自伤后的患者,要做好自杀、自伤后的心理护理,了解其心理变化,以便进一步制定针对性防范措施。

(5)出走的护理:对有出走危险的患者,入院时就应注意热情接待,做好入院介绍。患者发生出走时,立即报告,组织力量及时寻找并通知家属。对出走回归的患者,要做好回归后心理护理,并了解外走经过,以便进一步制定防范措施,并严禁其单独外出。

(6)妄想与幻觉的护理:妄想与幻觉是精神分裂症的常见症状,可同时出现,也可单独出现。患者对妄想和幻觉的内容坚信不疑,并可支配患者的思维、情感、行为,特别是命令性幻听患者认为幻听到的命令无法抗拒而必须执行,因而产生出走、危害社会、伤害自己和他人的行为,给患的安全和病区的管理带来很大的困难。护理人员必须根据妄想和幻觉的内容特点及疾病的不同阶段进行护理。

妄想是精神分裂症患者最常见的思维障碍。在妄想内容的影响下,患者出现自杀、伤人、毁物、拒食、拒药等情况,需根据妄想的内容,有针对性地护理。①有被害妄想者,护士应耐心劝导,外出有人陪伴,如拒食可采用集体进餐,如对同病房患者有被害嫌疑时,及时将患者安置在不同病房,如护士也被牵连进其妄想内容,护士不要过多解释,应注意安全,必要时进行调整。②护士在接触关系妄想者时,语言应谨慎,避免在患者看不到却听得到的地方低声轻语、发出笑声或谈论其病情症状,以免加重其病情。③疑病妄想的患者认为自己患了不治之症,并有许多身体不适的主诉,护理人员要耐心解释,必要时配合医生给予暗示治疗。④自罪妄想的患者认为自己罪大恶极,死有余辜,情绪低落,以致拒绝进食,坐以待毙,或捡拾饭菜,或无休止地劳动以求赎罪。护理人员应根据这些特点进行护理,可劝喂进食或将饭菜搅拌在一起,使患者误认为是剩饭剩菜,收到诱导进食的效果。对无休止劳动的患者,应限制其劳动强度和时间,督促其休息,避免过度劳累。注意规范患者的行为,对患者的怪异言行不辩论、不训斥,但也不轻易迁就。

对有幻觉的患者,首先要注意观察其表情、言语、情绪和行为的表现;掌握患者幻觉出现的次数、规律性、内容和时间。根据患者对幻觉所持的态度合理安置病室。①对幻觉出现频繁,并受幻觉支配而产生冲动、伤人、毁物、自伤者,应安置在重症监护室,由专门护士护理,以密切观察病情变化,防止发生意外。②对幻觉出现频繁影响日常生活的患者,应给予帮助,保证其基本需求。如果患者愿意诉说幻觉的内容,护理人员应认真倾听,给予同情和安慰,使患者感受到理解、关心和信任。③对因幻觉而焦虑不安的患者,应主动询问,提供帮助;根据幻觉的内容,改变环境,设法诱导,缓解症状。④对因幻嗅、幻味而拒食的患者,应耐心解释,并可采取集体进餐的方法,以缓解患者的疑虑。⑤有幻触、幻嗅的患者可嗅到病室有异常气味,床铺、身上穿的衣服有虫子爬的感觉,可及时为其改善居住条件,更换衣服、被褥。⑥幻觉有时在安静状态或睡眠前出现,可根据患者的特长,组织其参加文娱治疗活动,以分散患者的注意力;为患者创造良好的睡眠环境,缩短其入睡过程,保证足够的睡眠时间。

当患者对妄想、幻觉的信念开始动摇时,要抓紧时间和患者谈话,分析病情,引导患者进一步认识病态表现,促进自知力的恢复。

(7)不合作患者的护理:①护士主动关心、体贴、照顾患者,使患者感到自己是被重视、接纳的。②护士选择适当的时机向患者宣传有关知识,帮助患者了解自己的疾病,向患者说明不配合治疗会带来的严重后果。③护士严格执行操作规程,发药速度宜慢,注意力高度集中,发药到手,看服到口,服后检查口腔、舌下、颊部及水杯,确保药物到胃,但要注意采取适当的方式,要尊重患者的人格。④饮水杯采用白色透明塑料杯,服药用白开水,以便于观察。⑤一旦发现藏药患者,要书面、口头交班,让全体护理人员在发药时重点观察这些患者。⑥对一贯假服药者,每次服药时提前或最后单独进行,以便于仔细检查,同时可避免其他患者学习其假服药方式。⑦还要防止个别患者跑到洗手间用特殊催吐法将尚未溶解的药丸吐出,可观察患者 10～20 分钟。⑧对拒绝服药的患者,应耐心劝导,必要时采取注射法或使用长效制剂。⑨对药物反应明显的患者及时给予处置,以消除患者不适,提高其对药物的依从性。⑩鼓励患者表达接受治疗时的感受和想法。

(8)对意志减退、退缩淡漠的患者:①教会患者日常生活的基本技巧,开展针对性行为治疗。②对受到挑衅或攻击时不能采取有效措施保护自己的患者,应加以保护。③帮助患者制订和实施自理生活能力的训练计划,循序渐进,鼓励其参与工娱治疗和体育锻炼。

（9）对情感障碍的患者:情感淡漠是本类患者的主要情感特点,所以护理人员很难接近患者,与患者有情感上的沟通。因此,护理人员必须坚持以真诚、友善的态度接纳患者,让患者感到他所处的环境是安全和值得信赖的。护理人员可用语言的或非语言的方式来表达对患者的关注,如鼓励患者说出心里的感受,或是使用治疗性触摸,甚至静坐在患者身旁陪伴他。上述方法都有利于帮助患者走出自己的情感困境,改善情感障碍。

（10）对木僵患者:①生活护理。②维持水、电解质、能量代谢平衡,必要时给予鼻饲。③预防并发症的护理,如保持呼吸道通畅,做好口腔护理,取头偏向一侧卧位,做好二便护理,预防压疮。④必要时遵医嘱配合医生做心电图,注意观察治疗作用与不良反应。

（11）用药护理:遵医嘱给各种药物,严格执行"三查八对"用药治疗制度,密切观察患者用药后的治疗效果和不良反应,一旦出现异常情况,与医生联系并果断处理。

(六)护理评价

（1）患者精神症状缓解的情况,是否出现伤人、自伤、毁物等行为。

（2）患者自知力的恢复情况。

（3）患者有无意外事件和并发症的发生。

（4）患者最基本的生理需要是否得到满足。

（5）患者是否配合治疗护理,并参加文娱活动。

（6）患者的生活技能,语言沟通及其他社会交往技能的恢复情况。

（7）患者的个人应对能力与自我防护能力是否获得改善。

（8）患者对疾病的看法和对治疗的态度是否改变。

（9）患者及其家属对疾病的知识是否有所了解。

(七)健康指导

精神分裂症是一种迁延性、预后大多不良的精神疾病,且有反复发作的倾向,复发次数越多,其功能损害和人格改变愈严重,最终导致精神衰退和人格瓦解,对患者、家庭和社会造成很大损失。精神分裂症患者在接受治疗的过程中,症状基本消失后,仍需较长时间的药物维持治疗和心理方面的治疗和训练。有效地控制症状复发,使其社会功能和行为得到最大限度的调整和恢复,是分裂症患者系统治疗的一个重要步骤。但患者及家属对维持治疗的依从性较差,可能因为不了解疾病的特点,不能耐受药物的不良反应,也可能是由对疾病的治疗失去信心等原因造成,最终导致疾病加重。因此,对恢复期患者及其家属做好疾病知识的宣传和教育,是精神科护士的重要工作之一。

（1）教会患者和家属有关分裂症的基本知识,让患者和家属知道精神分裂症是容易复发的精神疾病,使其认识到疾病复发的危害,认识到药物维持治疗、心理治疗对预防疾病复发及防止疾病恶化的重要性。

（2）让患者及家属了解有关精神药物的知识,对药物的作用、不良反应有所了解,告诉患者服用药物应维持的年限及服用中的注意事项。教育患者按时复诊,在医生指导下服药,不擅自增药、减药或停药。使患者及家属能识别药物不良反应的表现,并能采取适当的应急措施。

（3）教育患者及家属能识别疾病复发的早期征兆,如睡眠障碍、情绪不稳、生活不自理、懒散、不能正常完成社会功能等现象,应及时到医院就诊。

（4）教育患者正确对待和处理生活中发生的各种事件,适应并正确处理社会矛盾,保持与亲朋好友的交往,引导患者扩大接触面,克服自卑心理,树立坚强的意志,努力克服性格中的缺陷,与外界保持良好的人际关系。

(5)教育患者保持良好生活习惯,患者应保持有规律的生活制度,即充足的睡眠、适度的娱乐、合理用脑及适当的体力劳动。

(6)教会患者和家属应对各种危机(如自杀、自伤、冲动)的方法,争取病友、家庭和社会的支持。

(戴军玲)

第二节 神 经 症

一、概述

神经症是一组精神障碍的总称,女性发病率高于男性;以 40～44 岁年龄段患病率最高,但初发年龄最多的为 20～29 岁年龄段;文化层次低、经济状况差、家庭氛围不和睦者患病率较高。

神经症的共同特征:起病常与心理、社会因素有关;病前多有一定的素质和人格基础;症状主要表现为脑功能失调症状、情绪症状、强迫症状、疑病症状、分离或转换症状、多种躯体不适感等,这些症状在不同类型的神经症患者身上常混合存在,但均不伴有器质性病变;患者无精神病性症状,对疾病有相当的自知力,疾病所致的痛苦感明显,有求治要求;社会功能相对完好,行为一般保持在社会规范允许的范围之内;病程大多持续迁延。

二、临床表现

因为神经症的临床分型不同,所以其临床表现也很复杂多样,但是大体分为以下几类。

(一)脑功能失调症状

1.精神易兴奋

精神易兴奋主要表现为三个特点:①在日常生活中,事无巨细均可使患者浮想联翩或回忆增多,尤其多发生在睡眠阶段。②不随意注意增强,患者极易被周围细微的事物变化所吸引,以致注意很难集中。③患者感受阈值降低,表现为别人的轻言细语在他听来嘈杂难耐,别人关门、移椅即感觉如同山崩地裂;对身体内部信息的感觉阈值下降则表现为躯体不适感增强。

2.精神易疲劳

精神易疲劳主要表现为能量不足、精力下降,工作稍久就觉得疲惫不堪,严重者一动脑筋就感到疲劳,注意力很难集中且不能持久,故思考问题十分困难。由于患者思维不清晰,精力不旺盛,故感到记忆力差,工作效率低,做事常丢三落四、茫无头绪。这种能量的不足不伴有动机的削弱,因而患者苦于"力不从心"。

(二)情绪症状

1.焦虑

焦虑是指在缺乏充足的客观原因时,患者产生紧张、不安或恐惧的内心体验,并表现出相应的自主神经功能失调。此时患者警醒水平提高,严重者有大祸临头、惶惶不可终日之感;有运动性不安、坐卧不宁,伴心悸、出汗、尿频、震颤、眩晕、恶心等自主神经功能紊乱的症状。

2.恐惧

恐惧特指患者对某种客观刺激产生的一种不合理的恐惧,而且患者明知这种情绪的出现是荒唐的、不必要的,却不能摆脱,是恐惧症的主要临床表现。患者同时伴有一系列自主神经症状,如面红或苍白、心跳呼吸加快、恶心、出汗、血压波动等,并常伴有相应的回避行为。

3.易激惹

易激惹是一种负性情绪,不仅仅指易发怒,还包括易伤感、易烦恼、易委屈、易愤慨等。这种情绪启动状态是情绪启动阈值和情绪自控能力双重降低的结果。极小的刺激便可触动情绪的扳机,一触即发、大发雷霆最为常见。

4.抑郁症状

抑郁症状是种不愉快的情绪体验,可以表现为从轻度的缺少愉快感到严重的绝望自杀,核心症状是丧失感,如兴趣、动机、生活的期望、自我价值、自信心、欲望(如食欲、性欲)等,均可不同程度地下降或丧失,常伴有厌食、体重减轻、睡眠障碍、性欲减退、疲乏无力及慢性疼痛等症状。神经症患者的抑郁症状一般程度较轻,以躯体不适的表现较为多见。

(三)强迫症状

1.强迫观念

强迫观念多表现为同一意念的反复联想,患者明知多余,但欲罢不能。这些观念可以是毫无意义的,如对常识、自然现象和(或)日常生活中遭遇的各种事件进行强迫性的穷思竭虑,患者常常是事无巨细、反复回忆思考,并为此痛苦不堪。强迫怀疑是强迫观念中常见的表现,如怀疑门没有锁好、煤气阀没有关好等,常伴随出现相应的强迫行为。

2.强迫意向

强迫意向是一种尚未付诸行动的强迫性冲动,会使患者感到一种强有力的内在驱使,如患者站在高楼上,就有"跳下去"的冲动;抱起孩子,便出现"掐死他"的冲动等。这种冲动与患者的主观意愿相违背,所以一般情况下不会转变为行动。患者能够意识到这种冲动是不合理的、荒谬的,但经努力克制仍无法摆脱,冲动的反复出现使患者焦虑不安、忧心忡忡,以致患者极力回避相关场合,造成社会功能的损害。

3.强迫行为

强迫行为较为常见的表现有强迫性洗涤、强迫性检查、强迫性计数及强迫性仪式动作等。

(四)疑病症状

疑病症状是指对自身的健康状况或身体的某些功能过分关注,以致怀疑自己患了某种躯体疾病或精神疾病,而与现实健康状况并不相符;医生的解释或客观医疗检查的正常结果不足以消除患者的疑病观念,因而患者到处反复求医。患者往往感觉过敏,对一般强度的外来刺激感到不堪忍受,对内脏的正常活动也能清晰地感知并过分关注,如感到体内膨胀、堵塞、跳动、牵扯、扭转、流窜等。这些内感性不适便成为疑病观念的始因和基础,加上多疑固执的个性素质,便可发展成为疑病观念。

(五)躯体不适症状

1.慢性疼痛

神经症性的疼痛,以头颈部最为多见,其次是腰背、四肢,呈持续性或波动性。疼痛发生的频率与患者的心理压力及其他神经症症状有关。

2.头昏

头昏是神经症的常见症状,患者将体验描述为"头昏脑胀""头昏眼花""脑子不清晰"。头昏常与头痛、头胀相伴出现,患者自觉感知不清晰、注意力难以集中、记忆模糊、分析综合能力受损、焦虑、烦躁,并可伴有不同程度的自主神经症状。

3.自主神经症状群

不同神经症自主神经紊乱的表现可能不一样。神经衰弱的自主神经症状是泛化的,不具有明显的特点;焦虑症的自主神经症状以交感神经功能亢进为主要特点,主要表现在心血管方面,如心悸、气促。也可同时出现副交感神经亢进的表现,如尿频、多汗等。

(六)睡眠障碍

睡眠障碍在神经症患者中极为普遍,其中失眠是睡眠障碍最常见的形式,主要表现为睡眠时间短或睡眠质量差,或者对睡眠缺乏自我满足的体验。神经症患者以入睡困难为主诉最为常见,其次是易惊醒和早醒。

三、临床分型

(一)焦虑症

焦虑症又称焦虑性神经症,是一种以焦虑情绪为主的神经症,以广泛和持续性焦虑或反复发作的惊恐不安为主要特征,常伴有自主神经功能紊乱,肌肉紧张与运动性不安。以上表现并非由实际的威胁所致,且其紧张恐慌的程度与现实情况很不相称。临床将焦虑症分为广泛性焦虑症与惊恐障碍两种主要形式。

1.广泛性焦虑

广泛性焦虑又称慢性焦虑症,是焦虑症最常见的表现形式,常缓慢起病,以经常或持续存在的焦虑为主要临床症状。

(1)精神焦虑:表现为对未来可能发生的、难以预料的某种危险或不幸事件经常担心,尽管也知道这是一种主观的过虑,但患者因不能自控而颇感苦恼。患者常有恐慌的预感,终日心烦意乱,忧心忡忡,坐卧不宁,似有大祸临头之感,常伴有觉醒度提高,表现为过分的警觉,对外界刺激敏感,易于出现惊跳反应;注意力难于集中,易受干扰,难以入睡,睡中易惊醒;情绪易激惹;感觉过敏等。

(2)躯体焦虑:表现为运动性不安与多种躯体症状,如搓手顿足,不能静坐,严重时有肌肉酸痛,多见于肩背部、颈部及胸部肌肉,紧张性头痛也很常见;自主神经功能紊乱以交感神经系统活动过度为主,表现为心动过速,皮肤潮红或苍白,口干,便秘或腹泻,出汗,尿频、尿急等症状,有的患者还可出现早泄、阳痿、月经紊乱等内分泌失调症状。

2.惊恐障碍

惊恐障碍又称急性焦虑障碍,其特点是患者在无特殊的恐惧性处境时,突然感到一种突如其来的惊恐体验,伴濒死感或失控感以及严重的自主神经功能紊乱。患者觉得好像死亡将至、灾难将至,表现为奔走、惊叫,伴胸闷、心动过速、呼吸困难、头痛头晕、四肢麻木等自主神经症状。惊恐发作通常起病急骤,终止也迅速,一般历时 5～20 分钟,很少超过 1 小时,但不久又可突然再发。发作期间始终意识清晰,高度警觉,发作后仍心有余悸,担心再次发作,但此时焦虑体验不再突出,而以虚弱无力感为主,常需数小时到数天才能恢复。

(二)强迫症

强迫症又称强迫性神经症,是以强迫症状为主要临床表现的一类神经症。本病通常在青少年期发病,也有起病于童年期者。起病缓慢,多数无明显诱因,基本症状为强迫观念,常伴有强迫动作或行为,也可有强迫情绪和强迫意向。可以一种症状为主,也可为几种症状兼而有之。以强迫观念最多见,强迫动作或行为多为减轻强迫观念引起的焦虑而不得不采取的顺应行为,其特点是有意识的自我强迫和反强迫并存,两者强烈冲突使患者感到焦虑和痛苦;患者体验到观念和冲动系来源于自我,但违反自己的意愿,需极力抵抗,但无法控制;患者也意识到这些强迫症状是不必要的、异常的,但不能为主观意志所控制。患者自知力保持完好,求治心切。病程迁延者可表现为仪式动作为主而精神痛苦减轻,但社会功能严重受损。

(三)恐惧症

恐惧症又称恐惧性神经症,是以恐惧症状为主要临床表现的神经症。患者对外界某种客观事物或情境产生异乎寻常的恐惧和紧张,发作时常伴有明显的焦虑不安及自主神经症状。患者明知这种恐惧反应是过分的、不合理的和不必要的,但在相同场合下仍反复出现,难以控制。为了解除这种焦虑不安,患者常主动回避他所恐惧的客观事物或情境,以致影响到正常的生活和工作。根据恐惧对象的不同可将恐惧症归纳为以下三大类。

1.场所恐惧症

场所恐惧症又称广场恐惧症、旷野恐惧症、聚会恐惧症等,是恐惧症中最常见的一种,主要表现为对某些特定环境的恐惧,如高处、广场、密封的环境和拥挤的公共场所等。

2.社交恐惧症

社交恐惧症的主要特点是害怕被人注视,一旦发现被别人注视,自己就不自然、脸红、不敢抬头、不敢与人对视,甚至觉得无地自容,因而回避社交,不敢在公共场合演讲,集会不敢坐在前面。社交恐惧的对象可以是熟人,甚至是自己的亲朋、配偶,较常见的是异性、严厉的上司和未婚夫(妻)的父母亲等。

3.单一恐惧症

单一恐惧症指患者对某一具体的物件、动物等有一种不合理的恐惧,最常见的为对某种动物或昆虫的恐惧,如蛇、猫、蜘蛛、毛毛虫等,也可以是鲜血、尖锐锋利的物品或某些自然现象。

(四)躯体形式障碍

躯体形式障碍是一种以持久的担心或相信各种躯体症状的优势观念为特征的神经症,常伴有焦虑或抑郁情绪。患者反复就医,各种医学检查的阴性结果和医生的再三解释均不能打消其疑虑。有时患者确实存在某种躯体障碍,但不能解释症状的性质、程度或患者的痛苦与先占观念。这些躯体症状被认为是心理冲突和个性倾向所致。躯体形式障碍包括躯体化障碍、未分化的躯体形式障碍、疑病障碍、躯体形式的自主功能紊乱、躯体形式的疼痛障碍等多种形式。

(五)神经衰弱

神经衰弱是指大脑由于长期的情绪紧张和精神压力,使精神活动能力减弱的神经症,其主要特征是精神易兴奋、脑力易疲乏,常伴有情绪不稳定、易激惹、睡眠障碍、头痛、多种躯体不适等症状,这些症状不能归于躯体疾病、脑器质性疾病或某种特定的精神疾病。

四、辅助检查

虽然该疾病的诊断主要以临床表现为主,但是实验室的检查对该疾病的诊断也很重要,也可以与其他共症疾病相鉴别,因此除完成血常规、尿常规、大便常规、肝肾功能、胸片、B超、心电图外,还可以进行脑电图检查、神经系统的辅助检查和心理测验等。

五、诊断要点

(一)症状标准

主要临床相为以下症状之一:轻度抑郁症状,恐怖症状,强迫症状,惊恐发作,广泛性焦虑症状,疑病症状,神经衰弱症状,其他神经症症状或上述症状的混合。

(二)严重程度标准

上述症状造成至少下述情况之一:妨碍工作、学习、生活或社交;无法摆脱精神痛苦,以至于主动求医。

(三)病程标准

病程至少持续3个月(除惊恐障碍外)。

(四)排除标准

排除器质性精神障碍、精神分裂症等疾病。

神经症的共同特征除了上述诊断标准所列项目以外,起病常与心理因素或社会因素有关,患者具有一定的人格特征,没有任何可以证实的器质性病变,自知力完好,主动求治,人格完整,社会功能相对完好。

六、治疗要点

根据神经症类型的不同,其治疗方案各有不同,应该根据其神经症的类型和患者的具体情况制定个体的治疗方案;具体有下列几种治疗方法。

(一)心理治疗

1.心理疏导

引导患者认识疾病的性质,消除患者的疑虑。鼓励患者面对现实,发挥其主动性,树立战胜疾病的信心,正确对待病因,配合医生的要求进行训练。

2.行为治疗

常用的行为疗法有系统脱敏疗法、厌恶疗法、阳性强化方法等。

3.认知治疗

由于神经症患者有特殊的个体易感素质,因此常常做出不现实的、病理性的估计与认知,以致出现不合理的、不恰当的反应,这种反应超过一定限度与频度,便出现疾病。认知心理治疗通过分析与改变患者的错误的认知方式来纠正患者的神经症症状。

4.其他心理治疗

其他心理治疗,如精神分析疗法、森田疗法等。

(二)药物治疗

治疗神经症的药物种类较多,如抗焦虑药、抗抑郁药以及促进大脑代谢药等。药物治疗的优点是控制靶症状起效较快,尤其是早期与心理治疗合用,有助于缓解症状,提高患者对治疗的信心,促进心理治疗的效果与患者的遵医行为。

七、护理

(一)护理评估

1.一般情况

评估患者日常生活情况,如睡眠、衣着、饮食、大小便、自理能力;与周围环境接触如何;对周围事物是否关心;主动接触及被动接触状况;合作情况。

2.生理功能

神经症患者常常有许多心因性的躯体不适主诉,这些症状是心理痛苦在躯体的表现,没有器质性的改变。所以除了要常规评估患者的生命体征、睡眠、全身营养、水电解质平衡情况、进食状况、排泄状况、躯体各器官功能以及生活自理能力等情况以外,还应对患者的多种躯体不适主诉认真评估,鉴别其性质是器质性的还是心因性的,以便做出正确处理。

3.心理功能

评估患者的精神症状、情感状态、行为表现、病前性格特点、对应激的心理应对方式。

4.社会功能

神经症患者最常见的社会功能损害是人际交往能力的缺陷,与患者病前个性缺陷和不良的心理应对方式有关,可通过询问患者本人及其亲友来进行综合评估。

5.家庭与环境

评估患者幼年时的生活环境、所受的教育、父母的教养方式、家庭经济状况,成年后的婚姻状况、子女、生活及工作学习环境等情况,以及患者的社会支持系统等资源,尤其要了解对患者有重要影响力的人,以制订合理有效的治疗和护理计划。

6.其他方面

评估患者的家族史、既往疾病史;评估患者以往用药情况、治疗效果,有无药物不良反应等;评估患者的常规化验以及特殊检查结果。

(二)护理问题

1.生理功能

睡眠形态紊乱,有潜在的或现存的营养失调,疼痛或身体不适,皮肤完整性受损,部分自理能力下降。

2.心理功能

(1)焦虑:注意力难于集中,易受干扰,情绪易激惹。

(2)抑郁:患者由于疾病的困扰,情绪可能低落。

(3)恐惧:惊恐相的表现。

3.社会功能

潜在的或现存的自杀、自伤行为,有暴力行为的危险,自我保护能力改变,社交能力受损,个人应对无效,不合作(治疗的合作程度),知识缺乏(对疾病的了解程度)。

(三)护理目标

神经症患者最重要的护理目标是患者能够正确认识和对待所患疾病,善于分析患病原因,学会合理宣泄情绪,认识个性缺陷,以积极有效的心理应对方式应对应激性事件,这是一个长期目标。护理目标具体包括:①症状减轻或消失;②能正确认识疾病表现,恰当地宣泄焦虑、抑郁情绪,减轻痛苦;③患者基本的生理及心理需要得到满足,舒适感增加;④能运用有效的心理预防机制及应对技巧控制不良情绪,减轻不适感;⑤能与他人建立良好的人际关系;⑥能增强处理压力与冲突的能力;⑦能正确认识心理、社会因素与疾病的关系;⑧家庭及社会支持逐步提高;⑨社会功能基本恢复。

(四)护理措施

1.安全护理

为患者提供安静舒适的环境,减少外界刺激。加强安全护理,避免环境中的危险品及其他不安全因素,防患于未然。

2.生理功能

睡眠障碍、躯体不适或疼痛是神经症患者常见的躯体问题。睡眠障碍的护理包括创造良好的睡眠环境、安排合理的作息制度、养成良好的睡眠习惯等。

值得一提的是,由于神经症患者许多躯体不适症状的缓解在于其应激因素的消除和内心冲突的最终解决,因此除一般护理外,要特别注意其心理功能的护理。鼓励患者参加适当的集体活动,减少白天卧床时间,转移注意力,减少对恐惧、焦虑、惊恐发作或强迫等症状的过分关注和担忧。另外,患者可能有食欲减退、体重下降等情况,因此护士要鼓励患者进食,帮助患者选择易消化、富营养和色香味俱全的食物。对便秘患者,鼓励其多进食蔬菜水果,多喝水,养成每天排便习惯。如便秘超过 3 天,应按医嘱给予其缓泻剂或灌肠等帮助其排便。

3.心理功能

(1)建立良好的护患关系:以和善、真诚、支持、理解的态度对待患者,耐心地协助患者,使患者感到自己是被接受、被关心的。当患者主诉躯体不适时应做到确实的体格检查,进行客观评估,即使有时找不到器官的病理性证据来解释症状,也应理解其所主诉的疼痛不适是真实存在的,患者并非无病呻吟,护理人员应以一种接受的态度倾听,并选择适当的时机,结合检查的正常结果,使患者相信其障碍并非器质性病变所致。

(2)鼓励患者表达自己的情绪:鼓励患者表达自己的情绪和不愉快的感受,协助其识别和接受负性情绪及相关行为。神经症患者内心常常不愿接受(或承认)自己的负性情绪和行为。护理人员通过评估识别出这些负性情绪后,要引导患者识别,继而接受。

(3)协助患者消除应激:与患者共同探讨与疾病有关的应激原及应对方法,协助患者消除应激,帮助其正确认识和对待疾病,学习新的应对方法,接受和应付不良情绪。

(4)训练患者的应对技巧:提供环境和机会让患者学习和训练新的应对技巧,强化患者正性的、控制紧张焦虑等负性情绪的技巧,例如,根据焦虑症的特点设计某些应激情境,召集同类疾病患者一起做行为的模拟预演,及时提供反馈信息,辅以放松训练。活动结束后,鼓励他们交流心得,取长补短。

(5)帮助患者学会放松:增进放松的方法很多,如静坐、慢跑、气功、太极拳以及利用生物反馈仪训练肌肉放松等。

(6)积极鼓励患者:反复强调患者的能力和优势,忽略其缺点和功能障碍。鼓励患者敢于面对疾病表现,提供可能解决问题的方案,并鼓励和督促实施。经常告知患者他的进步,及时表扬鼓励,让患者明白自己的病情正在好转,以利于增强其自信心和减轻无助无望感。

4.社会功能

(1)提供安静舒适的环境,减少外界刺激:①焦虑患者常坐立不安,不愿独处,可设专门陪护,以增强其安全感;②应严密观察,严加防范患者可能发生的自杀、自伤及冲动伤人等行为,早发现早干预;③及时督促患者完成药物治疗计划,观察药物疗效和不良反应,给予服药指导,以有效控制神经症的症状。

(2)协助患者获得社会支持:护理人员应帮助患者认清现有的人际资源,并扩大其社会交往的范围,使患者的情绪需求获得更多的满足机会,防止或减少患者使用身体症状来表达情绪的倾向。同时协助患者及家庭维持正常角色行为。家庭是患者最主要的社会支持系统,它既可以帮助患者缓解压力,也可能是造成或加重患者压力的根源。护理人员应协助分析患者可能的家庭困扰,确认正向的人际关系,并对存在的困扰进行分析,如加入群体互助团体、成人教育班、社区活动或特殊的兴趣团体等,以便让患者发现别人有和自己相同的问题,从而减少寂寞感,并增加情绪上的支持。

(3)帮助患者改善自我照顾能力:神经症患者可因躯体不适的症状以及焦虑、抑郁等负性情绪而忽视个人卫生,也可因仪式动作、强迫行为而导致生活自理能力下降。护理人员应耐心协助患者做好沐浴、更衣、头发、皮肤的护理,这些活动均可增加患者对自己的重视与兴趣。护士对患者的每一个进步及时给予肯定、表扬、鼓励,让患者感受他随时受到护士关注,有利于患者逐步树立治病的信心。

5.康复期护理

在神经症的康复期,护士应帮助患者正确认识和对待疾病及其致病因素,克服个性缺陷,教会患者正确应对生活困难和创伤性体验,恰当处理人际关系,防止疾病复发。鼓励患者积极参加社会活动,体现自身价值,增强治病信心,参加康复训练,以利身体康复。

6.特殊护理(惊恐发作)

(1)患者在惊恐发作时,护士必须镇定、稳重,防止将医护人员的焦虑传给患者,应立即让患者脱离应激原或改换环境,有条不紊地进行治疗和护理。应明确地向患者表示,发作不会危及生命,病情一定能得到控制。

(2)对惊恐发作急性期的患者,要陪伴在其身边,态度和蔼,耐心倾听和安抚,对其表示理解和同情,并可给予适当的按摩和安慰。对患者当前的应对机制表示认同、理解和支持,鼓励患者按可控制和可接受的方式表达焦虑、激动,允许患者自我发泄。

(3)与惊恐发作相关的焦虑反应有时可表现为挑衅和敌意,应适当限制,并对可能的后果有预见性,针对可能出现的问题,预先制定相应的处理措施。惊恐发作时,应将患者和家属分开或隔离,以免互相影响和传播,加重病情。

(4)有的患者坐立不安,不愿独处,又不愿到人多的地方,应尊重患者,创造有利治疗的环境,如允许患者保留自己的天地和注意其隐私,必要时设专人陪护等。

(5)遵照医嘱给予相应的治疗药物,如抗焦虑药、抗抑郁药等,控制惊恐发作,减轻病情,以取得患者合作。

(6)在间歇期教会患者放松技术,参加反馈治疗,适当应用药物,避免再次发作,以使其相信该病有治愈的希望。配合医生做好行为治疗,做好家属工作,争取家庭和社会的理解和支持。

(五)护理评价

评价患者的症状是否得到改善,不良的心理应对方式是否得到矫正,是否消除了心理应激的影响,提高了社会适应能力等,对癔症的知识了解多少等。

(六)健康指导

(1)使患者对神经症发作有正确的认识,消除模糊观念引起的焦虑、抑郁,纠正错误观念,减少不良因素的刺激,控制疾病发作。

（2）帮助患者充分认识自己,挖掘出自身性格上的弱点及自身性格与疾病的关系。

（3）教会患者一些科学实用的处理问题的方法,不断完善自己的性格,学会处理好人际关系,调整不良情绪,增强心理承受能力。

（4）鼓励患者积极参加有意义的活动,增强其适应能力。

（5）此外,还应使家属理解患者的痛苦和困境,既要关心和尊重患者,又不能过分迁就或强制患者,帮助患者合理安排工作、生活,恰当处理与患者的关系,并要教会家属帮助患者恢复社会功能。

（戴军玲）

第三节　器质性精神障碍

一、阿尔茨海默病

阿尔茨海默病是一组病因未明的原发性退行性脑变性疾病,多起病于老年期,潜隐起病,进展缓慢,不可逆,临床上以智力损害为主。

（一）病因及发病机制

病因及发病机制不明,目前普遍认为阿尔茨海默病是一个多因素致病的复杂病理过程,其中遗传因素、环境因素均参与了发病。

1.病因

（1）遗传因素:在阿尔茨海默病的发病中,遗传因素是起主要作用的因素之一,目前已经确定四种基因的突变或多态性与阿尔茨海默病有关。老年痴呆有家族遗传倾向,因此,若父母或兄弟中有老年性痴呆症患者,本人患老年性痴呆症的可能性要比无家族史者高出4倍。

（2）环境因素:如铝的蓄积。阿尔茨海默病某些脑区的铝浓度可达正常脑的10～30倍,老年斑核心中有铝沉积。铝选择性地分布于含有神经纤维缠结的神经之中,铝与细胞核内的染色体结合后影响到基因的表达,铝还参与老年斑及神经纤维缠结的形成。故有研究者提出"铝中毒学说"。

（3）其他因素:还有感染因素、神经递质障碍等作用因素。

2.发病机制

对阿尔茨海默病病因及发病机制的高度概括是ABC学说:脑老化（A）、β-淀粉样蛋白（B）、神经递质受体通道（C）,三者互相作用、互相关联和互相制约,导致阿尔茨海默病的发病。

其具体含义:脑老化为最主要的危险因素,是痴呆发生的基础与条件;β-淀粉样蛋白（Aβ）是发病的直接原因;神经递质受体通道是优先受累的靶分子,导致神经元环路失衡,脑的整体功能障碍。但不难看出,不论哪种假说都离不开Aβ的效应,可以说Aβ几乎是所有导致阿尔茨海默病因素的共同途径,在阿尔茨海默病的发病中起着至关重要的启动作用,其他的病理改变如神经元纤维缠结（NFT）、神经元丢失等,均被认为是Aβ的解离与凝聚、清除与产生的失衡所引发的。

3.常见的高风险因素

（1）高龄:年龄一直被认为是与阿尔茨海默病最相关的因素,随着年龄的增长,阿尔茨海默病患者可呈指数型增长。

(2)性别:女性多于男性。年龄65岁以上妇女患阿尔茨海默病的概率通常比年龄相匹配的男性高2~3倍。

(3)头颅外伤史。

(4)遗传性易感基因。

(5)吸烟:是引起心脑血管病和阿尔茨海默病的危险因素。

(6)高脂血症、高血压病。

(7)教育程度低。

(8)糖尿病:长期患糖尿病,是目前已知的阿尔茨海默病的最危险因素。

(9)心脏病:心肌梗死、心房颤动和充血性心力衰竭是阿尔茨海默病的明确风险因素。

(10)微量元素(如铝等):有文献报道,铝等金属离子对 Aβ 寡聚化及在老年斑中的积累起促进作用。其确切的病因还在研究探索中。

(二)临床表现

阿尔茨海默病患者多隐袭起病,故很难判断患者认知功能障碍发生的确切时间,少数患者可在发生躯体疾病、骨折或精神受刺激后出现症状。其临床主要表现为持续进行性认知功能减退及其伴随的社会生活功能减退和行为及精神症状。根据疾病的发展和认知功能缺损的严重程度,可将阿尔茨海默病分为轻度、中度和重度。

1.轻度

近事记忆障碍常为本病的首发症状,患者容易遗忘新近发生的事情,如经常失落物品,忘记重要的约会及已许诺的事情,记不住新来同事的姓名,学习新知识困难,看书读报后不能回忆其中的内容。时间定向常有障碍,患者记不清具体的年、月、日;计算能力减退,很难完成简单的计算;思维迟缓,思考问题困难,特别是对新的事物表现出茫然难解。早期患者对自己认知功能缺损有一定的自知力,并力求弥补和掩饰,例如经常做记录,避免因记忆缺陷给工作和生活带来不良影响,可因此引起焦虑和抑郁。患者对工作和家务漫不经心,不能合理地管理钱财,亦不能安排和准备膳食,尚能完成已熟悉的日常事务,经常回避竞争。患者的个人生活基本能自理。

人格改变往往出现在疾病的早期,患者变得主动性缺乏、活动减少、孤独、自私,对周围环境兴趣减少,对周围人较冷淡,甚至对亲人漠不关心,情绪不稳、易激惹。

2.中度

随着疾病的进展,痴呆程度加重,记忆障碍日益严重,表现为用过的物品随手即忘,日常用品丢三落四,甚至遗失贵重物品,忘记自己的家庭住址,忘记亲人的姓名,但尚能记住自己的名字。有时因记忆减退而出现错构和虚构。远事记忆也受损,不能回忆自己的工作经历,甚至不知道自己的出生日期。除有时间定向障碍外,地点定向也出现障碍,患者在熟悉的地方也会迷路走失,甚至在家中也找不到自己的房间。言语功能障碍明显,讲话无序,内容空洞或赘述,不能列出同类物品的名称;继之,出现命名不能,在命名测验中对少见物品的命名能力丧失,随后对常见物品的命名亦困难。患者失认表现为以面容认识不能最常见,常不能从面容辨认人物,不认识自己的亲人和朋友,甚至丧失对自己的辨别能力,即不认识镜子中自己的影像。失用表现为不能正确地以手势表达方法做出连续的动作,如刷牙动作。患者已不能工作,难以完成家务劳动,甚至洗漱、穿衣等基本生活的料理也越来越困难,需家人帮助。

患者的精神和行为障碍也比较突出,情绪波动不稳,或因找不到自己放置的物品而怀疑被他人偷窃,或因强烈的嫉妒心而怀疑配偶不忠,可伴有片段的幻觉、妄想。患者有睡眠障碍,部分患者昼夜颠倒,白天思睡,夜间不宁。患者行为紊乱,常拾捡破烂视为珍宝,乱拿他人的物品占为己有,亦可表现为本能活动亢进,当众裸体,有时出现攻击性行为。

3.重度

重度患者痴呆严重,已不知道自己的姓名和年龄,不认识亲人。患者只有自发言语,内容单调、重复或刻板,或反复发出不可理解的声音,最终不能说话。随着言语功能的丧失,患者活动逐渐减少,并逐渐丧失行走能力,甚至不能站立,只能终日卧床,大小便失禁。晚期患者可出现原始性反射,如吸吮反射等。最明显的神经系统体征是四肢肌张力增高,肢体屈曲。患者有出走问题,若予以劝阻,患者可出现愤怒或攻击行为。行为多缺乏目的性,常在家无目的地乱搬物品,翻箱倒柜,乱捡垃圾并视为珍宝而收藏。

阿尔茨海默病病程呈进行性,一般经历 5～10 年,罕见有自发缓解或自愈,最后发展为严重痴呆,常因压疮、骨折、肺炎、营养不良等继发躯体疾病或衰竭而死亡。

(三)诊断要点

根据国际疾病分类(ICD-10)公布的精神与行为障碍分类,下列特点是确诊阿尔茨海默病的基本条件:①存在痴呆;②潜隐起病,缓慢退化,通常难以指明起病的时间,但他人会突然察觉到症状的存在,疾病进展过程中会出现明显的高台期;③无临床依据或特殊检查的结果能够提示精神障碍是由其他可引起痴呆的全身性疾病或脑疾病所致(如甲状腺功能低下、高血钙、维生素 B_{12} 缺乏、烟酸缺乏、神经梅毒、正常压力脑积水或硬膜下血肿);④缺乏突然性、卒中样发作,在疾病早期无局灶性神经系统损害的体征,如轻瘫、感觉丧失、视野缺损及运动协调不良(但这些症状会在疾病晚期出现)。

因痴呆多发生于老年人,且有 25％～30％ 的痴呆患者可能出现抑郁;而抑郁的患者也可因注意力不集中、情绪低落而表现为表情冷漠、对周围环境缺少兴趣、被动、迟钝、缺少动力、记忆力下降等类似痴呆的表现,应特别注意痴呆与老年抑郁的鉴别,以防忽视了抑郁的存在而延误治疗,发生患者自杀等不良后果。两者的鉴别要点如下:①抑郁症常是急性发作,而痴呆为缓慢发作。②抑郁症患者常有精神疾病史,如有起伏循环的情绪变化,或家属有抑郁症病史等。③抑郁症患者情绪压抑发生在前,比知觉、记忆力的改变早数个月;而痴呆症患者则先出现记忆力及智力减低,抑郁症患者有显著的情绪变化,而痴呆症患者的情绪变化不显著。④抑郁症患者会抱怨自己记忆力差、注意力不集中、自贬或暴露自己认知的缺陷;而痴呆患者则倾向于隐藏自己认知的缺陷,很少抱怨认知障碍。例如,抑郁症患者对别人的问话,常回答"不知道",若肯回答时则选择合适的字词来回答,但痴呆症患者的回答常是含糊不切题或答错。⑤抑郁症患者在记忆力缺陷方面,呈现近期和远期的记忆力均下降;而痴呆症患者常呈现近期记忆力比远期记忆力差。⑥抑郁症患者的精神症状很少出现日落综合征的症状;而痴呆症患者则常出现。⑦抑郁症患者的精神状态检查可表现良好的构图描绘能力,加以鼓励,患者可以发挥出解释格言谚语的能力,且心理测验也可表现出正常的非语言技巧;痴呆症患者可见到慢性进行性的智能衰退现象。

(四)治疗

目前尚缺乏特殊的病因治疗措施,阿尔茨海默病的治疗主要包括心理社会治疗和药物治疗。

1.心理、社会治疗

对轻症患者应加强心理支持与行为指导,鼓励患者参加适当活动;对重症患者应加强生活上的照顾和护理,注意患者的饮食和营养。心理、社会治疗的目的是尽可能保持患者的认知和社会生活功能,确保患者的安全,以减缓其精神衰退。开展心理社会治疗的重要措施之一是告知家属有关疾病的知识,包括临床表现、治疗方法、疗效、预后及转归等,同时要让家属或照料者熟悉基本的护理原则,主要包括:①对患者的提问,应给予简单明了的回答;②提供有利于患者定向和记忆的提示,如日历,标出常用物品的名称,指出卧室和卫生间的方位等;③不要和患者发生争执;④对兴奋和吵闹的患者应进行劝阻;⑤鼓励患者适当活动;⑥应定期和医生联系,及时得到医生的指导。

2.药物治疗

(1)行为和精神症状的治疗:应给予必要的对症治疗,可短时间、小剂量使用抗精神病药控制幻觉、妄想等精神行为症状。对于伴有淡漠、抑郁、敌意、攻击、易激惹的患者,可给予抗抑郁药。应慎用可以加重认知损害的抗惊厥剂和苯二氮䓬类药物,注意药物不良反应,特别是药物相互作用。当症状改善后,宜及时停药。

(2)改善认知功能的药物:其目的在于改善认知功能和延缓变性过程。迄今为止,改善认知功能的药物为数不少,经认知功能测验评分,有的疗效仅与安慰剂相似,有的对患者的认知有一定的改善,但仍不足以给患者的实际生活、工作能力带来助益,然而这类药物仍在不断地开发研究中。目前临床证实疗效比较好的药物主要有以下两种:①多奈哌齐:乙酰胆碱酯酶抑制剂,常用剂量为 5～10 mg/d,起始剂量为 5 mg/d,一周后可增加至 10 mg/d,该药不良反应较轻,主要有腹泻、恶心、睡眠障碍,无明显肝脏毒性作用。类似的药物还有重酒石酸利斯的明,常用剂量为4.5～13.5 mg/d。②美金刚:低亲和力、非竞争性 N-甲基-D-天冬氨酸(NMDA)受体拮抗剂,也被推荐用于治疗中、重度阿尔茨海默病,常用剂量为 10～20 mg/d。

(五)护理

1.护理评估

(1)健康史、致病因素:询问有无家族史,有无病毒、细菌等感染史。病因不明,但重金属摄入者,随饮食或呼吸进入体内的有害元素,如铜、汞和铝也是老年痴呆病的诱因。

(2)症状评估:阿尔茨海默病患者多隐袭起病,临床上主要表现为持续进行性认知功能减退及其伴随的社会生活功能减退和行为及精神症状。

认知功能减退表现:主要是记忆力减退,以近记忆障碍为首发症状,有以下三种表现。①经常丢三落四:特别是对刚刚发生过的事情没有记忆,似乎事情已完全消失,即使经过提醒也记不起来。②智力低下:学习新东西的能力减退,不能用适当的语言表达自己,甚至外出经常迷路,不能记住物件放在哪里,不会计算收支。③性格改变:原本沉默寡言的人变得滔滔不绝,原本性格开朗的人变得淡漠少语,情绪大幅度波动,性格变得多疑,怀疑配偶不忠,怀疑儿女不孝,爱与人生气,甚至打架。

社会功能减退表现:日常生活能力下降。患者愈来愈感到日常生活活动困难,洗澡、进食、穿衣或上厕所都可能需要他人帮助才能完成。

行为及精神症状表现:行为怪异,表现出很强的特异性,临床中出现了形形色色的表现。有的老人会把好吃的藏起来,不给家人分享;有的老人不缺钱,但却爱捡破烂,在家里堆满了垃圾;有的老人跟踪到儿女的房间,窃听甚至窥视别人在做什么;有的老人出现了幻听、幻视,拿着棍子追打自己在幻视中看到的物体等。

(3)心理、社会状态:由于认知功能减退,自理能力下降,患者易产生焦虑、抑郁心理;接受过正规教育的人,其发病年龄可比未受过教育者推迟 7～10 年;长期情绪抑郁、离群独居、丧偶且不再婚、不参加社交活动、缺乏体力和脑力活动等心理社会因素也易致老年性痴呆症。

(4)辅助检查:包括影像学检查和心理测试。①影像学检查:对于阿尔茨海默病患者,CT 或 MRI 显示有脑萎缩且进行性加重;正电子发射体层摄影(PET)可测得大脑的葡萄糖利用和灌注在某些脑区(在疾病早期阶段的顶叶和颞叶,以及后期阶段的额前区皮层)有所降低。②心理测验:简易智力状态检查量表(MMSE)、长谷川痴呆量表可用于筛查痴呆;韦氏记忆量表和临床记忆量表可测查记忆;韦氏成人智力量表可进行智力测查。

2.护理诊断

(1)记忆受损:与记忆进行性减退有关。

(2)自理缺陷:与认知行为障碍有关。

(3)思维过程紊乱:与思维障碍有关。

(4)语言沟通障碍:与思维障碍有关。

3.护理目标

护理的总体目标:老年痴呆患者能最大限度地保持记忆力和沟通能力,提高日常生活自理能力,较好地发挥残存功能,生活质量得以提高。

4.护理措施

(1)心理护理:美国心理学家勒温曾经将人的心理活动和行为视为一种"场",这个场存在于人的头脑中,对"心理事件"有实在影响。因此,进行心理护理和心理支持尤为重要。护理人员应走出阿尔茨海默病患者情感淡漠的误区,认识到他们也有爱与归属的需要,掌握痴呆老人的心理特点:他们的世界一切都是陌生的,不能自我确认,充满恐惧,应有针对性地制订护理措施,以改善患者的心理环境,提高生活质量。①语言沟通策略:在交谈内容上寻找愉快的刺激因子(记忆与情感交流过程密切相关,当人的后天生活习惯难以维持时,固有的个人愉快回忆可以作为刺激因子使记忆再生),引起患者的关注与兴趣,调动他们的思维。在沟通中注意恰当地运用肢体语言,表示鼓励同情,使患者感到被尊重与关怀。每次只提一个简单的问题,以诱导为主,避免斥责、拒绝等语言。②亲情人际疗法:指增加亲属、晚辈、朋友的探视与交流,给予老人心理支持,增加痴呆老人的文体活动,以提高患者的沟通能力,培养其乐观情绪,延缓疾病的发展。

(2)认知功能障碍护理。①对记忆障碍的护理(回忆疗法):鼓励老人回忆过去的生活经历,特别是让患者回忆一些愉快的事,激发患者的思维活动;帮助其认识目前生活中的人和事,以恢复记忆并减少错误判断;鼓励老人参加一些力所能及的社交活动,通过动作、语言、声音、图像等信息刺激,提高记忆力。对于记忆障碍严重者,通过编写日常生活活动安排表、制订作息计划、挂放日历等,帮助其记忆。②对智力障碍的护理:促进其多用脑、勤用脑,以刺激大脑的思维活动,并给患者制订切实可行的功能训练计划,包括语言、计算及理解功能训练,做到循序渐进、反复强化、持之以恒,如进行拼图游戏,对一些图片、实物、单词做归纳和分类,进行由易到难的数字概念和计算能力训练等。③对思维障碍的护理:对思维贫乏的患者,多给予其信息及语言刺激,寻找患者感兴趣的话题,用患者经历过的重大事件,诱导和启发患者用语言表达,刺激大脑的兴奋性。对思维活跃及紊乱的患者,改变话题,分散注意力,转移思路,使思维恢复到正常状态。对有妄想的患者,护理人员应态度和蔼亲切,语言恰当,注意谈话技巧,不可贸然涉及患者的妄想内容。

④对定向障碍的护理:必须专人陪护,防止患者单独外出、走失,发生意外事件。对一些轻度痴呆患者进行定向力训练,如在日常生活护理时反复向患者讲述日期、时间、地点、天气等,使患者逐渐形成时间概念。

(3)饮食护理:合理安排膳食,补充微量元素可预防痴呆的发生。改善阿尔茨海默病患者的身体状况,延长寿命,提高生活质量。①戒烟酒,严格控制暴饮暴食,定时定量,以维护正常的消化功能。②多食富含卵磷脂、乙酰胆碱的食物,如鸡蛋、鱼、肉等,多食坚果、牛奶、麦芽等,有助于提高记忆力。

(4)生活护理:通过患者自理程度,根据奥勒姆(Orem)的自理模式选择"全补偿""半补偿"或"支持教育法"。"全补偿"是指负责患者的全部生活护理;"半补偿"是指除督促训练外给予协助;"支持教育法"是指做好指导,协助其养成良好的习惯。①预防感染:保持环境清洁、空气清新;根据气候变化增添衣物;保持卧床及大小便失禁患者的皮肤清洁、干燥,勤沐浴。②安全护理:建立一个舒适、安全、温暖、明亮、空气新鲜的环境。对卧床患者给予床挡加护,危险物品妥善保管,地面保持干燥,通道无障碍物。

(5)睡眠护理:环境中的不合适刺激可增加患者原有的烦躁不安。睡眠紊乱的患者易行为异常,甚至出现攻击行为。为患者安排丰富的日间活动,尽量不安排睡眠时间,采用亮光刺激或设计室内光线(自然或人工),体现白天和黑夜的不同;睡前不大量进食,限制水的饮用;睡前可少量饮用牛奶等安神食品,必要时可服用中药成分的镇静安眠剂。

(6)服药护理:指导监督患者服药,以免发生漏服或错服;对于服药的患者,一定要看服,确认其咽下,防止患者将药吐掉;观察药物不良反应,报告医生,便于及时调整给药方案。

(7)病情观察:患者年老体弱,机体抵抗力差,再加上记忆和智能受损,因此患者表述症状困难,使症状隐蔽、不典型。护理人员要仔细耐心观察病情并及时记录,及时发现问题,及时处理,做到小痛不放过,无痛不麻痹,以免延误病情。

(8)健康指导:及早发现痴呆。加强对全社会的健康指导,提高对痴呆症的认识;及早发现记忆障碍,做到"三早",即早发现、早诊断、早干预。选择居家护理,家庭成员的精心护理对于巩固疗效、延缓病程具有重要意义。对家属或照料者进行痴呆疾病常识的宣教,通过定期家访,提高照料者的护理技能,指导照料者掌握与老年痴呆患者交流的方法,提高中晚期老年痴呆患者的生活质量。

5.护理评价

经过预防、治疗和护理干预后,老人的认知能力有所提高,并能最大限度地保持社交能力和日常生活自理能力,生活质量有所提高。

二、血管性痴呆

血管性痴呆是指由于脑血管病变引起的痴呆,其起病急缓不一,病程具有波动性,多呈阶梯式发展,常伴有局限性神经系统体征。血管性痴呆是老年期痴呆病因中的第二位原因,约占痴呆的 20%。

(一)病因及发病机制

1.病因

多数学者认为血管性痴呆的病因是脑血管病变(包括出血性和缺血性)引起的脑组织血液供应障碍,导致脑血管循环区域的脑结构改变和功能衰退。

2.发病机制

脑血管性病变是血管性痴呆的基础,脑血管病变等多种病因引起大脑长期低灌注,导致大脑神经细胞物质和能量代谢紊乱,促使神经元发生不同程度的坏死或丢失,或者由于出血导致脑实质损伤,而引起记忆、注意、执行功能和语言等高级认知功能的严重受损,是血管性痴呆发生的核心机制。

根据发病机制不同,血管性痴呆分为以下六个亚型:①多发性梗死性痴呆(MID),占75%;②重要部位的单个梗死痴呆,如丘脑梗死;③小血管性痴呆,包括微梗死性痴呆、皮质下动脉硬化性脑病、脑白质病变、脑淀粉样血管病(可伴出血);④低灌注性痴呆;⑤出血性痴呆,如丘脑出血;⑥其他,如常染色体显性遗传病合并皮质下梗死和白质脑病。

近几年有研究发现,血管性痴呆存在脑内乙酰胆碱的减少。因此,胆碱能系统功能障碍可能亦是血管性痴呆的发生机制之一。

(二)临床表现

血管性痴呆临床表现形式与病损部位、大小及梗死次数有关,主要包括早期症状、局限性神经系统症状和痴呆症状。

1.早期症状

早期多无明显痴呆表现,主要表现为:①情感障碍为典型症状,表现为持续的情绪不稳定,情感脆弱,严重时表现为情感失禁;②各种躯体不适症状,常见的症状有头痛、眩晕、肢体麻木、睡眠障碍和耳鸣等。

2.局限性神经系统症状及体征

由于脑血管受损部位不同,可出现不同的症状和体征,如位于左大脑半球皮质的病变,可能有失语、失用、失读、失写等症状,位于右大脑半球皮质的病变,可能有视空间障碍;丘脑病损的病变可能表现为以遗忘、情绪异常、嗜睡等精神症状为主等。

3.痴呆症状

早期出现记忆障碍,随着病情不断发展,痴呆症状呈阶梯式加重,晚期表现为全面性痴呆,记忆力、计算力、思维能力、自知力、定向力等均发生障碍。

(三)诊断

目前血管性痴呆的诊断标准很多,尚缺乏一致的认识。根据 ICD-10 公布的精神与行为障碍分类,其中血管性痴呆(编码为 F01)的诊断要点如下:诊断的前提是存在痴呆,认知功能的损害往往不平均,可能有记忆丧失、智能损害及局灶性神经系统损害的体征,自知力和判断力可保持较好。突然起病或呈阶段性退化,合并局灶性神经系体征与症状使诊断成立的可能性加大。对于某些病例,只有通过 CT 或最终实施神经病理学检查才能确诊。

血管性痴呆的有关特征为高血压、颈动脉杂音,伴短暂抑郁心境的情绪不稳、哭泣或爆发性大笑、短暂意识混浊或谵妄发作,常因进一步梗死而加剧。人格相对保持完整,但部分患者可出现明显的人格改变,包括淡漠、缺乏控制力或原有人格特点更突出,如自我中心、偏执态度或易激惹。

(四)治疗

血管性痴呆治疗原则:防治脑卒中,改善认知功能和控制精神行为症状。

1.对因治疗

血管性痴呆目前尚无特殊的治疗方法,预防和治疗脑血管病的危险因素是血管性痴呆治疗的基础,包括积极控制高血压、糖尿病,降低胆固醇,降低颅内压,对脑卒中急性期治疗,应根据卒中类型采取适当的抗凝、扩血管、止血治疗,戒烟、戒酒等。

2.改善认知疗法

改善认知疗法是目前被证明有效的治疗措施,如应用胆碱酯酶抑制剂、兴奋性氨基酸受体拮抗剂、脑血循环促进剂、钙通道阻滞剂、脑细胞代谢激活剂、抗氧化药、血管扩张药等改善患者认知功能。

3.精神和行为症状治疗

对出现的精神症状、各种不良的行为、睡眠障碍等,应及时使用小剂量抗精神病药治疗。

(五)护理

1.护理评估

(1)健康史、致病因素(生理方面):询问是否有高血压、冠心病、糖尿病、房颤、脑卒中等;是否有痴呆家族史;是否吸烟、饮酒;是否保存自理能力;营养状况、皮肤、排泄情况;睡眠形态;观察患者生命体征、有无神经系统阳性体征等。

(2)心理(症状)评估:心理(症状)评估包括认知功能障碍、行为精神症状与社会功能减退。①认知功能障碍:血管性痴呆的早期核心症状是近事记忆障碍。早期患者虽然出现记忆障碍,但在相当长的时间内,自知力保持良好,智能损害只涉及某些局限的认知功能,如计算、命名等困难,而一般推理、判断能力长时间保持正常,人格也相对完整,日常生活自理能力保持良好状态,又称"局限性痴呆""网眼样痴呆"。但随着病情的加重,认知功能损害加剧,情绪不稳或失禁更为突出,易激惹,此外还可出现定向障碍、语言障碍等。②行为精神症状:部分患者可有精神病性症状,如幻觉、妄想等;在行为及人格方面也逐渐发生相应改变,如变得自私、吝啬、收集废物、无目的地徘徊等。病情进展具有波动性、阶梯样恶化的特点。③社会功能减退:在痴呆的发展过程中,生活自理能力逐渐下降,到晚期生活完全不能自理,不知饥饱,外出走失,大小便失禁,不认识亲人,达到全面痴呆。

(3)社会方面评估:患者的家庭和社会支持系统,患者亲属与患者的关系如何,负责照顾的家人是否觉得负担太重且不能得到放松,家人是否热心照顾患者。

2.护理诊断

(1)营养失调(低于机体需要量):患者咀嚼或吞咽困难、情绪抑郁,老年人牙齿缺失、味觉改变。

(2)吞咽障碍:与神经肌肉受损、面部麻痹有关。

(3)排便异常:与长期卧床、精神科药物及神经肌肉功能障碍等有关。

(4)睡眠形态紊乱:与脑部病变导致缺氧、环境改变,以及焦虑、恐惧、兴奋、抑郁不良情绪等有关。

(5)躯体移动障碍:与神经受损、肌肉受损、肌肉无力等有关。

(6)语言沟通障碍:与认知功能下降、神经系统病变有关。

(7)定向障碍:与记忆力下降有关。

(8)思维过程改变:与认知功能下降有关。

(9)社交能力受损:与思维过程改变、认知功能下降等有关。

(10)生活自理能力缺陷:与认知功能、神经、肌肉功能障碍等有关。

(11)有暴力行为的危险:与幻觉、妄想等有关。

(12)有自杀的危险:与抑郁情绪有关。

（13）有皮肤完整性受损的危险：与大小便失禁、长期卧床有关。

（14）有受伤的危险：与智能下降、感觉减退、定向力障碍等有关。

3.护理目标

（1）患者能够摄入足够营养与水分，保证营养。

（2）患者进食及饮水后未发生误吸及噎食。

（3）患者大小便通畅，能形成按时排便习惯。

（4）患者能够得到充分睡眠，睡眠质量有所改善。

（5）患者肢体功能恢复良好。

（6）患者能最大限度地保持沟通能力，使用剩余的语言能力、手势、眼神进行交流。

（7）患者能正确表达自己需求，最大限度推迟思维衰退。

（8）患者最大程度保持自理能力。

（9）照顾者和周围人无发生受伤。

（10）患者能够自诉与其情感状态有关的感受；确认产生自杀观念及其行为的后果。

（11）患者皮肤完好，未发生受损情况。

（12）患者能够减少或无发生外伤的危险。

4.护理措施

（1）**饮食护理**：合理的膳食可延缓血管性痴呆进展，应结合患者的健康状况，给予其易消化、营养丰富、低脂肪、低糖、充足蛋白质及维生素饮食，以增加患者抵抗力。对轻、中度痴呆患者，可鼓励其自行进食，速度要慢，不可催促，以防噎食。对重度痴呆患者，应协助喂食，喂食时注意喂食速度和进食姿势，尽量取坐位或半坐卧位，以免发生呛咳。进食后指导患者保持坐位30分钟以上。若患者拒食，则不应勉强，可先让患者做些别的活动，转移注意力后再劝其进食。对失语及吞咽困难的患者，应及早进行吞咽功能训练，对严重吞咽困难的患者，可给予静脉输液或鼻饲，以补充能量。

（2）**排泄护理**：鼓励患者多饮水、多运动，多食蔬菜、水果及粗纤维丰富的食物，养成良好的饮食及定时排泄习惯等，均可有效预防便秘。腹部按摩能改善肠胃功能、增强肠蠕动，可在每天清晨饮水后30分钟及餐后30分钟顺着肠的蠕动方向顺时针按摩，以利缓解便秘。一旦发生便秘，及时给予通便药或缓泻药。另外，大部分痴呆患者都会间断出现大、小便失禁，因此要定时提醒患者如厕，并且及时更换被大小便污染的衣物。

（3）**睡眠护理**：血管性痴呆患者大多有睡眠障碍，认知障碍严重时，常白天休息，夜间吵闹。对于这种情况，首先要为患者创造良好的入睡条件，尽量减少或消除影响患者睡眠形态的相关因素，周围环境要安静、舒适；入睡前用温水泡脚；不要进行刺激性谈话或观看刺激性电视节目等；不要给老人饮浓茶、咖啡、吸烟，以免影响其睡眠质量；对严重失眠者可给予药物，辅助入睡。每天应保证6～8小时的睡眠，对于昼夜颠倒的患者，如病情许可，白天要让其有适度的活动，尽量不让患者在白天睡觉，增加活动，保持兴奋，以使患者能在夜间休息，保证患者足够的休息和睡眠。

（4）**生活护理**：痴呆患者由于认知能力下降、精神行为异常、定向力障碍，导致生活能力下降，护理时应根据不同患者的不同病情，因人制宜地采取个性化护理措施。对于轻、中度的痴呆患者，除了给予适度的生活照顾外，应尽量指导其自理日常生活和保持良好的卫生习惯，采取适当措施制止患者的不卫生行为，并根据天气变化及时建议患者添减衣服，经常为病房开窗换气。对于长期卧床的患者,要为其定期翻身、拍背。对大小便失禁的患者,要及时协助处理大小便,保持患者皮肤、床铺的整洁、干燥,以减少发生感染、皮肤病及压疮的危险。

(5)安全护理:血管性痴呆患者往往伴有思维混乱、记忆力减退、感觉迟钝、肢体功能运动障碍等,这些均为安全问题的危险因素。①防跌倒:对每一位住院痴呆患者,均需做好防跌倒风险评估,对跌倒高风险患者,切实落实好防跌倒措施。如注意环境设施的安全,为患者提供安全的休养环境,地面要防滑,保持干燥,特别是浴室要装扶手,便于患者如厕及行走,选择坐式的便器,高度适宜,防跌倒,患者衣着大小应适宜,裤脚过长时应及时协助患者卷起,鞋底应防滑等。②防自杀:在血管性痴呆的早期,患者的认知功能损害较轻,具有完好的自知力,当患者意识到自己的记忆力、工作和学习能力日渐下降时,会引起一系列的心理反应,如焦虑、抑郁等。患者在这种不良情绪或幻觉、妄想等支配下,可能会发生自我伤害,因此,护理人员必须做好防自杀风险评估,加强高风险自杀患者管理,有效落实防自杀护理措施,如加强巡视,严密观察病情变化,加强危险品、药品管理等。③防暴力:患者在幻觉、妄想支配下可能会出现暴力行为,护理人员应做好防暴力风险评估,密切观察有暴力倾向的患者,及时发现暴力行为先兆,进行有效护理干预,尽量把暴力行为消灭在初期。一旦患者出现暴力行为,应保持镇定,设法引开患者注意力,迅速控制局面,及时找出引起暴力原因,针对不同原因采取相应措施,避免类似事件再次发生。④防出走:血管性痴呆患者伴有记忆障碍、定向障碍,离开病区时必须由护理人员或家属陪伴,避免发生走失或其他意外事件。

(6)用药护理:对于吞咽困难的痴呆老人,可将药片分成小粒或研碎后溶于水中服用;对于不能吞咽或昏迷的患者,应由胃管注入药物;对于有拒药、藏药行为的患者,应及时了解拒药、藏药原因,耐心做好解释工作,并且严格执行发药规范,确保患者将药物服下。用药过程中密切观察用药作用与不良反应,如有异常及时通知医生处理。

(7)认知功能障碍的护理:包括记忆训练、语言功能训练、定向力训练等。①记忆训练:临床对痴呆患者进行记忆锻炼的方法有瞬时记忆法(念一串不按顺序的数字,从三位数起,每次增加一位数,念完后立即让患者复述,直至不能复述为止)、短时记忆法(给患者看几件物品,让患者回忆刚才看过的东西)、长时记忆法(回忆最近探望过的家人、朋友,看过的电视内容等)。进行记忆训练时可根据患者记忆损害的程度采取不同的锻炼方式和内容,每次时间不宜过长,循序渐进,并经常给予鼓励。②语言功能训练:痴呆患者均有不同程度的语言功能障碍,进行语言功能训练时,护理人员要有足够的耐心,利用一切护理、治疗的机会,主动与患者交流。交流时注意力要集中,目光亲切,态度温和,让对方觉得你非常关注彼此交流。说话自然、语调适中、吐词清晰、语言尽量简单通俗。早期可用单词(或短语)加视觉信号来进行训练,如卡片、图片等。③定向力训练:临床常用现实定向治疗,即护理人员反复向患者提供关于目前情况的信息,如当前日期、时间、地点、周围人物、个人身份等,使患者逐渐恢复时间、地点、人物等定向力。④思维障碍的护理:加强病情观察,从患者言行中,及时了解幻觉、妄想发生的时间、内容、频率等,耐心倾听患者对幻觉内容的感受,给予安慰,使患者感到被关心、理解,千万不要与患者争辩,有些患者出现幻觉有规律性,可在其幻觉出现时鼓励患者参加感兴趣的活动,转移其注意力;对有妄想的患者,护理人员应态度和蔼亲切,语言恰当,注意谈话技巧,不可贸然触及患者的妄想内容。

(8)肢体功能障碍的护理:应尽早进行偏瘫肢体的被动运动、主动运动等,防止肌肉萎缩,促进瘫痪肢体功能恢复,降低致残率,并预防各种并发症发生。

(9)健康教育:血管性痴呆,重在早期预防。因此,必须积极防治高血压病、高脂血症、糖尿病、脑卒中等;养成良好的生活习惯,生活有规律,适当运动,戒烟酒,注意劳逸结合;合理饮食,少食动物脂肪及胆固醇高的食物,多食蔬菜、水果,保持大便通畅。照护痴呆老人是一个漫长的阶段,由于家属缺乏照护知识,特别是缺乏护理技能,给家属带来了许多压力。所以,应加强对家属进行痴呆疾病常识的宣教及护理技能的指导,使他们能够正确对待患者,掌握疾病相关知识和发展规律,增强战胜疾病的信心,提高照料能力,以提高中晚期老年痴呆患者的生活质量,延缓病情发展。

5.护理评价

(1)患者营养是否良好。

(2)患者是否发生误吸、噎食。

(3)患者大小便是否正常。

(4)患者睡眠是否充足。

(5)患者定向力、语言能力、肢体活动能力等是否改善。

(6)患者是否保持沟通能力,能否进行有效交流。

(7)患者是否主动料理自己生活,基本生理需求是否得到满足。

(8)患者有无不良情绪,有无发生暴力、自杀行为。

(9)患者皮肤是否破损。

(10)患者是否受伤。

(11)家属对疾病知识是否了解,是否掌握帮助患者进一步恢复生活和社会功能的方法。

三、其他器质性疾病

脑损害、功能紊乱以及躯体疾病所致的其他精神障碍是由不同病因引起的脑功能紊乱所致的精神障碍,这些病因有原发性大脑疾病、影响脑的全身性疾病、内分泌障碍(库欣综合征)或其他躯体疾病,以及某些外源性毒性物质(不包括酒和药物)或激素。这些病因有一个共同点,即根据临床特征无法将其诊断为器质性精神障碍,例如痴呆或谵妄。对于这一类患者,研究者推测其起病由大脑疾病或功能紊乱直接引起,而并非仅仅与这些疾病或障碍存在偶然的联系,也不是机体对这些疾病症状的心理反应,如长期癫痫所伴发的精神分裂症样障碍。

以下所罗列的疾病可使本类精神综合征出现的风险相对增加:癫痫;边缘性脑炎;亨廷顿病;头部外伤;脑瘤;能远距离影响中枢神经系统的颅外肿瘤(特别是胰腺癌);脑血管病,脑血管损害或畸形;红斑狼疮及其他胶原病;内分泌疾病(特别是甲状腺功能低下或亢进、库欣综合征);代谢病;热带感染性和寄生虫病;非精神药物的毒性作用。

(一)护理评估

脑损害、功能紊乱以及躯体疾病所致的精神障碍,大多是原发疾病发展到一定严重程度,影响到大脑功能活动,在一定条件下出现的精神障碍。在临床表现上,这类精神障碍既有原发疾病的症状体征,又有不同的严重程度和不同类型的精神症状,而且与应激事件强度、社会压力、亲属态度等社会因素有很大关系,因此要求护理人员全面评估患者的情况。

1.生理方面

(1)患者生长发育史、疾病家族史、药物过敏史、外伤和手术史。

(2)患者原发疾病的进展情况,包括原发疾病的主要症状表现、发展趋势、治疗情况、疗效以及预后等。

（3）有无缺氧、腹水、黄疸、水肿、少尿或无尿等表现。

（4）是否存在与原发疾病相关的神经系统症状和体征，如共济失调、肌阵挛、锥体束征阳性、脑膜刺激征、手足震颤、扑翼样震颤、末梢神经炎等。

（5）患者的一般状况，包括生命体征、营养状况、进食情况、大小便和睡眠情况等，是否存在神经系统症状，有哪些阳性体征。

（6）实验室及其他辅助检查结果。

2.心理方面

（1）患者性格特征、兴趣爱好、人际关系；生活、学习、工作能力状况；对自身疾病的态度；是否配合治疗；对治疗有无信心；是否了解该病。

（2）有无记忆障碍：脑器质性疾病患者常发生记忆障碍，表现为远、近记忆力不良。在评估记忆力时，应当在自然的情况下进行，因为这样患者可以从容地回忆。

（3）有无思维障碍：思维障碍在脑器质性疾病患者中并不少见，通常表现为缺乏主动性思维、持续言语、联想加快、抽象思维障碍、妄想等。在评估时，评估者可以通过物品联想、问题转换、完形填空、抽象名词的解释、物品归类等任务去把握患者存在的症状。

（4）有无智能障碍：大脑弥漫性损害时多伴有智能障碍，有的表现为计算能力下降，有的表现为抽象理解能力受损、缺乏概括和判断能力，更为严重的患者会丧失所有的生活技能和以往的知识经验。在评估时，评估者可以让患者进行一些数字计算、物品分类、故事复述等任务。

（5）有无情感障碍：脑器质性疾病患者的情感障碍往往是明显的，在临床观察和交谈中即可发现。患者的表情、言语和姿势均可作为判断情感障碍的参考，通常患者会存在情感迟钝、情绪不稳以及悲观抑郁等情感表现。

（6）有无意识障碍：意识障碍在脑器质性疾病中并不少见，尤其是脑外伤，因此应根据心理过程及神经系统体征评估患者的意识状况。

3.社会方面

（1）患者病前是否发生过严重的生活事件，患者对它的反应如何。

（2）目前症状对患者的日常生活能力、人际关系以及工作能力有何影响。

（3）患者亲属与患者的关系如何，是否能给患者提供支持和关心。

（二）护理诊断

器质性精神障碍除了精神症状之外，同时还存在各种躯体症状，相比其他精神障碍更加复杂，因而涉及的护理诊断更为广泛。以下为一些较为常见的护理诊断。

1.生理方面

（1）营养失调（低于机体需要量）：与生活无规律、食欲下降有关。

（2）睡眠形态紊乱：与脑部疾病导致缺氧有关。

（3）排便异常：与意识障碍、精神药物不良反应等有关。

（4）有感染的危险：与营养失调、生活自理能力下降后致机体抵抗力下降有关。

（5）有皮肤完整性受损的危险：与长期卧床有关。

（6）有受伤的危险：与意识障碍、智力障碍、癫痫发作状态、躯体移动障碍、感觉减退等有关。

2.心理方面

（1）语言沟通障碍：与意识障碍、认知功能下降有关。

（2）思维过程改变：与脑部受损、认知功能下降等有关。

(3)定向力障碍:与记忆力减退、注意力不集中、意识障碍有关。

(4)意识障碍:与脑部的感染、脑血管疾病、脑外伤、变性改变、肿瘤等有关。

(5)急性意识障碍:与躯体疾病、体温过高等有关。

(6)感知改变:与病理生理方面的改变、注意力改变等有关。

(7)思维过程改变:与躯体疾病所致的幻觉、妄想等精神症状有关。

(8)焦虑:与缺乏对疾病恰当的认识和评价、担心疾病的预后、环境改变等有关。

(9)恐惧:与环境及健康状况改变、不能预测疾病的后果等有关。

3.社会方面

(1)生活自理能力缺陷:与意识障碍、认知功能减退、神经系统病变等有关。

(2)社交障碍:与思维过程改变、认知功能下降、定向力下降有关。

(3)有暴力行为的危险:与幻觉、错觉、妄想等有关。

(三)护理目标

1.生理方面

(1)患者能够保证营养、水分补充及电解质的平衡。

(2)患者睡眠的质和量有所改善。

(3)患者未发生感染,机体抵抗力逐渐得到提高。

2.心理方面

(1)患者能与医护人员、亲友、病友等进行有效交流。

(2)患者的定向力完整。

(3)患者意识状态良好,程度未进一步加重。

3.社会方面

(1)患者生活自理能力提高。

(2)患者能与周围相关人员进行沟通。

(3)患者能认识自伤、伤害他人等行为的后果,并能有意识约束自己的冲动想法和行为。

(四)护理措施

1.生理方面

(1)病情观察:生命体征的变化与脑部疾病的关系十分密切,应密切监测。观察两侧瞳孔的大小是否正常、等大、同圆,对光反应是否正常。此外,意识障碍的程度是提示颅内疾病轻重程度的重要指标,要随时注意意识状态的变化。

(2)饮食护理:根据患者不同的营养情况采取相应措施,保证患者的营养、水分的补充及维持电解质的平衡。为患者提供含丰富营养成分、清淡易消化的食物,并允许患者选择个人喜好的食物。对于能自行进食的患者,给予合理膳食的指导,对不能自行进食的患者,如痴呆患者,护理人员应耐心喂饭。有意识障碍、吞咽功能障碍的患者不能强行进食以防误吸或噎食,可采取鼻饲营养或静脉输液等方法补充营养。颅压高并伴有呕吐的患者,可暂缓进食,因进食可加重呕吐,必要时可静脉输液保证入量,同时也要注意控制输液的速度和量,避免脑水肿加重。对于癫痫伴发精神障碍的患者,应给予低盐饮食,避免过饱诱发癫痫。有的患者表现为贪食,或者是忘记自己已经吃完饭又要求吃饭,护理人员要设法转移患者的注意力,避免暴饮暴食导致消化不良。

(3)睡眠护理:尽量减少或消除影响患者睡眠的各种因素,保证其睡眠。帮助患者尽快适应新的生活环境,消除陌生感和不安全感。

（4）个人卫生护理：严重痴呆患者多数不知洗漱，帮助其洗脸或洗澡时，患者可表现为不合作、拒绝，这可能与老人的不安全感有关，或担心脱了衣服会被别人偷走等，这时可让患者熟悉的人帮助他，脱下的衣服要放在他能看到的地方。在给患者洗漱时，还要注意水温不要过热，以免发生烫伤。由于失用，有的痴呆患者拿着衣服不知如何穿，常会出现把裤子当上服穿、把鞋子戴在头上、把袜子当成手套等，此时应协助患者穿好衣物，尽管做起来很慢，也要训练患者保持穿衣的功能。

（5）排泄护理：痴呆患者常会有大小便失禁的症状。一方面，当患者大小便在裤子里或床上时要及时清理干净；另一方面，也要训练患者定时排便，使患者知道有便意时如何表达，知道卫生间的地方。对于便秘、尿潴留的患者，鼓励能活动的患者多做适当的运动，以利于肠蠕动，为患者提供富含粗纤维的食物，刺激肠蠕动，定时督导排便，指导和训练患者养成定时排便的习惯，给予腹部按摩等，必要时与医生联系，给予灌肠和导尿。

（6）安全护理：为患者提供安全的治疗环境，对意识障碍、重度痴呆、癫痫发作及年老患者，应设专人护理。对长期卧床的患者，应安装床挡或适当给予保护性约束，防止坠床。对意识模糊、行走不便及反应迟钝的患者，可适当限制其活动范围，活动时需有人陪伴。加强危险物品管理，减少环境中对患者有潜在危险的因素，清除环境中的障碍物。

2.心理方面

（1）认知功能障碍的护理：对于患者的记忆力减退、注意力集中困难及定向力障碍，可给予回忆疗法、记忆训练及现实定向训练，如给予提示性信息，如日历、动作提示、放置老照片的影集，反复向患者说明其所处的时间、地点及周围人物身份等。

（2）谵妄状态的护理：处于谵妄状态的患者，对周围环境的认知功能差，在幻觉、错觉及妄想的影响下，患者可表现为情绪激动、恐惧，还可能因此而产生冲动或逃避的行为，并且会导致自伤、伤人的后果。为了防止发生意外，应有专人护理，随时注意加强防范。如病床要加床挡，控制患者的活动范围，病室内的设施要简单。当患者激动不安时，护士应该陪伴在患者的床边，耐心地予以安慰，帮助其稳定情绪，必要时可以用约束带暂时给患者保护，按照医嘱给予镇静剂，协助患者安静下来。

（3）癫痫大发作的护理：注意观察，患者出现先兆症状时，让其立即平卧，避免摔伤；发作时，保持呼吸道通畅，迅速将牙垫放入患者的口腔内上下齿之间，防止抽搐时咬破唇舌。松解衣领和裤带，适当保护下颌和四肢，防止肢体过度伸张导致关节脱臼。但注意不要用力按压，防止发生骨折。抽搐停止后，将头转向一侧，以防口腔分泌物被吸入气管内。发作终止后，应让患者卧床休息，专人守护，观察意识恢复情况，防止出现癫痫持续状态。对发作后意识蒙眬、兴奋躁动的患者，要注意保护，防止摔伤。对于抑郁状态的患者：①将其置于护理人员易观察及安全的环境中，避免单独居住、单独活动；②鼓励患者参加文娱活动；③严密观察病情变化，严防患者消极自杀。

（4）对于兴奋状态的患者：①将患者安置于单间，房间内物品简化、安全、规范，减少不良刺激和环境中潜在的危险因素；②要用耐心的态度、温和的语言，帮助患者控制情绪，鼓励其正确表达自己的想法和需要；③加强巡视，密切观察病情变化，必要时可采取保护性约束措施，防止患者在幻觉妄想支配下出现暴力行为。

（5）与患者建立治疗性人际关系：主动发现患者的身心需要，及时采取措施，并尽可能地予以满足，同时鼓励患者表达自己的想法和需要，给予他们发泄情绪和悲伤的机会，从而减轻患者的焦虑、恐惧和抑郁等情感障碍的程度。

3.社会方面

(1)协助和鼓励患者提高生活自理能力,恢复社会功能。

(2)帮助患者认识与发病有关的心理社会问题,根据患者自身的实际情况及疾病恢复情况,与患者共同制定具有可行性和可操作性的康复目标和措施。

(3)指导家属学习和掌握疾病的一般知识,使家属能够识别早期症状,掌握复发先兆,及时为患者提供有效帮助,多关心患者生活,为患者创造恢复健康的良好环境;要妥善管理好药物,监护患者按时按量服药,了解用药后的一般不良反应及处理方法。

(4)当精神症状减轻或者消失后,指导患者和家属了解疾病复发的先兆,掌握自护的方法,并定期复查。

(五)护理评价

1.生理方面

(1)患者营养状况是否良好,睡眠是否充足,大小便情况是否正常。

(2)患者是否发生感染等并发症。

2.心理方面

(1)患者的意识状态有无好转,记忆力、定向力有无改善,有无不良情绪。

(2)是否了解一定的疾病知识。

3.社会方面

(1)患者能否主动料理自己的生活,生活是否有规律。

(2)有无发生暴力行为,能否与他人进行有效交流。

(戴军玲)

第四节　情感性精神障碍

一、临床表现

情感障碍的基本表现为抑郁发作和躁狂发作两种完全相反的临床状态,而抑郁发作和躁狂发作的症状学诊断是做出情感障碍疾病分类学诊断的主要依据。

(一)躁狂发作

躁狂发作以出现心境显著而持久的高涨为基本临床表现,伴有相应的思维和行为改变,有反复发作的倾向,间歇期完全缓解。患者心境高涨,与所处的境遇不相称。严重者可出现与心境协调的妄想、幻觉等精神病性症状。躁狂发作的典型临床症状是情感高涨、思维奔逸和活动增多,即所谓"三高"症状。

1.情感高涨且易激惹

情感高涨且易激惹常表现为轻松、乐观、洋洋自得、兴高采烈。情感反应生动鲜明,与内心体验和周围环境协调一致,具有一定的感染力。有的患者可以以易激惹情绪为主,尤其在有人指责他狂妄自大或不切实际的想法时。表现为听不得一点反对意见,因些许小事而大怒,严重者甚至出现破坏或攻击行为,但常常很快转怒为喜或赔礼道歉。

2.思维奔逸

思维奔逸指思维联想速度加快。患者感到自己说话速度跟不上思维速度,口若悬河、高谈阔论,可出现音联或意联,如"敲木鱼,哚、哚、哚,多发财、财气冲天、才华出众"。注意力不集中,常随境转移。表现自负,言谈多是对自己评价过高,感到自己聪明异常、能力无比,自我感觉良好。可有夸大、关系或被害观念,甚至妄想。

3.活动增多

意志行为增强,即协调性精神运动性兴奋。患者忙碌不停,爱管闲事,好打抱不平,爱热闹,兴趣广泛但无定性;喜逗乐,主动与人交往,乐于助人但往往有始无终;行为轻率不顾后果,如有时狂购乱买,处事欠深思熟虑,行为具有冒险性。

4.伴随症状

(1)由于活动增多,可明显影响睡眠。睡眠需要量减少,但精力充沛。

(2)食欲改变:体力消耗过多,饮食可明显增加,有的患者饮食无节制,暴食或贪食,一般没有明显的体重增加。有时因活动过度,患者无法正常饮水、进食和睡眠而消瘦明显,甚至导致虚脱、衰竭。

(3)性欲增强:因患者性行为的兴趣和需求增加,导致性行为轻浮,有时则可在不适当的场合与人过分亲热、拥抱、接吻且不顾他人的感受。

(4)装饰过度:患者常浓妆艳抹,尤喜色彩鲜明的服饰,打扮妖艳,吸引周围人的注意。重症者却不整洁,不注意打扮。

(5)精神病性症状:有的患者会出现精神病性症状,如夸大妄想、关系妄想、被害妄想、幻听等。妄想的内容与情绪状态一致,患者往往自我评价过高,一般为夸大妄想和关系妄想,有时可在夸大基础上产生被害体验或妄想,但其内容一般并不荒谬,持续时间也较短暂。听幻觉的内容常为对患者的肯定或让患者感到兴奋。

5.自知力

多数患者在疾病的早期即丧失自知力。

6.其他症状

有的患者会出现自主神经功能紊乱的各种表现,个别患者也可出现短暂的情感抑郁或焦虑。发作极为严重的患者,除精神运动性兴奋外,还可出现意识不清、定向障碍,同时有错觉、幻觉、思维不连贯、紧张害怕、大汗淋漓、脉速、瞳孔散大、体温升高等症状,此时为谵妄性躁狂,如不及时治疗,可因衰竭而致命。

临床表现较轻者为轻躁狂。患者可存在持续至少数天的情感高涨、精力充沛、活动增多,显著的自我感觉良好,注意力不集中,轻度挥霍,社交活动增多,性欲增强,睡眠需要减少,社会功能轻度受损。部分患者的病情有时达不到影响社会功能的程度,故一般不易被觉察,但常自负自傲,自我评价过高,指手画脚,行为鲁莽,易激惹。

老年躁狂患者表现为典型的心境高涨的较少,主要表现为易激惹,狂妄自大,有夸大观念及妄想,言语增多,常较啰唆,可有攻击行为,但意念飘忽和性欲亢进等症状较为少见,病程较为迁延。

(二)抑郁发作

抑郁发作以情感低落、思维迟缓、意志活动减退和躯体症状为主要表现,起病缓慢,往往先有失眠、乏力、食欲缺乏、工作效率低和内感性不适。

1.情绪低落、兴趣缺乏及乐趣丧失

抑郁情绪是核心症状，一般将抑郁情绪定义为悲伤、痛苦或沮丧。这种情绪非常痛苦和压抑，无明显原因。情绪的基调是低沉、灰暗的，患者常表现为愁眉不展、忧心忡忡，对前途悲观失望，生活索然无味，甚至有强烈的自杀欲望。患者有时可表现出心烦意乱、焦虑不安、惶惶不可终日，或紧张激越。患者缺乏兴趣和快感，失去享受快乐的能力。快感丧失的人，即使是在有高兴的事情发生时仍然不能体验到快乐，他们不会为好天气、受到表扬、游戏获胜或意外的横财而高兴，也享受不到与朋友在一起或从事自己所爱好活动时的快乐。患者对平日喜爱的活动不再有兴趣，如体育、文娱活动，业余爱好等。典型患者对任何事物都缺乏兴趣，对生活没有热情，无法从生活中体验到乐趣，会经常回避社交活动，离群索居，不愿见人。

患者情绪的波动很常见。50%患者的情绪变化有节律性，其中大多数患者上午情绪最差，但也有患者在下午三四点钟或晚上情绪最为低落，这种情绪的节律变化是抑郁发作的典型特征。女患者的情绪变化通常也与月经周期有关。

2.思维障碍

患者思维明显缓慢，对问话反应迟钝，注意力集中困难，记忆力减退，自感脑子迟钝，联想困难，语言少、声音低。患者常在悲观失望的基础上产生孤立无援的感觉，伴有自责自罪，严重时可出现无价值妄想、罪恶妄想；亦可在躯体不适的基础上产生疑病妄想，怀疑自己身患绝症；还可能出现被害、关系妄想等。部分患者亦可出现幻觉，以幻听较常见，如嘲弄性、谴责性的幻听或没有情感色彩的幻听。但这些妄想、幻觉一般不具有精神分裂症的特征，如原发性、荒谬性等。

3.精神运动性迟滞或激越

精神运动性迟滞在抑郁发作者中很常见，患者活动减少，终日独坐一处，不与他人交往，语言缓慢、犹豫，显得有气无力，回答问题之前有很长时间的延迟，每句话都很简短，谈话中的停顿可能长得让人难以忍受。在严重的病例中，患者走路做事都会很慢，往往疏于操持家务，连吃、喝、个人卫生都不顾，甚至不语、不食、不动，对周围环境没有任何反应，为抑郁性木僵。也有患者表现为激越，患者感觉到不能放松，脑中反复思考一些没有目的的事情，大脑持续处于紧张状态。患者感到焦虑、烦躁不安，自述不能安静下来，但又不知道自己因何而烦躁。他们可能不停地咬手指，或慌乱地找一件物品，或不断地变换位置，严重时完全不能坐下来，不停地踱步，或不断地扯自己的衣服。

4.躯体症状群

抑郁发作患者的躯体症状很常见，主要有睡眠障碍、食欲减退、体重下降、性功能减退、便秘、乏力、非特异性躯体症状，如身体任何部位的疼痛、周身不适、自主神经功能紊乱等。

(1)睡眠障碍：80%的抑郁障碍患者有不同形式的睡眠障碍，以早段失眠最为多见，而以末段失眠(早醒)最具有特征性。有时患者可出现睡眠时间增长(睡眠增多)或睡眠节律紊乱，即白天睡眠多。有些患者的主诉与观察到的睡眠障碍不一致，提示患者病情较重、过分夸大，或具有疑病、虚无等思维内容障碍。

(2)食欲改变：患者一般对饮食缺乏兴趣，偶尔出现食欲增强或发作性的饥饿感和暴食。食欲可以很快变化，食欲下降的程度也各有差异，轻者不想进食，严重者完全拒绝进食。

(3)体重改变：体重下降最常见的原因是食欲减退，而非节食或躯体疾病。确定体重下降的标准是1个月内体重下降大于5%。典型抑郁症患者体重下降的特点是在急剧下降之后保持稳定不变。约10%的抑郁发作患者出现明显的体重增加，同时伴有睡眠增多的症状。

（4）性功能障碍：抑郁症患者的性欲下降主要表现为性交频率减少、男性阳痿、女性性乐趣缺乏等，严重抑郁症可并发闭经。也有极少数患者性欲增强。睡眠障碍、食欲改变、体重改变、性欲改变和抑郁情绪的昼重夜轻被称为抑郁障碍的生物学指标。

（5）便秘：便秘也是常见主诉，可能由肠道运动功能减退、进食减少或抗抑郁剂的不良反应所致，也可能是患者歪曲的疑病性认知的表现。

（6）精力丧失：表现为无精打采，疲乏无力，懒惰，不愿见人，有时与精神运动性迟滞相伴。

（7）非特异性躯体症状：患者有时以此类症状为主诉。患者经常诉说这类症状，希望得到相应的治疗，但并未因此而产生牢固的疑病联想。这类非特异性症状包括头痛或全身疼痛、口干、恶心、呕吐、消化不良、胃肠功能紊乱、心悸、胸闷、憋气乃至胸前区痛、出汗、尿频等，可涉及各个脏器，常在综合医院被诊断为各种自主神经功能紊乱。

5.自知力

大部分这类患者自知力完整，但存在明显自杀倾向的患者自知力可能有所扭曲，甚至缺乏对自己当前状态的清醒认识。伴有精神病性症状者自知力不完整甚至完全丧失的比例较高。

6.其他症状

抑郁发作时也可出现人格解体、现实解体及强迫症状。人格解体虽然不是抑郁发作的常见症状，但一旦出现则往往较为严重。患者感到自己不真实，觉得自己是一个机器人或在演戏。现实解体是另外一种较少见但具有明显特征的症状。轻度的现实解体症状为患者感到周围环境缺乏色彩，感到周围的人和生物好像都在故意隐瞒他们的感情。较严重的现实解体症状表现为患者感到周围的任何事物均是人造的和不真实的，像演员的舞台布景一样。强迫症状通常是抑郁发作前的前驱症状，有的患者在抑郁发作过程中出现强迫症状，抑郁症状恢复后强迫症状仍不能缓解。

幻觉在抑郁发作患者中较为少见，一旦出现，则多为听幻觉，多是第二人称性的，通常与抑郁情绪相关，如犯罪、死亡、个人缺陷、疾病、被否定或受惩罚等内容。患者也可有视觉歪曲症状，所产生的视幻觉内容多与自杀有关。当患者看到一个清晰的套索影像，会认为这是暗示自己应该上吊自杀。嗅幻觉偶有出现，如闻到房中或自己的身体发出腐烂物质的恶臭。

老年抑郁的患者除有抑郁心境外，多数有严重的焦虑、烦躁情绪，有时也可表现为易激惹和敌意。精神运动性迟缓和躯体不适主诉较年轻患者更为明显。因思维联想明显迟缓以及记忆力减退，患者可出现较明显的类似痴呆（抑郁性假性痴呆）表现的认知功能损害症状，如计算力、记忆力、理解和判断能力下降。躯体不适主诉以消化道症状较为常见，如食欲减退、腹胀、便秘等。患者常常纠缠于某一躯体主诉，易产生疑病观念，进而发展为疑病、虚无和罪恶妄想。老年抑郁症病程较冗长，易发展为慢性。

（三）双相情感障碍

双相情感障碍又称双相障碍，其临床特点是反复（至少两次）出现心境和活动水平明显紊乱的发作，有时表现为心境高涨、精力充沛和活动增加（躁狂或轻躁狂），有时表现为心境低落、精力减退和活动减少。发作间期通常以完全缓解为特征。与其他心境障碍相比，本病在男、女性中的发病率较为接近。

有些双相情感障碍有规律地间隔数周或数月发作1次，通常将频繁发生情绪障碍的双相障碍患者称为快速循环型障碍者。反复发作可能是抑郁、躁狂或它们的混合状态，其主要特征是在过去一年内，至少有4次明显的发作，每两次发作之间有缓解期，或是一相转向另一相的发作，不管发作形式如何,但符合轻躁狂或躁狂发作、抑郁发作或混合性发作标准。快速循环型常见于女性,伴发甲状腺功能低下的现象很常见,可由抗抑郁药物治疗所诱发,相对而言锂盐治疗效果差。

混合性发作是双相障碍的亚型,指躁狂症状和抑郁症状在一次发作中同时出现,临床上较为少见,通常在躁狂与抑郁快速转相时发生。例如,一个躁狂发作的患者突然转为抑郁,几小时后又再复躁狂,使人得到"混合"的印象。患者既有躁狂,又有抑郁的表现,如一个活动明显增多、讲话滔滔不绝的患者,同时有严重的消极想法;又如有抑郁心境的患者可有言语和动作的增多。但这种混合状态一般持续时间较短,多数患者较快转入躁狂相或抑郁相。混合发作时,临床上躁狂症状和抑郁症状均不典型,容易误诊为分裂情感障碍或精神分裂症。

某些患者反复在每年的同一时期出现抑郁发作,通常为秋季或冬季。季节性情感障碍被认为可能与季节的变化有关,如日照时间的长短。尽管季节性情感障碍的主要特点在于其发生的时间,但某些症状比其他情感障碍更为多见,包括多睡、食欲增加和喜食碳水化合物。季节性情感障碍最常见的形式是起病于秋季或冬季,在春季或夏季缓解,故被称为"冬季抑郁"。有些患者在夏季有轻躁狂或躁狂的表现,这提示他们患有季节性双相障碍。日照的缩短对冬季抑郁的病理生理学起着重要的作用,治疗方法包括在日照较少时让患者暴露于人工光照下数小时。

(四)持续性心境障碍

1.恶劣心境障碍

恶劣心境障碍是一种以持久的心境低落状态为主的轻度抑郁,不出现躁狂,常伴有焦虑、躯体不适感和睡眠障碍,患者有治疗要求,但无明显的精神运动性抑制或精神病性症状,生活不受严重影响。在世界卫生组织精神与行为障碍分类(ICD-10)和中国精神障碍分类与诊断标准(CCMD-3)中,将其称为心境恶劣,在CCMD-3中,恶劣心境障碍已被列为心境障碍的一个亚型。

患者在大多数时间里,感到心情沉重、沮丧,看事物犹如戴了一副墨镜,周围一片暗淡;对工作无兴趣,无热情,缺乏信心,对未来悲观失望,常感到精神不振、疲乏、能力降低等。抑郁程度加重时也会有轻生念头。但患者的工作、学习和社会功能无明显受损,常有自知力,主动要求治疗。患者抑郁常持续2年以上,期间无长时间的完全缓解,如有缓解,一般不超过2个月。此类抑郁发作与生活事件和患者性格都有较大关系,也有人将其称为"神经症性抑郁"。焦虑情绪是常伴随的症状,也可有强迫症状出现。

躯体主诉也较常见。睡眠障碍以入睡困难、噩梦、睡眠较浅为特点,常伴有头痛、背痛、四肢痛等慢性疼痛症状,有自主神经功能失调症状,如胃部不适、腹泻或便秘等,但无明显早醒、昼夜节律改变及体重减轻等生物学方面改变的症状。

恶劣心境多在青春期或成年早期起病,并会导致患者出现明显的痛苦和功能损害,且常有其他类型的抑郁障碍的家族聚集性,女性发病率高于男性,离异者的发病率也较高。

2.环性心境障碍

环性心境障碍指情感高涨与低落反复交替出现,但程度较轻,且均不符合躁狂或抑郁发作的诊断标准。轻度躁狂发作表现为十分愉悦、活跃和积极,且在社会生活中会做出一些承诺;但转变为抑郁时,患者不再乐观自信,而成为痛苦的"失败者"。随后,患者可能回到情绪相对正常的时期,或者又转变为轻度的情绪高涨。一般心境相对正常的患者间歇期可长达数月,其主要特征是持续性心境不稳定。这种心境的波动与生活应激无明显关系,与患者的人格特征有密切关系,过去曾被称为"环性人格"。

　　环性心境患者发病年龄较早,慢性病程,无性别差异,常有单相和双相障碍的家族聚集性,有的可能发展为双相障碍,患者还常伴有精神活性物质滥用。

二、护理评估

　　对情感性精神障碍患者进行评估时,除了从现病史、既往史、个人发育史、家族史等方面进行评估外,更应从生理功能、心理功能和社会功能等多方面去了解和评估患者病前个性特点、病前生活事件、患者应对挫折和压力的心理行为方式和效果;患者所面临的困境和出现的问题,对治疗的态度;还应对患者的家庭、生活环境、可利用的社会支持系统等情况进行全面分析,特别是对患者的危险行为如自杀、伤人等做重点评估。对患者的精神状况进行评估时,除了要进行详细的精神检查外,还可以使用心理测量工具来评估躁狂、抑郁、焦虑等情绪的严重程度,如汉密顿抑郁量表(HAMD)、汉密顿焦虑量表(HAMA)、躁狂量表(BRMS)等。

(一)躁狂发作的护理评估

1.健康史

(1)个人史:患者母孕期是否正常,是否足月顺产,成长及发育情况,学习及智力状况等。

(2)既往史:患者以往健康状况,有无慢性疾病史,患病的经过、诊断及治疗效果情况等。

(3)疾病史:患者以往精神障碍病史,患病的经过、诊断及治疗效果等。

(4)家族史:患者家族中有无患精神疾病的亲属,患病亲属与患者的密切程度,患病亲属具体发病情况等。

(5)生活习惯:患者的饮食量,进餐次数,进餐时间,有无特殊饮食嗜好;生活自理能力情况,能否自行洗漱、进餐、整理个人卫生、按时起居等。

2.生理功能方面

生理功能方面的评估包括患者的意识状态、生命体征;患者的睡眠情况,有无入睡困难、早醒、多梦、睡眠减少等情况;患者的二便情况,有无便秘、尿潴留等情况;患者的营养状况,有无营养失调,食欲旺盛等情况;患者有无躯体外伤;患者个人卫生,衣着,是否有奇装异服等情况。

3.心理功能方面

(1)病前个性特点:患者病前性格特点如何,兴趣爱好有哪些,学习、工作、生活能力如何等。

(2)病前生活事件:患者在近期(6个月内)有无重大生活事件发生,如至亲的死亡、工作变化、离婚及患者的反应程度等。

(3)应付悲伤/压力:患者如何应对挫折和压力,具体的应付方式是什么,效果如何等。

(4)对住院的态度:患者对住院、治疗的合作程度,是否配合治疗和检查,对医护人员的态度等。

4.社会功能方面

(1)社会参与能力:患者病前的社会参与情况如何,如积极、独处、退缩等。

(2)人际关系:患者的人际关系如何,有无特别亲密或异常的关系,包括家属、男(女)朋友、同事、同学、其他等。

(3)支持系统:患者的社会支持系统,患病后同事、同学、亲属与患者的关系有无改变,家庭成员对患者的关心程度、照顾方式,婚姻状况有无改变等。

5.精神状况

对患者的情感、认知及行为反应等方面进行全面评估。

（1）情感情绪：患者有无情绪高涨、易激惹、兴奋、情绪不稳等表现。

（2）认知：患者有无幻觉、错觉、注意力随境转移；患者思维障碍的表现形式如何，如是否思维奔逸、夸大妄想等。

（3）行为与活动：患者有无冲动；患者的行为与周围环境是否适切；患者语言有无增多、夸大、好提意见；患者有无活动增多、精力充沛、爱管闲事、行为鲁莽、有冒险性等情况；兴趣广泛而无定性等情况。

（4）自知力：患者是否承认自己有病，是否有治疗的要求等。

6.药物不良反应

患者有无手震颤、恶心呕吐、运动失调等表现，有无药物过敏史等。

（二）抑郁发作的护理评估

1.健康史

抑郁发作健康史的评估同躁狂发作。

2.生理功能方面

患者的意识状态、生命体征；患者睡眠情况，有无入睡困难、早醒、多梦、醒后难以入睡等情况；患者的二便情况，有无便秘、尿潴留等情况；患者的营养状况，有无营养失调，食欲减退等情况；患者有无躯体外伤；患者个人卫生，衣着是否整洁，生活是否自理等情况。

3.心理功能方面

心理功能方面的评估同躁狂发作的护理评估。

4.社会功能方面

社会功能方面的护理评估同躁狂发作的护理评估。

5.精神状况

精神状况评估指对患者的情感、认知及行为反应等进行全面评估。

（1）情感情绪：患者有无情绪不稳、情绪低落、焦虑、抑郁、无助、无用、罪恶感、沮丧，尤其是有无自杀意图等表现。

（2）认知：患者有无认知范围变小，过分注意自己，忽视外界环境；患者有无幻觉、错觉；患者思维障碍的表现形式如何，有无缓慢、自责、自罪等情况。

（3）行为与活动：患者有无自伤、自杀、哭泣等行为反应；患者的行为与周围环境是否适切；患者有无语言活动减少、不食不动、抑郁性木僵表现。

（4）自知力：患者是否承认自己有病，是否有治疗的要求。

6.药物不良反应

患者有无直立性低血压、头晕、排尿困难及药物过敏史等。

三、常用护理诊断/问题

（一）躁狂发作的护理诊断

1.有暴力行为的危险

暴力行为与情感控制力下降、激惹状态、挑衅滋事、意识障碍所致谵妄和错乱等有关。

2.有外走的危险

外走与情绪控制力下降、缺乏自知力有关。

3.营养失调

营养摄入低于机体需要量,与极度兴奋、活动过多、消耗增加、摄入不足等有关。

4.睡眠形态紊乱

入睡困难、睡眠需求减少,与精神运动性兴奋有关。

5.思维过程障碍

思维过程障碍与躁狂所致的思维联想过程和思维内容障碍有关。

6.个人应对不良

个人应对不良与好管闲事、情绪不稳定、易激惹有关。

7.自知力不全或缺乏

自知力不全或缺乏与疾病所致精神症状有关。

(二)抑郁发作的护理诊断

1.有自伤(自杀)的危险

自伤(自杀)与抑郁、悲观情绪、自责自罪观念、自我评价低、无价值感等有关。

2.焦虑

焦虑与情绪抑郁、无价值感、罪恶感、内疚、自责、疑病等因素有关。

3.营养失调

营养摄入低于机体需要量,与抑郁所致食欲下降,自罪、木僵状态等所致摄入量不足有关。

4.睡眠形态紊乱

早醒、入睡困难,与情绪低落等因素有关。

5.思维过程障碍

思维过程障碍与认知障碍、思维联想受抑制有关。

6.个人应对无效

个人应对无效与情绪抑郁、无助感、精力不足、疑病等因素有关。

7.自知力不全或缺乏

自知力不全或缺乏与精神疾病症状有关。

8.自我防护能力改变

自我防护能力改变与精神运动抑制、行为反应迟缓有关。

四、其他护理诊断/问题

(一)躁狂发作的护理诊断

1.生活自理能力下降

生活自理能力下降与极度兴奋有关。

2.便秘

便秘与生活起居无规律、饮水量不足等有关。

3.感知改变

感知改变与躁狂的感知改变有关。

4.不合作

不合作与自知力缺乏有关。

5.社交障碍

社交障碍与极度兴奋、易激惹有关。

6.医护合作性问题

(1)药物不良反应:恶心呕吐、疲乏、思睡、共济失调、震颤等。

(2)电痉挛治疗的并发症:骨折、脱臼、误吸、呼吸暂停等。

(二)抑郁发作的护理诊断

1.生活自理能力下降(缺失)

生活自理能力下降(缺失)与精神运动迟滞、兴趣减低、无力照顾自己有关。

2.便秘和尿潴留

便秘和尿潴留与日常活动减少、胃肠蠕动减慢、药物不良反应有关。

3.情境性自我贬低

情境性自我贬低与抑郁情绪、自我评价过低、无价值感等有关。

4.不合作

不合作与自知力缺乏有关。

5.社交孤立

社交孤立与抑郁悲观情绪、社会行为不被接受、社会价值不被接受等有关。

6.绝望

绝望与严重的抑郁情绪、认知功能障碍等有关。

7.医护合作性问题

(1)药物不良反应:口干、恶心、视物模糊、步态不稳、运动失调、震颤、体重增加等。

(2)电痉挛治疗的并发症:骨折、脱臼、误吸、呼吸暂停等。

五、护理目标

(一)躁狂发作的护理目标

(1)生活起居有规律,饮水充足,便秘缓解或消失,睡眠恢复正常。

(2)患者过多的活动量减少,机体消耗与营养供给达到基本平衡。

(3)情绪高涨、思维奔逸等症状得到基本控制。

(4)在护理人员的帮助下,患者能控制自己的情绪,学会用恰当的方式表达愤怒,不发生伤害他人或自杀的行为。

(5)建立良好的护患关系并协助患者建立良好的人际关系。

(6)患者了解躁狂发作的相关知识,能恰当表达自己的需求。

(7)在护理人员的协助下,患者的生活自理能力显著改善。

(二)抑郁发作的护理目标

(1)患者摄入营养均衡的食物,体重未下降。

(2)患者在不服用药物时,每晚有 6～8 小时的睡眠时间,对睡眠有自我满足。

(3)尽早发现便秘与尿潴留的征兆,患者对腹胀、粪便干结、排尿困难等不适能及时叙说。

(4)患者抑郁情绪得到缓解,对治疗有信心。

(5)患者住院期间不伤害自己。

(6)患者能用语言表达对自我、过去和未来的正向观点,出院前自我评价增强。

（7）患者个人日常生活能自理，能保持床单位的清洁。

（8）患者能愿意并适当与他人交往。

（9）患者能叙述疾病相关知识，用适当的方式宣泄内心的抑郁与愤怒，恰当地表达个人需要，有适当的应对方式。

六、护理措施

情感性精神障碍患者都是独特的个体，尽管他们的医学诊断相同，护理诊断也可能相同，但每一个患者的护理措施却不尽相同。为了更有效地帮助患者，护理措施必须遵循个体化的原则。以下内容虽有普遍意义，但选用时应考虑患者的个体特点。

（一）躁狂发作的护理措施

1.生活护理

躁狂患者因过度忙碌于自认为有意义的、"伟大"的事情，而忽视了最基本的生理需要，因此补充水和营养，加强个人卫生，保证充分休息是非常必要的。

（1）病室环境：为患者提供一个安静的病室环境，空间宽大，室内物品力求简单，注意室内物品颜色淡雅、整洁，可帮助患者安定情绪。冲动或易激惹的患者应分开活动与居住。

（2）维持足够的营养和水分：因为躁狂患者活动多、话多，体力消耗大，容易造成水分和营养的不足，所以应向患者提供其喜欢吃且热量高、营养高、易消化的食物，定时、定量提供水分和水果，保证水、电解质的平衡。患者进餐时最好在单独房间，以防止周围环境、人群对患者的影响。患者如果处于极度兴奋状态，可在数人协助或保护下耐心喂食。选择合适的时机向患者讲解饮食无规律、无节制的危害，引导患者自行控制过度活动和正常进食饮水。

（3）睡眠护理：向患者提供良好睡眠环境；减少患者日间卧床时间；患者睡前向其提供热牛奶，用热水泡脚；教会患者2～3种应对失眠和早醒的方法，如深呼吸、听轻音乐等；遵医嘱运用药物，在药物的帮助下，保证患者足够的睡眠。

（4）个人仪表与服饰：指导患者料理个人卫生和保持服饰整洁，委婉地指出患者异常的打扮和修饰，耐心教育患者，使其服饰符合个人的身份和年龄。

2.患者的特殊护理

躁狂发作者往往有用不完的精力，加上活动增多，急躁不安，易出现破坏行为，不仅造成自身体力衰竭，也可伤害到别人或周围的物品，因此做好安全的护理，引导患者朝建设性方向消耗过剩的精力是护理人员的重要工作。

（1）教育患者自觉遵守和执行安全管理和检查制度。门窗、门锁有损坏时及时修理；凡是有患者活动的场所都应有护士看护；对患者及其家属进行安全知识的宣传和教育。

（2）护士态度和蔼，不用刺激性的语言，对患者过激言论不辩论，但也不轻易迁就，对其打抱不平的行为必须婉言谢绝。在沟通、治疗和护理中，与患者发生躯体接触时应谨慎，必要时要有他人陪同。

（3）教给患者控制和发泄情绪的技巧，如焦虑时从一数到十，冲动时可做操、跑步、撕纸片等。

（4）护理人员可根据患者病情及医院设施等，安排既需要体能又不需要竞争的活动项目，如健身运动、跑步等。引导患者参与喜爱的活动，如打球、唱歌、跳舞、小手工制作、病室卫生的打扫等。也可鼓励患者把自己的生活经历"写"或"画"出来，这类静态活动既可减少患者活动量，又可使患者发泄内心感受。护理人员对患者完成的每一项活动，应及时予以鼓励和肯定，以增加患者的自尊和自信心,使过剩的精力得以发泄,避免破坏性事件的发生。

(5)预防患者的兴奋、冲动行为。部分躁狂症患者以愤怒、易激惹、敌意为特征,动辄暴跳如雷、怒不可遏,甚至可出现破坏和攻击行为。护理人员需及时了解每个患者既往发生兴奋、冲动行为的原因,评估这些原因是否仍然存在,或是否有新的诱发因素出现,设法消除或减少这些因素。此外,护理人员还需善于发现早期冲动行为的先兆,如情绪激动、挑剔、质问、无理要求增多、有意违背正常秩序、出现辱骂性语言、动作多而快等,以便及时采取预防措施,设法稳定患者情绪,避免冲动行为的发生。对处在疾病急性阶段的患者,应尽可能地满足其大部分要求;对于其不合理、无法满足的要求也应尽量避免采用简单、直接的方法拒绝,以避免激惹患者。鼓励患者以可控制和可接受的方式表达与宣泄激动和愤怒情绪。当确定患者有明显的冲动行为先兆时,应立刻按照冲动行为的防范措施处理。一旦患者出现兴奋冲动行为,应将其置于安静的隔离房间,加强巡视,班班交接,禁止单人活动,必要时将患者约束在床上,认真执行保护约束护理常规。对周围人群做好有针对性的防范措施,对于易受冲动行为损害的患者,如对抑郁、木僵、痴呆等患者加以保护。妥善处理受冲动损害的患者。

(6)解除隔离或约束后,向患者解释进行隔离或约束的必要性,鼓励患者评价约束前后的感觉,并做出行为约定,让其承诺用其他方式表达内心的冲动。

3.心理护理

帮助患者正确认识自我,正确评价自己,协助患者了解挑衅滋事、操纵行为、破坏行为在社会交往中带来的不良影响。为患者创造学习和训练社交技巧的条件和机会,如鼓励患者参加病区生活会、娱乐活动,使患者建立新型的人际关系,学会关心其他患者,助人为乐。

4.药物疗效的观察及护理

遵医嘱给予患者药物治疗,保证药物治疗的顺利实施,在用药的过程中,护理人员应密切观察患者的合作性、药物的耐受性,注意观察药物疗效与不良反应。护士应教育患者坚持服用药物,说明服药的重要性和必要性,强化服药意识。应密切观察药物不良反应,特别是服用锂盐的患者,应注意:血锂浓度的监测;早期发现不良反应,教会患者及家属识别不良反应的早期征象;鼓励患者多喝一些淡盐水,增加钠的摄入,以利于肾脏对锂的排泄,保证用药的安全。

(二)抑郁发作的护理措施

1.生活护理

满足患者的生理需求,维持适当的营养、排泄、睡眠、休息、活动。

(1)热情接待新患者:主动介绍病室的医护人员和生活环境,消除其陌生感;以亲切友善的态度关心患者,耐心帮助患者,使患者产生安全感和信任感。

(2)病室环境:病室光线明亮,空气流通,整洁舒适,色彩明快,可提高患者的情绪,增强生活信心。

(3)日常生活护理:协助患者制定和安排每天的生活卫生作息表,内容包括起居、梳理、洗漱、沐浴,鼓励患者在能力范围内独立完成每天的卫生洗漱及服饰整理。抑郁患者经常诉说疲劳、无力,穿衣、叠被等基本生活也感吃力,整日卧床,生活懒散。护理人员应改变患者的消极态度,与患者共同制订计划并协助其完成,绝对不能完全包办代替。患者取得进步时,及时给予肯定,对独立完成给予称赞,如"你做得很好""你的进步真大"等,通过语言和表情给患者以支持,帮助患者逐步树立起生活的信心。对木僵患者,必须做好基本的生活护理,包括皮肤护理、口腔护理、大小便护理等,防止患者出现并发症。

（4）保证营养的供给：抑郁常导致食欲缺乏，自责自罪常导致拒食，因此患者常常营养不良及消瘦。首先必须了解患者不愿进食或拒绝进食的原因，根据不同情况，制定出相应对策，以保证患者的营养摄入。应选择患者平时较喜欢的食物，可陪伴患者用餐或少食多餐。若患者自罪，认为进食是浪费，可让患者从事一些为别人服务的活动后进餐，或将饭菜搅拌在一起，使其认为是剩饭，以促进患者接受食物等。若患者坚持不肯进食，则必须采取另外的措施，如喂食、鼻饲、静脉输液等。

（5）解除便秘：食物应富含纤维素，鼓励其饮水，多活动，如仍未解决，可给予缓泻剂或灌肠。

（6）改善睡眠：抑郁患者最值得关注的睡眠障碍为早醒，患者比平时至少提前 1 小时醒来，提前 2 小时以上醒来称为严重早醒。早醒会加剧患者的情绪低落，此时为患者一天中情绪最悲观抑郁的时候，自杀的发生率最高。因此，保证患者的睡眠是非常重要的。护理人员应鼓励并陪伴患者白天参加多次、短暂的文娱活动；晚上入睡前喝热牛奶、热水泡脚、热水洗澡、不会客、不谈病情等，创造安静的睡眠环境；对入睡困难和半夜醒来不能再入睡者，可报告医生，遵医嘱使用镇静催眠药物，帮助患者入睡，以减轻患者的紧张和焦虑；还可以教患者一些自我放松的技术，如深呼吸、肌肉的放松活动等；清晨应加强护理巡视，对早醒者应予以安抚，使其延长睡眠时间。或者督促患者起床，并做一些活动，避免患者陷入极度悲观失望之中。

2.患者的特殊护理

自杀观念和行为是抑郁症患者最严重的情况，可出现在疾病的发展期，也可出现在早期和好转期。

（1）能早期识别自杀的先兆：通过患者的情感变化、行为、语言和书写内容等，早期辨认自杀的意图及可能采取的方式，及时采取有效的阻止措施，防止意外发生。

（2）病室设施安全：加强安全检查，谨慎地安排患者生活和居住的环境，使其不具有自伤的工具。严加管理危险品，如药品、器械、玻璃品、锐利品等，要定位、加锁、交接班，患者入院后、会客后、假出院返回等，均须做好安全检查，严防危险品进入病房。每天整理床铺时注意检查。

（3）重点防护：将有自杀、自伤危险的患者安置于重点房间，加强巡视，其活动范围以不离开护士的视线为准，禁止其单独活动，禁止其在危险场所停留，外出一定有人陪同。

（4）一旦患者出现自杀、自伤等行为，应立即隔离患者，与医生合作进行抢救。

（5）应做好自杀后患者的心理护理，了解其心理变化，便于制定针对性防范措施。

（6）对有罪恶妄想等思维障碍的患者，应在适当时机，对其病态提出合理解释，并注意其反应。

3.心理护理

（1）护理人员相对固定：尽可能固定一位护士照顾患者，以建立信任感。避免竞争性活动，为患者创造机会，改善患者被动消极的交往方式，让患者掌握交往技巧，建立正常的人际关系，主动在病房与病友和工作人员相处。

（2）建立良好的护患关系：护理人员在照顾抑郁患者时，首先要温和、接受，要有耐心和信心。抑郁患者往往情绪低落，对任何事物都失去兴趣，甚至有自责、自罪感，意志活动减退等症状。因此，护理人员在与患者相处时会备感困难，甚至可能会为自己的无效交流而感到无能为力、沮丧、害怕、生气或愤怒。这就要求护理人员以平常心接受患者，有耐心，并相信患者有可能改变这些行为。

由于抑郁患者消极被动，不愿意说话，沉默呆坐，护士很难与其交流，在与其交流时应注意应用沟通技巧：①热情接待新患者，主动介绍病室的医护人员和生活环境，消除其陌生感。②以亲切友善的态度关心患者,耐心帮助患者,使患者产生安全感和信任感。③加强心理疏导,每天同患者谈话不少于 2 次,每次不少于 10 分钟,即使患者不说话,也要陪他一会儿。④说话尽量用简单、具体、形象的词语,但应避免使用简单生硬的语言,更要避免使用训斥性的语言,以免加重患者的自卑感。⑤鼓励患者抒发自身的感受,专心倾听患者的诉说。患者往往因思维迟钝而言语减少、语速缓慢,应允许患者有足够反应和思考的时间,并耐心倾听,使患者感到工作人员在关心和理解他(她)。不要表现出不耐烦、不关心,甚至嫌弃的表情和行为。鼓励患者表达情绪,或疏导其心理痛苦,分担患者的痛苦。也不要过分认同患者的悲观感受,避免强化患者的抑郁情绪。⑥交谈中应选择患者感兴趣或较为关心的话题,鼓励和引导他们回忆以往愉快的经历和体验,用讨论的方式抒发和激励他们对美好生活的向往。对患者的生活自理或某些功能的恢复,给予肯定和支持,促进患者认识到"知足者常乐"的道理。⑦对缄默不语的患者,护理人员通常只能静静地陪伴,以非语言的方式(如眼神、手势、轻轻地抚摸、沉默等)或简单、中性、缓慢的语言,表达对患者的关怀和支持,通过这些活动慢慢引导患者注意外界,逐渐表达其自身的感受。非语言沟通技巧可起到意想不到的安抚作用。

(3)增加正性的思考:抑郁症患者常不自觉地对自己或事物保持否定的看法(负性思考),认为"自己不如别人""生活没有希望"等,护理人员必须协助患者确认这些负性思考,然后设法打断这种负性循环,使患者从负性情绪中摆脱出来。护理人员可同患者共同回顾他的优点、长处和成就,取代其负性思考,增加患者对自身或外界的正向认识,培养正性的认知方式;根据患者的兴趣爱好,鼓励其参与有益的活动,使其从负性情感中解脱出来,使其认识到自身存在的价值。教会患者放松,引导患者多关注周围及外界的事物,对患者的进步及时给予表扬和鼓励。

(4)建立新的应对技巧:护理人员要训练患者学习新的心理应对方式。在护理过程中,应积极地为患者营造人际交往机会,帮助患者改善以往消极被动的交往方式,逐步建立积极健康的人际交往方式,增强社交技巧,逐步建立积极的交往能力。另外,还应改善患者处处需要别人关照和协助的心理,并通过学习和行为矫正训练的方式,改变患者的病态应对方式,建立新的应对技巧,为患者今后重新融入社会,独立处理各种事务创造良好基础。

(5)运用正性的感染力:抑郁患者具有一定的"感染力",要关注抑郁患者之间的交往,医护人员应以饱满的精神去感染患者。

4.保证有效的药物治疗及观察药物不良反应

护士应确保患者每次将药物全部服下,对发现有藏药、吐药意图的患者,应用合适的方法检查其口腔和药杯,患者服药后注意观察其行为。治疗药物的不良反应是患者不能坚持服药的原因,护士应将常见的不良反应告诉患者,让其有心理准备,护士应采取适当措施最大限度地降低药物的不良反应。

七、护理评价

情感性精神障碍患者的护理评价应从以下方面进行。

(1)患者的基本生理需要,如营养、水分、排泄和卫生等是否得到满足,是否能自行料理日常生活。

(2)患者的睡眠是否改善,能否 30 分钟内入睡。

(3)患者异常的情绪反应是否得到改善。

(4)患者是否发生了冲动、伤人、自伤、自杀等意外行为,是否造成自身、他人躯体或周围物品的损害。

（5）患者是否学会控制和疏泄自己高涨或抑郁的情绪。

（6）患者自知力恢复情况如何，是否能认识和分析自己的病态行为，对自己的行为负责。

（7）患者是否了解疾病的相关知识，能否正确面对今后的生活、学习和工作。

（8）患者能否正确评价自我，对新的应对方式的接受能力如何，人际交往方式、沟通交流能力是否得到改善。

（9）患者家属是否对疾病的相关知识及如何应对疾病有所了解，是否掌握一定照顾患者的方法。

（戴军玲）

第五节　心理因素相关生理障碍

心理因素相关生理障碍是指一组在病因方面以心理社会因素为主要原因，临床表现方面以生理障碍为主要表现形式的疾病。随着社会的发展，生活、工作节律的加快，人们的生活方式发生着变化，心理因素相关生理障碍得到了越来越多的关注。

一、进食障碍

进食障碍指以进食行为异常为显著特征的一组综合征，主要包括神经性厌食症、神经性贪食症和神经性呕吐。也有人将单纯性肥胖症和异食癖归入进食障碍。该综合征的临床特征容易识别，多见于青少年女性。

（一）临床类型及表现

1.神经性厌食

本病患者通常起病于 $10\sim30$ 岁，女性多见。本病可以急性、亚急性起病，若无系统化的治疗，以后多呈慢性持续状态，自然病程预后不良，会导致多种心理、社会和躯体后果。即使患者参与治疗，其对治疗也很抗拒。本病有以下临床表现。

（1）心理症状：患者对发胖有强烈恐惧，过分关注体形，即使明显影响健康也在所不惜。此症状表现为患者主观上自觉过胖，除此核心症状之外，还可合并其他精神症状，较常见的是抑郁、焦虑、强迫、恐惧等。部分患者具有突出的人格特征，如固执、完美主义倾向等。

（2）节食行为：患者主动节制饮食，使体重显著减轻，或者使体重明显达不到生长发育阶段的要求。患者故意减少食量，避免进食有营养的食物，偏食低热量食物，以加强减轻体重的效果。患者常过度运动、诱导呕吐，或使用泻药、利尿药物、食欲抑制剂。部分患者在饥饿感或自责、内疚感的驱使下，出现阵发性贪食症，继而又采取前述的各种减肥措施。

（3）躯体症状和体征：患者出现饥饿、营养不良相关的全身代谢、内分泌紊乱，以及各种器官的功能障碍、形态学改变。常见的症状和体征有重度营养不良，体重低于正常，面色差，皮肤干燥、变薄、皮下脂肪消失，微循环差，水肿，毛发稀疏，低体温；怕冷，肌肉瘦弱，下丘脑-垂体-性腺轴功能低下，副性特征减弱或不明显，性发育迟缓，女性闭经；低血压、心律不齐、心包积液；消化功能减弱，胃炎，腹胀，便秘，肠梗阻等。

（4）实验室检查：可见相应的微量元素低下，激素分泌减少，骨密度降低，脑代谢降低等。

2.神经性贪食

本病是一种以反复发作性暴食及强烈的控制体重的先占观念为特征的综合征,作为进食障碍的一种类型,它可以是神经性厌食的延续,比神经性厌食常见。西方社会中,女性的患病率为 $2\%\sim4\%$,约高出男性 10 倍,普通人群中的患病率约为 1%。虽然此病患者比神经性厌食症患者更愿意求助别人,但由于部分患者体重正常,且一些患者对贪食、暴食行为有羞耻感而不愿告诉别人,甚至在诊治与此相关的精神障碍或躯体疾病时也不愿意告诉医生,使得贪食行为的识别率较低。起病多见于青少年期,女性多见。临床表现如下。

(1)暴食行为:患者经常在不连续的较短时间内过量进食,通常吃到十分难受为止,症状持续时间超过 3 个月,约一半的患者在出现暴食行为之前出现过短暂或较长时间的厌食行为。

(2)心理症状:暴食发作时,患者感到对过量进食失去控制,继而对此感到内疚、恐惧、烦躁、害怕体重增加、身材发胖,继而有抵消进食效果的冲动。除此之外,可伴有其他精神症状,如抑郁、焦虑、强迫、恐惧、冲动控制不良、易怒、叛逆等。

(3)补偿性减肥行为:患者常过度运动、诱导呕吐,或使用催吐药、泻药、利尿药、食欲抑制剂等。

(4)躯体症状和体征:根据减肥行为效果的不同,患者体重可以保持正常,也可以低于或高于正常。低体重患者也可以出现与饥饿、营养不良相关的代谢疾病。此外,由于频繁的呕吐,患者可能出现低钾、低氯性碱中毒的表现。

3.神经性呕吐

神经性呕吐是指一组自发或故意诱发反复呕吐的心理障碍。呕吐不影响下次进食的食欲,常与心情不快、紧张、内心冲突有关,无器质性病变。神经性呕吐的临床表现有:①反复发生于进食后的呕吐(自发的或故意诱发的),呕吐物为刚吃进的食物;②体重减轻不显著(体重保持在正常平均体重值的 80% 以上);③无害怕发胖和减轻体重的想法;④无导致呕吐的神经和躯体疾病,没有癔症症状。

(二)辅助检查

(1)电解质紊乱,各种微量元素低下。

(2)地塞米松抑制试验呈阳性。

(3)CT 检查:可见不同程度的脑萎缩,可见骨密度改变等。

(4)激素分泌检查:可发现生长激素水平升高,性腺激素水平低下等,这些改变随着体重的回升而恢复正常。

(5)可出现代谢性碱中毒,以及其他各种异常,如贫血、低蛋白血症、电解质紊乱、低血糖、各种激素水平的异常等。

(三)诊断要点

1.神经性厌食

本症的诊断必须符合下列条件。①体重保持在标准体重期望值的 85% 以下,即体重减轻值超过期望体重的 15% 以上,或身体质量指数为 17.5 或更低[身体质量指数=体重千克数/(身高米数) ^{2}]。②体重减轻是自己造成的,包括拒食"发胖食物",以及下列一种或多种手段:自我引吐;自行导致的腹泻;过度运动;服用食物抑制剂。③有特异的精神病理形式的体像错觉,表现为持续存在一种害怕发胖的无法抗拒的超价观念,患者强加给自己的一个较低的体重限度。④下丘脑-垂体-性腺轴广泛的内分泌障碍,妇女表现为闭经,男性表现为性欲减退。生长激素及可的松水平升高,甲状腺素外周代谢变化及胰岛素分泌异常也可发生。⑤如果在青春期前发病,青春期发育会减慢甚至停滞,随着病情的恢复,多可以正常度过青春期。⑥症状已持续至少 3 个月,可有间歇发作的暴饮暴食。⑦非躯体疾病所致的体重减轻。

2.神经性贪食

本症的诊断标准包括:①存在一种持续的、难以控制的进食和渴求食物的优势观念,并且患者屈从于短时间内摄入大量食物的贪食发作。②至少用下列一种方法抵消食物的发胖作用:自我诱发呕吐,滥用泻药,间歇禁食,使用厌食剂、甲状腺素类制剂或利尿剂。如果患者伴发糖尿病,可能会放弃胰岛素治疗。③常有病理性怕胖。④常有神经性厌食既往史,两者间隔数月至数年不等。⑤发作性暴食至少每周发生两次,持续 3 个月。⑥非神经系统器质性病变所致的暴食,亦非癫痫、精神分裂症等精神障碍继发的暴食。

3.神经性呕吐

本症的诊断标准包括:①自发的或故意诱发的反复发生于进食后的呕吐,呕吐物为刚吃的食物。②体重减轻不显著(体重保持在正常平均体重值的 80% 以上)。③可有害怕发胖或减轻体重的想法。④这种呕吐几乎每天发生,并已持续至少 1 个月。⑤排除躯体疾病导致的呕吐,以及癔症或神经症等。

(四)治疗要点

本病的治疗包括门诊和住院条件下的心理治疗和躯体治疗。本病最重要的治疗目的:①矫正核心病理信念,重建自我观念,改进情绪及行为调节能力;②患者愿意主动进食,停止异常进食及减肥行为,体重恢复并维持在正常范围;③处理共病、并发症;④5 年内持续随访,预防复发。具体治疗方法如下。

1.住院治疗

对于患者的疾病特点、患者的合作程度、个人的应对能力,制定适合个体的治疗方案。治疗方案应包括进食行为管理、体重监测、个别心理治疗;家庭教育与家庭治疗;营养治疗,处理躯体并发症,必要时辅以精神药物治疗。

2.心理治疗

(1)一般心理治疗:给予患者解释、疏泄、安慰、鼓励,帮助其了解与进食障碍相关的知识,并予以心理支持。

(2)认知心理治疗:通过探讨和纠正患者的错误认知,帮助患者正确认识自己的体像和疾病,从而消除心理冲突。

(3)行为治疗:通过充分利用正强化和负强化的方法,调动患者的积极性,可以有效地改善清除行为,逐渐建立规律、适量的饮食习惯,对短期内增加体重有一定治疗效果。

3.家庭治疗

尽可能对患者家庭进行访谈,选择家庭干预方法,包括心理教育式家庭治疗、结构式家庭治疗、认知行为家庭治疗和系统式家庭治疗。

4.药物治疗

药物治疗主要针对患者的抑郁、焦虑等情感症状,可选用抗抑郁药、抗精神病药等。

(五)护理

1.护理评估

护理评估主要包括营养状况、生命体征、体重变化情况、饮食习惯和结构、节食情况、情绪状况、患者的理想体重和对自身体型的看法、患者为减轻体重所进行的活动的种类和量、患者对治疗的合作程度、患者与家属的关系以及家属对疾病的认识和态度等。

2.护理诊断

(1)营养失调:营养摄入低于机体需要量,限制和(或)拒绝进食,或存在消除有关。

(2)体液不足:体液不足与摄入不足或过度运动、自行吐泻导致消耗过大有关。

(3)应对无效:应对无效与感觉超负荷、支持系统不得力、对成长过程的变化缺乏心理准备有关。

(4)身体意向紊乱:身体意向紊乱与社会文化因素、心理因素导致患者对身体形象看法改变有关。

(5)活动无耐力:活动无耐力与饮食不当引起的能量供给不足有关。

(6)有感染的危险:感染与营养不良导致机体抵抗力下降有关。

3.护理问题

(1)家庭应对无效、妥协或无能:家庭应对无效、妥协或无能与家庭关系矛盾有关。

(2)患者心理应对无效:患者心理应对无效与患者的认知功能及心理平衡调节失控有关。

(3)患者的饮食习惯改变:患者的饮食习惯改变与患者自身认知功能障碍有关。

(4)患者对治疗依从性的改变:患者对治疗依从性的改变与患者的认知失控,心理冲突没有得到消除有关。

4.护理目标

(1)患者恢复正常营养状况。

(2)患者重建正常进食行为模式。

(3)患者纠正体像障碍,重组导致进食障碍发生的歪曲信念。

(4)患者掌握可行的应对策略,预防复发。

5.护理措施

(1)生理护理:①向患者讲解低体重的危害,并解释治疗目的,以取得患者配合。②评估患者达到标准体重和正常营养状态所需的热量,与营养师和患者一起制订饮食和体重增长计划,确定目标体重和每天应摄入的最低限度、热量以及进食时间。③鼓励患者按照计划进食,并提供安静舒适的进食环境,鼓励患者自行选择食物种类,或提供适合患者口味的食物。④每天定时使用固定体重计测量患者体重,并密切观察和记录患者的生命体征、出入量、心电图、实验室检查结果(电解质、酸碱度、血红蛋白等),直至以上项目指标趋于平稳。⑤进食时和进食后需严密观察患者,以防患者采取引吐、导泻等清除行为。⑥其他生理护理问题,如对于贫血和营养不良导致的活动无耐力、体液不足、感染危险等,需采取相应护理常规。

(2)心理护理:①与患者建立相互信任的关系,向患者表示关心和支持,使患者有被接纳感。②评估患者对肥胖的感受和态度,鼓励患者表达对自己体像的看法,帮助患者认识其主观判断的错误。③帮助患者认识到"完美"是不现实的,并通过正向反馈,如表扬、鼓励等,帮助患者学会接受现实的自己。④帮助患者正确理解体型与食物的关系,帮助其认识营养相关问题,重建正常进食行为模式。⑤帮助患者识别引起逃避食物摄取行为的负性认知,如"进食导致肥胖""感到肥胖就是真的肥胖"等,指出其思维方式和信念是不合理的,并帮助患者学习以合理的信念思考问题。⑥教会患者处理应激事件的策略,使其掌握可行的应对策略,预防复发。⑦其他心理问题的护理,如有无抑郁、有无自杀的危险等,根据情况进行相应的心理护理。

（3）家庭干预：主要方法是指导家庭对患者的教育管理，提倡疏导而不是制约，指导家庭与患者之间加强沟通等。

6.护理评价

（1）患者营养状况是否改善，躯体并发症是否好转。

（2）患者能否遵从治疗计划。

（3）患者是否已建立健康的进食习惯。

（4）患者对形象的理解是否现实。

（5）患者家庭是否能够提供足够支持。

（6）患者是否已掌握有效可行的应对策略。

7.健康指导

（1）鼓励家属提供患者喜爱的家庭制作的食品。

（2）避免饮咖啡（会降低食欲）和碳酸盐饮料（导致饱胀感）。

（3）限制过量活动，活动量以能增加营养物质的代谢和作用，以及增加食欲为宜。

（4）告知患者家属足量、均衡营养的重要性：高热量、高蛋白、足量维生素的食物可以促进体重增加和维持氮平衡。

二、睡眠障碍

睡眠是一种周期性、可逆的静息现象，它与醒觉交替进行，且与昼夜节律相一致。睡眠的调节系统和过程，是一种基于自主生理心理基础调节的，受环境、认知和心境影响的中枢多维神经网络调节系统和过程。精神科常见的睡眠障碍是各种心理社会因素引起的非器质性睡眠和觉醒障碍，包括失眠症、嗜睡症、发作性睡病、异常睡眠等。

（一）临床类型及表现

1.失眠症

失眠症是一种持续相当长时间的对睡眠质量的不满意状况，是最常见的睡眠障碍。失眠症的临床表现主要为入睡困难、睡眠不深、易惊醒、自觉多梦、早醒、醒后不易再睡、醒后感到疲乏或缺乏清醒感。其中最常见的症状是难以入睡，其次是早醒和维持睡眠困难，如经常醒转、多梦、醒后不易再睡等。

2.嗜睡症

嗜睡症是指在不存在睡眠量不足的情况下出现白天睡眠过多，或患者醒来时达到完全觉醒状态的过渡时间延长。本病的临床表现为白昼睡眠时间延长，醒转时达到完全的觉醒状态非常困难，醒转后常有短暂的意识模糊，呼吸及心率增快，常可伴有抑郁情绪。部分患者可有白天睡眠发作，发作前多有难以控制的困倦感，常影响工作、学习和生活，患者为此感到苦恼、焦虑。

3.发作性睡病

发作性睡病又称醒觉不全综合征，是一种原因不明的睡眠障碍，主要表现为长期警醒程度降低和不可抗拒的发作性睡眠。大多数患者有一种或几种附加症状，如猝倒症、睡前幻觉或睡瘫，如包括以上全部症状，则为发作性睡病四联症。本病最基本的症状是白天有不可抗拒的短暂睡眠发作，发作时患者常在1～2分钟内进入睡眠状态，一般持续数分钟至数十分钟。睡眠发作前有不可抗拒的困倦感，部分患者可无发作先兆，从相对清醒状态突然陷入睡眠。发作性睡病患者可在任何活动中入睡。因此，睡眠发作的后果有时很严重。

4.异常睡眠

异常睡眠是指在睡眠过程或觉醒过程中所发生的异常现象,包括神经系统、运动系统和认知过程的异常,可分为3种类型。

(1)梦魇症:在睡眠过程中被噩梦所惊醒,梦境内容通常涉及对生存、安全造成威胁的恐惧事件,如被怪物追赶、攻击或是伤及自尊的事件。该症的一个显著特征是患者醒后对梦境中的恐惧内容能清晰回忆,伴有心跳加快和出汗,但患者能很快恢复定向力,恢复至清醒状态,部分患者难以再次入睡。患者白天可出现头昏、注意力不集中、易激惹,使工作和生活受到影响。

(2)睡惊症:睡惊症是出现在夜间的极度恐惧和惊恐发作,伴有强烈的语言、运动形式和自主神经系统的高度兴奋状态。患者表现为睡眠中突然惊叫、哭喊、骚动或坐起,双目圆睁,表情恐惧,大汗淋漓,呼吸急促,心率增快,有时还伴有重复机械动作,有定向障碍,对别人问话、劝慰无反应,历时数分钟而醒转或继续安睡。患者若醒转,仅能对发作过程有片段回忆,次晨完全遗忘,且无梦境体验。

(3)睡行症:俗称梦游症,是睡眠和觉醒现象同时存在的一种意识模糊状态。睡行症主要表现为患者在睡眠中突然起身,下床徘徊数分钟至半小时,或进食、穿衣出家门等,有的口中还念念有词,但口齿欠清,常答非所问,无法与之交谈。睡行时患者常表情茫然,双目凝视,难以被唤醒,一般历时数分钟,少数持续0.5~1小时,继而自行上床或随地躺下入睡。次日醒后对所有经过不能回忆。

(二)辅助检查

(1)了解睡眠障碍最重要的方法是应用脑电图多导联描记装置进行全夜睡眠过程的监测。因为睡眠不安和白天嗜睡的主诉存在许多不同,而脑电图多导联描记对于准确诊断是必不可少的。各种量表测定,如夜间多相睡眠图(nocturnal polysomnography ic recordings,NPSG)、爱泼沃斯(Epworth)睡眠量表(ESS)、多相睡眠潜伏期测定(multiple sleep latency test,MSLT)。NPSG最适用于评价内源性睡眠障碍,如阻塞性睡眠呼吸暂停综合征、周期性腿动或经常性深睡状态,如快速眼动(REM)行为紊乱或夜间头动;对于失眠,尤其是入睡困难为主的失眠的评价则无裨益。MSLT常在NPSG后用于评价睡眠过度,该法常可发现发作性睡病中的日间过度睡眠和入睡初期的REM期。MSLT应该在患者的正常清醒周期中进行,并随后观察一个正常的夜间睡眠。

(2)其他辅助检查:CT、MRI、血常规、血电解质、血糖、尿素氮、心电图、腹部B超、胸透。

(三)诊断要点

1.失眠症

(1)症状标准:失眠症几乎以失眠为唯一症状,包括难以入睡、睡眠不深、多梦、早醒,或醒后不易再睡,醒后不适、疲乏,或白天困倦等。失眠患者具有失眠和极度关注失眠结果的优势观念。

(2)严重标准:对睡眠数量、质量的不满引起明显的苦恼或社会功能受损。

(3)病程标准:失眠症每周至少发生3次,并至少已持续1个月。

(4)排除标准:排除躯体疾病或精神障碍症状导致的继发性失眠。如果失眠是某种躯体疾病或精神障碍(如神经衰弱、抑郁症)症状的一个组成部分,不另诊断为失眠症。

2.嗜睡症

(1)症状标准:白天睡眠过多或睡眠发作;不存在睡眠时间不足;不存在从唤醒到完全清醒的时间延长或睡眠中呼吸暂停;无发作性睡病附加症状(猝倒、睡眠瘫痪、入睡前幻觉、醒前幻觉)。

(2)严重标准:明显痛苦或影响社会功能。

(3)病程标准:几乎每天发生,至少已1个月。

(4)排除标准:不是由于睡眠不足、药物、酒精、躯体疾病导致,也不是某种精神障碍的症状组成部分。多导睡眠图检查:平均睡眠潜伏期小于8分,以及少于2次的快眼动睡眠。

3.发作性睡病

(1)嗜睡或突然感觉肌无力。

(2)白天频繁小睡或突然进入睡眠,症状持续至少3个月。

(3)猝倒发作。

(4)相关症状还包括睡眠瘫痪、睡眠幻觉、自动行为、夜间频繁觉醒。

(5)多导睡眠图证实下列一项以上:睡眠潜伏期小于10分钟;REM睡眠潜伏期小于20分钟;多次小睡潜伏期实验(MSLT)平均潜伏期小于5分钟;出现两次或两次以上睡眠始发的REM睡眠。

(6)人类白细胞抗原(HLA)检测证实DQB1:0602或DR2阳性。

(7)临床症状不能用躯体和精神方面疾病解释。

(8)患者可以伴有其他睡眠障碍,如周期性肢体运动障碍、中枢性或外周性睡眠呼吸暂停,但不足以称为引起以上症状的主要原因。

上述8项中,如符合第(2)和第(3)项,或符合(1)(4)(5)和(7)项,均可做出诊断。

4.睡眠异常

(1)梦魇症:从夜间睡眠或午睡中惊醒,并能清晰和详细地回忆强烈恐惧的梦境,这些梦境通常危及生存、安全或自尊,一般发生于后半夜的睡眠中;一旦从恐怖的梦境中惊醒,患者能迅速恢复定向和完全苏醒;患者感到非常痛苦。

(2)睡惊症:反复发作,患者在一声惊恐性尖叫后从睡眠中醒来,不能与环境保持适当接触,并伴有强烈的焦虑、躯体运动,以及自主神经功能亢进(如心动过速、呼吸急促,以及出汗等),持续1~10分钟,通常发生在睡眠初1/3阶段;对别人试图干涉夜惊发作的活动相对缺乏反应,若受到干涉,患者总是出现至少几分钟的定向障碍和持续动作;事后遗忘,即使能回忆,也极有限;排除器质性疾病(如痴呆、脑瘤、癫痫等)导致的继发性夜惊发作,也需排除热性惊厥;睡行症可与夜惊并存,此时应并列诊断。

(3)睡行症:反复发作的睡眠中起床行走,发作时,睡行者表情茫然、目光呆滞,对别人的招呼或干涉行为相对缺乏反应,要使患者清醒相当困难;发作后,患者自动回到床上继续睡觉或躺在地上继续睡觉;尽管在发作后的苏醒初期,患者可有短暂意识和定向障碍,但几分钟后,即可恢复常态,不论是即刻苏醒或次晨醒来均完全遗忘;不明显影响日常生活和社会功能;反复发作的睡眠中起床行走数分钟至半小时;排除器质性疾病(如痴呆、癫痫等)导致的继发性睡眠-觉醒节律障碍,但可与癫痫并存,应与癫痫性发作相鉴别,排除癔症;睡行症可与夜惊并存,此时应并列诊断。

(四)治疗要点

失眠症的治疗主张首先使用非药物治疗,并强调调节睡眠卫生和体育锻炼的重要性。一些研究表明,体育锻炼可以获得和某些药物相当的疗效。

1.心理治疗

(1)支持性心理治疗是最基本、最普遍的心理治疗措施,其内容包括给失眠者以关心与安慰,向他们解释失眠的性质,并宣讲睡眠卫生知识。

(2)认知行为治疗是失眠心理干预的重要组成部分,其目的是改变使失眠持续存在的适应不良的认知行为活动,加强睡眠行为与卧床、睡眠时间和卧室周围的环境之间的联系,使患者睡在床上的时间比以前缩短并加强睡眠。

(3)认知治疗方法是引导患者重新评估自己对失眠原因、失眠过程的症状体验和可能后果的看法的正确性,改变潜在的不良认知过程,以缓解心理上的困扰,纠正不良的睡眠习惯,最终改变睡眠模式。

2.药物治疗

常用的改善睡眠药有苯二氮䓬类、巴比妥类、醛类镇静催眠药以及中药等。但是进行药物治疗需要有药物治疗的指征:①患者期望立即控制症状;②失眠导致严重的功能受损;③非药物治疗疗效不满意;④其他医学情况得到治疗后失眠仍持续存在。

(五)护理

1.护理评估

了解失眠发生的时间、失眠的表现、失眠的原因、既往治疗情况和效果、患者对待失眠的态度和认识、患者的精神症状、心理状态以及患者的躯体症状,如生命体征,是否有受伤史,是否有应激原,睡眠习惯,工作状态等。

2.护理诊断

(1)睡眠形态紊乱:与社会心理因素刺激、焦虑、睡眠环境改变、药物影响等有关。

(2)疲乏:与失眠、异常睡眠引起的不适状态有关。

(3)焦虑:与睡眠形态紊乱有关。

(4)恐惧:与异常睡眠引起的幻觉、梦魇有关。

(5)绝望:与长期处于失眠或异常睡眠状态有关。

(6)个人应对无效:与长期处于失眠或异常睡眠有关。

3.护理问题

(1)社会功能受损:与长期睡眠习惯改变,导致社会功能改变有关。

(2)情绪不稳定:与长期睡眠习惯改变,导致心境改变有关。

(3)个人角色功能改变:与异常睡眠导致角色功能发挥受阻有关。

4.护理目标

(1)对于失眠症患者,重建规律、有质量的睡眠模式。

(2)对于其他睡眠障碍患者,要做到保证患者安全、减少发作次数、消除心理恐惧。

5.护理措施

(1)对失眠患者的护理:包括心理护理、睡眠知识宣教、用药指导等。①心理护理:建立良好的护患关系,加强护患间的理解和沟通,了解患者深层次的心理问题;帮助患者认识心理刺激、不良情绪对睡眠的影响,使患者学会自行调节情绪,正确面对心理因素,消除失眠诱因;帮助患者了解睡眠的基本知识,如睡眠的生理规律、睡眠质量的高低不在于睡眠时间的长短等,引导患者认识睡眠,以正确的态度对待失眠,消除对失眠的顾虑,解除患者的心理负担。②睡眠知识宣教:生活规律,将三餐、睡眠、工作的时间尽量固定;睡前避免易兴奋的活动,如看刺激、紧张的电视节目,长久谈话等,避用浓茶、咖啡、可乐等兴奋剂;白天多在户外活动,接受太阳光照;睡前使用诱导放松的方法,包括腹式呼吸、肌肉松弛法等,使患者学会有意识地控制自身的心理生理活动,降低唤醒水平;营造良好的睡眠环境,保持环境安静,空气流通,温湿度适宜,避免光线过亮等;教会患者一些促进入睡的方法,如睡前喝杯热牛奶、听轻音乐等。③用药指导:指导患者按医嘱服药,并向患者讲解滥用药物的危害,以及正确用药的5个基本要点。选择半衰期较短的药,并使用最低有效剂量,以减轻白天的镇静作用;间断给药(每周2～4次);短期用药(连续用药不超过3～4周);缓慢停药,酌情减量;用药时不可饮酒,否则会增加药物成瘾的危险性。

(2)对其他睡眠障碍患者的护理:包括保证患者安全、消除心理恐惧、减少发作次数等。①保证患者安全:对家属和患者进行健康宣教,帮助其认识该病,增强他们的安全意识,以有效防范意外的发生。②消除心理恐惧:对患者和家属进行健康宣教,帮助他们认识该病的实质、特点及发生原因,以纠正其对该病的错误认识,消除恐惧、害怕心理,同时又要帮助患者客观面对该病,做好终生带病生活的思想准备。③减少发作次数:帮助患者及家属认识和探索疾病的诱发因素,尽量减少可能诱使疾病发作的因素,如睡眠不足,饮酒等。另外,建立规律生活,减少心理压力,避免过度疲劳和高度紧张,白天定时小睡等,都可使患者减少发作的次数。发作频繁者,可在医生指导下服用相应药物,也可达到减少发作的目的。

6.护理评价

(1)患者睡眠是否改善。

(2)患者对其睡眠质量是否满意。

(3)患者睡眠过程中是否无安全意外发生。

(4)患者及家属对睡眠障碍的相关知识是否已了解。

7.健康指导

(1)生活要规律:指导睡眠障碍患者规律生活,将三餐、睡眠、工作的时间尽量固定。①睡前避免易兴奋的活动,如看刺激紧张的电视节目、长久谈话等,避用浓茶、咖啡、可乐等兴奋剂。②白天应多在户外活动,接受太阳光照。③睡前使用诱导放松的睡眠方法,包括腹式呼吸、肌肉松弛法等,学会有意识地控制自身的心理生理活动,降低唤醒水平。④创造良好的睡眠环境,保持环境安静,空气流通,温湿度适宜,避免光线过亮等。⑤教会患者一些促进入睡的方法,如睡前喝杯热牛奶,听轻音乐等。

(2)按医嘱服药:指导患者按医嘱服药,并向患者讲解滥用药物的危害,以及正确用药的5个基本要点。正确用药的基本要点如下。①选择半衰期较短的药,并使用最低有效剂量,以减轻白天镇静作用。②间断给药(每周2～4次)。③短期用药(连续用药不超过3～4周)。④缓慢停药,酌情减量。⑤用药时不可饮酒,否则会增加药物成瘾的危险性。

三、性功能障碍

性功能障碍是指个体不能有效地参与所期望的性活动,不能产生性交所必需的生理反应,体会不到相应的快感。约有40%的男性和60%的女性出现过性功能障碍。

(一)临床类型及表现

1.性欲障碍

(1)性欲减退:性欲减退是指成年人对性的渴望与兴趣下降,也称为性冷淡。患者主要表现为对性生活不感兴趣,无性交愿望,常导致夫妻关系紧张、婚姻危机甚至家庭破裂。

(2)性厌恶:性厌恶是指对性生活的极度恐惧和不安。当患者想到或即将要与性伴侣发生性关系时,即产生负情绪,表现为紧张、不安、焦虑和恐惧,并采取回避行动,部分患者会有呕吐、恶心、心悸、大汗等现象。

2.性兴奋障碍

(1)男性性激起障碍:表现为阴茎勃起障碍,也称阳痿。

(2)女性性激起障碍:表现为持续存在或反复出现阴道干燥,润滑性分泌液减少,缺乏主观的兴奋和快感,也称阴冷症。

3.性高潮障碍

(1)早泄:指持续地发生性交时射精过早,在阴茎进入阴道之前、正当进入阴道时、进入不久时或阴茎尚未充分勃起即发生射精,以致性交双方都不能得到性快感或满足。

(2)阴道痉挛:指性交时环绕阴道口外 1/3 部位的肌肉非自主性痉挛或收缩,使阴茎不能插入或引起阴道疼痛。

(二)辅助检查

1.实验室检查

实验室检查包括血常规、尿常规、肝肾功能、血糖、尿糖、血脂、卵泡刺激素(FSH)、黄体生成素(LH)、睾酮(T)、泌乳素(PRL)、雌二醇(E_2)、甲状腺刺激素(TSH)、糖耐量试验,必要时需查染色体等。根据各项检查结果,可以做出是否为内分泌勃起功能障碍或其他疾病所致勃起功能障碍的诊断。

2.体格检查

除一般体检外,应重点了解心血管、神经、生殖系统及第二性征发育情况。

(1)如有的人足背动脉搏动扪不清,但能触到胫后动脉搏动,提示阴茎动脉可能存在疾病。

(2)神经系统:要进行深反射、浅反射、自主神经反射检查,如怀疑为神经性勃起功能障碍,还应测定海绵体肌反射时间有无延长和进行尿路动力学检查。

(3)外生殖器检查:应观察阴茎的长度、大小和在疲软状态时有无畸形,注意有无包茎、包皮炎、阴茎头炎。阴茎部尿道下裂或会阴部尿道下裂若伴有痛性阴茎勃起,往往导致勃起功能障碍。

(4)睾丸的大小与质地检查:一般,睾丸小于 6 mL 会明显影响睾酮的分泌,睾丸畸形、无睾症及第二性征发育不良,也可导致勃起功能障碍。

(5)前列腺的大小、质地和有无结节的检查:可了解有无前列腺良性增生、炎症或癌肿。

3.特殊检查

(1)视听觉性刺激反应测定(VSS)、夜间阴茎勃起测试(NPT),以及观察快速严冬相睡眠期(REM),可以鉴别是心理性勃起功能障碍还是器质性勃起功能障碍。

(2)球海绵体肌反射、骶髓延迟反射、躯体感觉诱发电位试验、尿流率、尿流动力学等试验,可以确定是否为神经性勃起功能障碍。

(3)多普勒超声阴茎血压指数测定、阴茎海绵体灌流试验、阴茎海绵体造影、阴茎内动脉造影等,可以确定是否为血管性勃起功能障碍。

（三）诊断要点

性功能障碍一般表现为对性活动缺乏兴趣或缺乏快感，没有能力体验或控制性欲高潮，或者患有某种妨碍有效性交的生理障碍（如阴茎勃起失败、阴道不能润滑），常见的表现为性欲减退、阳痿、早泄、性高潮缺乏、阴道痉挛、性交疼痛等。患者可以同时存在一种以上的性功能障碍。

1.症状标准

成年人不能进行自己所希望的性活动。

2.严重标准

性功能障碍对患者的日常生活或社会功能有所影响。

3.病程标准

符合症状标准至少 3 个月。

4.排除标准

不是由于器质性疾病、药物、酒精及衰老所致的性功能障碍，也不是其他精神障碍症状的一部分。

（四）治疗要点

1.心理治疗

对病因与心理精神因素关系密切的患者，可对其实施心理治疗，包括夫妻治疗、认知行为治疗和精神分析治疗。夫妻治疗的主要任务是帮助夫妻增进感情，以减少患者对性生活的心理压力以及对性交失败的担心。认知行为治疗可帮助患者增强对性行为正确的正性感受和满意度，并消除负行为，建立新的适应行为。精神分析治疗主要是帮助患者找出导致其性欲下降的相关心理因素或心理创伤。

2.药物治疗

药物治疗如西地那非，但药物治疗对提高患者性功能的作用有限。抗抑郁药可提高部分患者的性欲，镇痛剂可减轻性交疼痛。

3.技术治疗

技术治疗如抚摸性器官、身体接触等，此治疗方法可有效降低夫妻双方在性交全过程中可能出现的焦虑或担忧，适用于各种性功能障碍。

（五）护理

1.护理评估

由于多数患者羞于谈及性问题，因此在评估前首先要保证环境安静、私密，并征得患者同意，同时向患者保证谈话内容保密后，再进行评估。评估一般包括以下内容。

（1）患者性生活的类型和质量：性生活方式、性交频率、是否获得过快感。

（2）患者既往和现有的性问题：性问题的表现、程度、持续时间。

（3）患者对现存性问题和潜在性问题的感受：患者是否担心、焦虑，是否认为性问题影响自己的生活。

（4）患者的性观念：患者对性和性生活的认识水平。

（5）可能的影响因素：夫妻关系及情感，有无健康问题、压力、焦虑，童年生活经历及创伤情况。

（6）既往和目前的治疗情况：患者接受过哪些治疗方法，效果如何。

2.护理诊断

(1)无效性生活形态:与害怕怀孕,对生活应激缺乏有效应对,与性伴侣关系紧张等因素有关。

(2)性功能障碍:指个体所经受的一种得不到满足、不愉快、不恰当的性功能改变的状态,与价值观冲突、缺乏或误解相关知识、有过创伤经历等因素有关。

(3)焦虑:与长期不能获得满意性生活有关。

(4)个人应对无效:与性问题长期存在有关。

3.护理问题

(1)家庭功能受损:与患者的性功能不良有关。

(2)情绪不稳定:与性功能障碍导致情绪改变有关。

(3)知识缺乏:与缺乏相关性科学知识有关。

4.护理目标

(1)患者能确认与性功能障碍有关的压力源。

(2)患者能建立有效的应对方式。

(3)患者能恢复满意的性生活。

5.护理措施

(1)评估患者的性生活史和对性生活的满意度,影响患者性功能的因素以及患者对疾病的感受。

(2)探明患者的家庭环境、成长经历,找出引起其消极性态度,如压抑、低自尊、内疚、恐惧或厌恶的原因。

(3)帮助患者理解生活压力与性功能障碍的关系。

(4)帮助患者确认影响其性功能的因素。

(5)与患者讨论如何改变其应对压力的方式,以及如何变通解决问题的方法。

(6)帮助患者寻找增加性生活满意度的方法,如自慰、在性生活前采取淋浴、相互爱抚等增加性生活情趣的技巧,以降低患者对性生活的焦虑、恐惧,可有效提高性欲或消除性交疼痛。必要时向患者提供相关材料。

(7)了解患者的用药史和药物不良反应,确认性障碍是否是由药物所致。

(8)向患者讲解有关性解剖和性行为的基础知识,帮助患者正确认识和理解性,以降低患者的无能感和焦虑程度。

(9)如患者紧张不安,不能有效参与性治疗,可在治疗前向患者教授放松技巧。

(10)帮助患者意识到其性欲的降低来自自己的心理因素,例如不愉快的回忆或者性配偶的行为特征,如动作粗暴、缺乏修饰等,使患者能有意识地避免这些因素对性生活带来的负性影响。

6.护理评价

(1)患者是否能够确认与性功能障碍有关的压力源。

(2)患者是否掌握有效的应对方式。

(3)患者是否恢复满意的性生活。

(4)患者是否正确认识和理解有关性和性功能的知识。

7.健康指导

(1)遇到烦恼,应冷静思考,不应背上长期精神负担,及时放松与调整紧张心态,缓和与消除焦虑不安的情绪。做一些自己喜欢的事情,如欣赏音乐、参加集体活动和阅读有益的书籍,或找家人亲友倾诉,通过这些使自己的心情舒畅,性压抑也会逐渐消失。

(2)积极参加体育锻炼,持续的、适当的体育锻炼和户外活动很有益处,坚持日常运动,如每天慢跑或散步30分钟。可调节紧张的脑力劳动或神经体液失衡,争取有规律的生活,保证充足的睡眠,积极减肥。

(3)避免不良生活习惯,避免不健康的饮食习惯,减少应酬,避免酗酒,控制饮食,充分认识到戒烟的重要性和必要性。

(4)必要时应去医院,排除泌尿系统疾病,如慢性前列腺炎、附睾炎、尿道炎或其他,如内分泌疾病、各种全身性慢性疾病。

(戴军玲)

第三章　神经内科护理

第一节　短暂性脑缺血发作

一、疾病概述

(一)概念和特点

短暂性脑缺血发作(TIA)是因脑血管病变引起的短暂性、局限性脑功能缺失或视网膜功能障碍,临床症状一般持续 10～20 分钟,多在 1 小时内缓解,最长不超过 24 小时,不遗留神经功能缺损症状。临床症状持续超过 1 小时且神经影像学检查有明确病灶者不宜称为 TIA。

我国 TIA 的患病率为每年 18‰,男女比例约为 3：1。TIA 的发病率随年龄的增加而增加。

(二)相关病理生理

发生缺血部位的脑组织常无病理改变。主动脉弓发出的大动脉、颈动脉可见动脉粥样硬化改变、狭窄或闭塞。颅内动脉亦可有动脉硬化改变,或可见动脉炎性浸润。还可有颈动脉或椎动脉过长或扭曲。

(三)病因与诱因

1.血流动力学改变

各种原因,如动脉炎和动脉硬化等所致的颈内动脉系统或椎-基底动脉系统的动脉严重狭窄,在此基础上,血压的急剧波动导致原来靠侧支循环维持的脑区发生一过性缺血。

2.微栓子形成

微栓子主要来源于动脉粥样硬化的不稳定斑块、附壁血栓的破碎脱落、瓣膜性或非瓣膜性心源性栓子及胆固醇结晶等。

3.其他因素

其他因素包括锁骨下动脉盗血综合征,某些血液系统疾病(如真性红细胞增多症、血小板增多、各种原因所致的严重贫血和高凝状态等)也可参与 TIA 的发病。

（四）临床表现

1.一般特点

TIA 好发于 50～70 岁中老年人，男性多于女性，患者多伴有高血压、动脉粥样硬化、糖尿病、高血脂和心脏病等脑血管疾病危险因素。患者突发局灶性脑或视网膜功能障碍，持续时间短暂，多在 1 小时内恢复，最长不超过 24 小时，恢复完全，不留后遗症，可反复发作，且每次发作症状基本相似。

2.颈内动脉系统 TIA

大脑动脉供血区的 TIA，病灶对侧肢体单瘫、偏瘫、面瘫和舌瘫，可伴有偏身感觉障碍和对侧同向偏盲，优势半球受累可有失语；大脑前动脉供血区的 TIA，病灶对侧下肢无力，可伴有人格和情感障碍；颈内动脉主干 TIA，病灶侧霍纳（Horner）综合征、单眼一过性黑蒙或失明、对侧偏瘫及感觉障碍。

3.椎-基底动脉系统 TIA

椎-基底动脉系统 TIA 最常见的症状是眩晕、恶心、呕吐、平衡失调、眼球运动异常和复视，可能出现的症状是吞咽功能障碍、构音障碍、共济失调（小脑缺血）、交叉性瘫痪（脑干缺血）。

（五）辅助检查

1.影像学

CT 或 MRI 检查大多正常，部分病例（发作时间超过 60 分钟者）于弥散加权 MRI 和正电子发射体层成像（PET）可见片状缺血灶。CT 血管成像（CTA）、磁共振血管造影（MRA）检查可见血管狭窄、动脉粥样硬化斑，数字减影血管造影（DSA）可明确颅内外动脉的狭窄程度。

2.彩色经颅多普勒（TCD）

TCD 可见颅内动脉狭窄、粥样硬化斑等，并可进行血流状况评估和微栓子监测。

3.其他

血常规、血流变、血脂、血糖和同型半胱氨酸等。

（六）治疗原则

消除病因，减少及预防复发，保护脑功能。

1.病因治疗

高血压患者应控制血压，使血压小于 18.7/12.0 kPa（140/90 mmHg），有效地治疗糖尿病、高脂血症、血液系统疾病、心律失常等。

2.预防性药物治疗

（1）抗血小板聚集药物：常用的药物有阿司匹林、双嘧达莫、噻氯匹定、氯吡格雷和奥扎格雷等。

（2）抗凝药物：临床伴有心房颤动、频发 TIA 且无出血倾向、严重高血压、肝肾疾病和消化性溃疡患者，可行抗凝治疗，常用抗凝药物有肝素、低分子肝素和华法林。

（3）钙拮抗剂：防止血管痉挛，增加血流量，改善循环，常用的药物有尼莫地平和盐酸氟桂利嗪等。

（4）中药：老年 TIA 患者，并有抗血小板聚集剂禁忌证或抵抗性者可选用活血化瘀的中药制剂治疗，常用的中药有川芎嗪、丹参、红花、三七等。

3.手术和介入治疗

对有颈动脉或椎-基底动脉严重狭窄（＞70％）的 TIA 患者，经药物治疗效果不佳或病情有恶化趋势者,可酌情选择动脉血管成形术(PTA)和颈动脉内膜切除术(CEA)。

二、护理措施

(一)休息与运动

指导患者卧床休息,枕头不宜太高(以 15°~20°为宜),以免影响头部供血。仰头或摇头幅度不要过大,注意观察有无频繁发作,记录每次发作的持续时间、间隔时间和伴随症状。避免重体力劳动,进行散步、慢跑等适当的体育锻炼,以改善心脏功能,增加脑部血流量,改善脑循环。

(二)合理饮食

指导患者进低盐、低脂、低糖、充足蛋白质和丰富维生素的饮食,多吃蔬菜水果,戒烟酒,忌辛辣油炸食物和暴饮暴食,避免过分饥饿。

(三)用药护理

指导患者正确服药,不可自行调整、更换或停用药物。注意观察药物不良反应,例如抗凝治疗时密切观察有无出血倾向,使用抗血小板聚集剂治疗时,可出现可逆性白细胞和血小板减少,应定期查血象。

(四)心理护理

详细告诉患者本病的病因、常见症状、预防、治疗知识及自我护理方法,帮助患者了解本病的危害性,帮助患者寻找和去除自身的危险因素,积极治疗相关疾病,改变不良生活方式,建立良好生活习惯。

(五)皮肤护理

观察患者肢体无力或麻木等症状有无减轻或加重,有无头痛、头晕等表现,给予其肢体按摩、被动运动,患者长时间卧床时,给予其功能卧位,加强翻身拍背,避免压疮的发生。

(六)健康教育

1.疾病预防指导

向患者和家属说明肥胖、吸烟、酗酒及不合理饮食与疾病发生的关系。指导患者选择低盐、低脂、低糖、足量蛋白质和丰富维生素的饮食。多食谷类、鱼类、新鲜蔬菜、水果、豆类、坚果等,限制钠盐摄入量,每天不超过 6 g。少摄入糖类和甜食,忌辛辣、油炸食物和暴饮暴食;戒烟、限制饮酒。告知患者心理因素与疾病的关系,使患者保持愉快心情,注意劳逸结合,培养自己的兴趣爱好,多参加有益于身心的社交活动。

2.疾病知识指导

告知患者和家属,本病是脑卒中的一种先兆和警示,未经正确和及时治疗,约1/3患者数年内可发展为脑卒中。应评估患者和家属对疾病的认知程度。

3.就诊指标

若出现肢体麻木、无力、眩晕、复视等症状,应及时就诊;定期门诊复查,积极治疗高血压、高血脂、糖尿病等疾病。

（曹　慧）

第二节 蛛网膜下腔出血

一、疾病概述

(一)概念和特点

蛛网膜下腔出血(SAH)指各种原因导致脑底部或脑表面的血管破裂,血液直接流入蛛网膜下腔引起的一种临床综合征,又称为原发性蛛网膜下腔出血;还可见因脑实质内,脑室出血,硬膜外或硬膜下血管破裂,血液穿破脑组织流入蛛网膜下腔,称为继发性蛛网膜下腔出血。SAH 约占急性脑卒中的 10%,是一种非常严重的常见疾病。

(二)相关病理生理

血液进入蛛网膜下腔后,血性脑脊液刺激血管、脑膜和神经根等脑组织,引起无菌性脑膜炎反应。脑表面常有薄层凝块掩盖,有时其中可找到破裂的动脉瘤或血管。随时间推移,大量红细胞开始溶解,释放出含铁血黄素,使软脑膜呈现锈色并有不同程度的粘连。如脑沟中的红细胞溶解,蛛网膜绒毛细胞间小沟再开道,则脑脊液的回吸收可以恢复。

(三)病因与诱因

凡能引起脑出血的病因都能引起本病,但以颅内动脉瘤、动静脉畸形、高血压动脉硬化症、脑底异常血管网和血液病等为最常见。本病多在情绪激动或过度用力时(如排便)发病。

(四)临床表现

本病的临床表现包括突然发生的剧烈头痛、恶心、呕吐和脑膜刺激征,以颈项强直最为典型,伴或不伴局灶体征。部分患者,尤其是老年患者头痛、脑膜刺激征等临床表现常不典型,而精神症状较明显。

原发性中脑出血的患者症状较轻,CT 表现为中脑或脑桥周围脑池积血,血管造影未发现动脉瘤或其他异常,一般不发生再出血或迟发型血管痉挛等情况,临床预后良好。

(五)辅助检查

1.头颅影像学检查

(1)CT:是诊断 SAH 的首选方法,CT 显示蛛网膜下腔内高密度影可以确诊 SAH。

(2)MRI:当病后数天 CT 的敏感性降低时,MRI 可发挥较大作用。4 天后 T1 像能清楚地显示外渗的血液,血液高信号可持续至少 2 周,在磁共振成像液体衰减反转恢复序列(FLAIR)像则持续更长时间。因此,当病后 1~2 周,CT 不能提供蛛网膜下腔出血的证据时,MRI 可作为诊断蛛网膜下腔出血和了解破裂动脉瘤部位的一种重要方法。

2.脑脊液(CSF)检查

CSF 也是诊断 SAH 的重要方法。

3.脑血管影像学检查

(1)脑血管数字减影(DSA):诊断颅内动脉瘤最有价值的方法,阳性率达 95%,可以清楚显示动脉瘤的位置、大小、与载瘤动脉的关系、有无血管痉挛等,血管畸形和烟雾病也能清楚显示。但以出血 3 天内或 3~4 周后进行为宜。

（2）CT 血管成像（CTA）和 MR 血管成像（MRA）：CTA 和 MRA 是无创性的脑血管显影方法，但敏感性、准确性不如 DSA，主要用于动脉瘤患者的随访以及急性期不能耐受 DSA 检查的患者。

（3）其他：经颅超声多普勒（TCD）。

4.实验室检查

血常规、凝血功能、肝功能及免疫学检查有助于寻找出血的其他原因。

（六）治疗原则

制止继续出血，防止血管痉挛及复发，以降低病死率。

二、护理措施

（一）一般护理

绝对卧床休息，卧床时间应在 4 周以上，尽量减少搬动，减少人员探视，避免精神刺激，亲属探望过多会引起情绪激动、身体劳累，诱发再出血。

（二）严密观察病情变化

注意脑血管痉挛发生。脑血管痉挛是蛛网膜下腔出血的主要并发症，继发于出血后 4～5 天，是出血后患者死亡和致残的主要原因。因此严密观察病情变化，除观察体温、脉搏、呼吸、血压外，应特别观察瞳孔、头痛、呕吐和抽搐等情况的变化。

（三）保持呼吸道通畅

保持呼吸道通畅，预防肺部感染并发症，对昏迷患者尤为重要，因为昏迷患者咳嗽及吞咽反射减弱或消失。口腔呼吸道分泌物和呕吐物误吸或坠积于肺部可导致肺部感染，此外亦可引起窒息，患者应取侧卧位，头部略抬高稍后仰，吸痰时，吸痰管从鼻腔或口腔内插入，轻轻地吸出，避免损伤黏膜。

（四）保持大便通畅

患者因长期卧床，肠蠕动减少，或不习惯床上排便，常常引起便秘，用力排便可使血压突然升高，再次出血。因此，应培养患者良好的生活习惯，多吃高维生素，粗纤维食物，锻炼床上大小便能力，防止便秘及尿潴留，对便秘者可用开塞露，液状石蜡或缓泻剂昏迷者可留置尿管。切忌灌肠，以免腹压突然增加，患者烦躁不安，加重出血。

（五）再出血的护理

蛛网膜下腔再出血是病情变化的重要因素，一般在病后 2～3 周内发生，发生率及死亡率均较高。如患者经治疗后出现剧烈头痛，意识障碍进行性加重，频繁呕吐，瞳孔不等大，应高度怀疑再出血的发生。

预防再出血要做到：①绝对卧床休息 8 周以上，饮食、大小便均不能下床；②保持大便通畅，排便时不能用力过猛；③避免情绪激动，以免引起再出血。

（六）心理护理

护士要细心观察患者的心理反应，及时做好心理疏导工作，耐心安慰患者，向其介绍疾病的特点和病程转归，使患者对疾病有正确的认识，取得患者的合作，同时指导患者学会自我调节，保持情绪稳定，避免情绪激动和突然用力，对于合并肢体瘫痪的患者，帮助其进行功能锻炼。

（七）健康教育

1.饮食指导

指导患者了解肥胖、吸烟、酗酒及饮食因素与脑血管病的关系，改变不合理的饮食习惯和饮食结构。选择低盐、低脂、充足蛋白质和丰富维生素的饮食,如多食谷类、鱼类、蔬菜、水果,少吃糖类和甜食。限制钠盐和动物油的摄入;忌辛辣,油炸食物和暴饮暴食;注意粗细搭配,荤素搭配,戒烟限酒,控制食物热量,保持理想体重。

2.避免诱因

指导患者尽量避免使血压骤然升高的各种因素,如保持情绪稳定和心态平衡,避免过分喜悦、愤怒、焦虑、恐惧和悲伤等不良心理与惊吓等刺激;建立健康的生活方式,保证充足睡眠,适当运动,避免体力和脑力的过度劳累与突然用力过猛;养成定时排便的习惯,保持大便通畅,避免用力排便,戒烟酒。

3.检查指导

SAH 患者一般在首次出血 3 周后进行 DSA 检查,应告知患者脑血管造影的相关知识,指导患者积极配合,以明确病因,尽早手术,解除隐患或危险。

4.照顾者指导

家属应关心体贴患者,为其创造良好的修养环境,督促其尽早检查和手术,发现再出血征象及时就诊。

5.就诊指标

患者出现意识障碍、肢体麻木、无力、头痛、头晕、视物模糊等症状时应及时就诊;定期门诊复查。

(曹　慧)

第三节　脑　出　血

一、疾病概述

(一)概念和特点

脑出血(ICH)又称出血性脑卒中,指原发性非外伤性脑实质内出血,是发病率和病死率都很高的疾病,可分为继发性和原发性脑出血。继发性脑出血是由某种原发性血管病变,如血液病、结缔组织病、脑肿瘤、脑血管畸形等引发的脑出血;原发性脑出血指在动脉硬化的基础上,脑动脉破裂出血。

(二)相关病理生理

绝大多数高血压性脑出血发生在基底节区的壳核和内囊区,约占 ICH 的 70%。脑叶、脑干及小脑齿状核出血各占约 10%。壳核出血常侵入内囊,如出血量大也可破入侧脑室,使血液充满脑室系统和蛛网膜下腔;丘脑出血常破入第三脑室或侧脑室,向外也可损伤内囊;脑桥或小脑出血则可直接破入蛛网膜下腔或第四脑室。脑出血血肿较大时,可使脑组织和脑室变形移位,形成脑疝;幕上的半球出血,可出现小脑幕疝;小脑大量出血可发生枕大孔疝。

(三)病因与诱因

脑出血最常见的病因为高血压合并细小动脉硬化,其他病因包括脑动脉粥样硬化、颅内动脉瘤、动静脉畸形、脑动脉炎、血液病(再生障碍性贫血、白血病、特发性血小板减少性紫癜、血友病等)、梗死后出血、脑淀粉样血管病、脑底异常血管网病、抗凝及溶栓治疗等。

(四)临床表现

脑出血好发年龄为 50～70 岁,男性稍多于女性,冬春季发病率较高,患者多有高血压病史。情绪激动或活动时突然发病,症状常于数分钟至数小时达到高峰。不同部位出血的表现如下。

1.壳核出血

壳核出血最常见,占脑出血的 50%～60%,系豆纹动脉破裂所致,可分为局限型(血肿局限于壳核内)和扩延型(血肿向内扩展波及内囊外侧)。患者常有病灶对侧偏瘫、偏身感觉缺失和同向性偏盲,还可出现眼球向病灶对侧同向凝视不能,优势半球受累可有失语。

2.丘脑出血

丘脑出血约占脑出血的 20%,系丘脑穿通动脉或丘脑膝状体动脉破裂所致,分为局限型(血肿局限于丘脑)和扩延型(出血侵及内囊内侧)。患者常有"三偏征",通常感觉障碍重于运动障碍,深浅感觉均受累,但深感觉障碍更明显。患者可有特征性眼征,如上视不能或凝视鼻尖、眼球偏斜或分离性斜视等。优势侧出血可出现丘脑性失语(言语缓慢不清、重复语言、发音困难等),也可出现丘脑性痴呆(记忆力减退、计算力下降、情感障碍和人格改变等)。

3.脑干出血

脑干出血约占脑出血的 10%,绝大多数为脑桥出血,系基底动脉的脑桥分支破裂所致。偶见中脑出血,罕见延髓出血。脑桥出血患者常表现为突发头痛、呕吐、眩晕、复视、交叉性瘫痪、偏瘫、四肢瘫等。大量出血(血肿大于 5 mL)者立即昏迷,双侧瞳孔缩小如针尖样,呕吐咖啡色胃内容物,中枢性高热,呼吸衰竭和四肢瘫痪,多于 48 小时内死亡。出血量小者可无意识障碍。中枢性高热由下丘脑散热中枢受损所致,表现为体温迅速升高,达 39～40 ℃,解热镇痛剂无效,物理降温有效。

4.小脑出血

小脑出血约占脑出血的 10%,多由小脑上动脉破裂所致。小量出血主要表现为小脑症状,如眼球震颤、病变侧共济失调、站立和步态不稳等,无肢体瘫痪。出血量较大者,发病12～24 小时内颅内压迅速升高、昏迷、双侧瞳孔缩小如针尖样、呼吸节律不规则、形成枕骨大孔疝而死亡。

5.脑室出血

脑室出血占脑出血的 3%～5%,分为原发性和继发性。原发性脑室出血为脉络丛血管或室管膜下动脉破裂所致,继发性脑室出血为脑实质内出血破入脑室。出血量较少时,仅表现为头痛、呕吐、脑膜刺激征阳性;出血量较大时,很快昏迷、双侧针尖样瞳孔、四肢肌张力增高。

6.脑叶出血

脑叶出血占脑出血的 5%～10%,常由淀粉样脑血管疾病、脑动脉畸形、高血压、血液病等导致。出血以顶叶最为常见,其次为颞叶、枕叶及额叶。脑叶出血的临床表现为头痛、呕吐等,肢体瘫痪较轻,昏迷少见。额叶出血可有前额痛、呕吐、对侧偏瘫和精神障碍,优势半球出血可出现运动性失语。顶叶出血偏瘫较轻,而偏侧感觉障碍显著,优势半球出血可出现混合型失语。颞叶出血表现为对侧中枢性面舌瘫及以上肢为主的瘫痪,优势半球出血可出现感觉性或混合性失语。枕叶出血表现为对侧同向性偏盲,可有一过性黑蒙和视物变形,多无肢体瘫痪。

(五)辅助检查

1.头颅 CT

头颅 CT 是确诊脑出血的首选检查方法,可清晰、准确地显示出血部位、出血量、血肿形态、脑水肿情况及是否破入脑室等。患者发病后立即出现边界清楚的高密度影像。

2.头颅 MRI

头颅 MRI 对检出脑干、小脑的出血灶和监测脑出血的演进过程优于 CT。

3.脑脊液

脑出血患者需谨慎进行腰椎穿刺检查,以免诱发脑疝。

4.DSA

脑出血患者一般不需要进行 DSA 检查,除非疑有血管畸形、血管炎或烟雾病,有外科手术或介入手术需要时才考虑进行。

5.其他检查

其他检查包括血常规、血液生化、凝血功能、心电图检查。

(六)治疗原则

本病的治疗原则为脱水降颅压、调整血压、防止继续出血、减轻血肿所致继发性损害、促进神经功能恢复、加强护理防治并发症。

1.一般治疗

卧床休息,密切观察生命体征,保持呼吸道通畅,吸氧,保持肢体功能位,鼻饲,预防感染,维持水电解质平衡等。

2.脱水降颅压

积极控制脑水肿、降低颅内压是脑出血急性期治疗的重要环节,可选用 20% 甘露醇 125～250 mL,快速静脉滴注,每 8 小时 1 次;呋塞米 20～40 mg 静脉推注,2～4 次/天;甘油果糖 500 mL 静脉滴注,3～6 小时滴完,1～2 次/天。

3.调控血压

脑出血患者血压过高时,可增加再出血的风险,应及时控制血压,常用的药物有苯磺酸氨氯地平、硝普钠等。血压过低时,应进行升压治疗,以维持足够的脑灌注,常用的药物有多巴胺、去甲肾上腺素等。

4.止血和凝血治疗

止血和凝血治疗仅用于并发消化道出血或有凝血障碍的患者,对高血压性脑出血无效。常用的药物有6-氨基己酸、对羧基苄酸、氨甲环酸等。应激性溃疡导致消化道出血时,可应用西咪替丁、奥美拉唑等药物。

5.外科治疗

外科治疗包括开颅血肿清除、脑室穿刺引流、经皮钻孔血肿穿刺抽吸等手术治疗。

6.亚低温治疗

亚低温治疗是脑出血的新型辅助治疗方法,越早应用越好。

7.康复治疗

早期将患肢置于功能位,病情稳定时,尽早行肢体、语言、心理康复治疗。

二、护理措施

(一)休息与运动

绝对卧床休息 2～4 周,抬高床头 15°～30°,减轻脑水肿。病室安静,减少探视,操作集中进行,减少刺激。适当约束躁动患者,必要时应用镇静剂,对便秘患者应用缓泻剂。

(二)饮食护理

给予高蛋白、高维生素、清淡、易消化、营养丰富的流质或半流质饮食,补充足够的水分和热量。对于昏迷或有吞咽功能障碍的患者,发病第 2～3 天遵医嘱予鼻饲饮食。食物应无刺激性,温度适宜,少量多餐,并加强口腔护理,保持口腔清洁。

(三)用药护理

抢救脑出血患者时,遵医嘱快速静脉滴注甘露醇或静脉注射呋塞米,甘露醇应在 15～30 分钟内滴完,避免药物外渗。注意甘露醇的致肾衰不良反应,观察尿液的颜色、量和性质,定期复查电解质。上消化道出血患者用药时,应观察药物疗效和不良反应,如奥美拉唑可致转氨酶升高、枸橼酸铋钾引起大便发黑等。

(四)心理护理

详细告诉患者本病的原因、常见症状、预防、治疗知识及自我护理方法。帮助患者了解本病的危害性,帮助患者寻找和去除自身的危险因素,积极治疗相关疾病。安慰患者,消除其紧张情绪,创造安静舒适的环境,保证患者休息。

(五)皮肤护理

加强皮肤护理和大小便护理,每天床上擦浴 1～2 次,应每 2～3 小时协助患者变换体位一次,变换体位时,尽量减少头部摆动幅度,以免加重脑出血。注意保持床单整洁和干燥,应用气垫床或自动减压床,预防压疮。将患者瘫痪侧肢体置于功能位,指导和协助患者进行肢体的被动运动,预防关节僵硬和肢体挛缩畸形。

(六)健康教育

1.疾病预防指导

指导高血压患者避免情绪激动,保持心态平和;建立健康的生活方式,保证充足的睡眠,适当的运动,避免体力或脑力过度劳累和突然用力;低盐、低脂、高蛋白、高维生素饮食;戒烟限酒,养成定时排便的习惯,保持大便通畅。

2.用药指导与病情监测

告知患者和家属疾病的基本病因、主要危险因素和防治原则,遵医嘱服用降压药等。教会患者测量血压、血糖,鉴别早期疾病表现,发现剧烈头痛、头晕、恶心、肢体麻木、乏力、语言障碍等症状时,应及时就医。

3.康复指导

教会患者和家属自我护理方法和康复训练技巧,并使其认识到坚持主动或被动康复训练的意义。

4.就诊指标

患者出现肢体麻木、无力、头痛、头晕、视物模糊等症状时应及时就诊,定期门诊复查,积极治疗高血压、高血脂、糖尿病等疾病。

(曹 慧)

第四节 脑 梗 死

一、疾病概述

(一)概念和特点

脑梗死又称缺血性脑卒中,由于脑组织局部供血动脉血流的突然减少或停止,造成该血管供血区的脑组织缺血、缺氧,导致脑组织坏死、软化,并伴有相应部位的临床症状和体征,如偏瘫、失语等神经功能缺失的症候。

脑梗死发病率、患病率和死亡率随年龄增加,45岁后均呈明显增加,65岁以上人群增加最明显,75岁以上者发病率是45~54岁组的5~8倍。男性发病率高于女性,男:女为(1.3:1)~(1.7:1)。

(二)相关病理生理

动脉内膜损伤、破裂,随后胆固醇沉积于内膜下,形成粥样斑块,管壁变性增厚,使管腔狭窄,动脉变硬弯曲,最终动脉完全闭塞,导致供血区形成缺血性梗死。梗死区伴有脑水肿及毛细血管周围点状出血,后期病变组织萎缩,坏死组织被格子细胞清除,留下瘢痕组织及空腔,通常称为缺血性坏死。脑栓塞引起的梗死发生速度快,可产生红色充血性梗死或白色缺血性或混合性梗死。红色充血性梗死,常由较大栓子阻塞血管引起,在梗死基础上导致梗死区血管破裂和脑内出血。大脑的神经细胞对缺血的耐受性最低,3~4分钟的缺血即引起梗死。

(三)病因与诱因

脑血管病是神经科最常见的疾病,病因复杂,受多种因素影响,一般根据常规把脑血管病按病因分为血管壁病变、血液成分改变和血流动力学改变。

流行病学研究证实,高血脂和高血压是动脉粥样硬化的两个主要危险因素,吸烟、饮酒、糖尿病、肥胖、高密度脂蛋白胆固醇降低、三酰甘油增高、血清脂蛋白增高均为脑血管病的危险因素,尤其是缺血性脑血管病的危险因素。

(四)临床表现

临床表现因梗死的部位和梗死面积而有所不同,常见的临床表现如下。

1.病势

起病突然,常于安静休息或睡眠时发病。起病在数小时或1~2天内达到高峰。

2.症状

头痛、眩晕、耳鸣、半身不遂,可以是单个肢体或一侧肢体,也可以是上肢比下肢重或下肢比上肢重,并出现吞咽困难,说话不清,伴有恶心、呕吐等多种情况,严重者很快昏迷不醒。

3.腔隙性脑梗死

患者可以无症状或症状轻微,可因其他病而行颅脑CT检查发现此病,有的已属于陈旧性病灶。这种情况以老年人多见,患者常伴有高血压病、动脉硬化、高脂血症、冠心病、糖尿病等慢性病。腔隙性脑梗死可以反复发作,有的患者最终发展为有症状的脑梗死,有的患者病情稳定,多年不变。故对老年人"无症状性脑卒中"应引起重视,在预防上持积极态度。

(五)治疗原则

1.急性期治疗

(1)溶栓治疗:发病后 6 小时之内,常用药物有尿激酶、链激酶、重组组织型纤溶酶原激活剂等。

(2)脱水剂:对较大面积的梗死应及时应用脱水治疗。

(3)抗血小板聚集药:低分子右旋糖酐,有心、肾疾病者慎用。此外,可口服小剂量阿司匹林,有出血倾向或溃疡病的患者禁用。

(4)钙拮抗剂:可选用桂利嗪、盐酸氟桂利嗪。

(5)血管扩张剂。

2.恢复期治疗

患者继续口服抗血小板聚集药、钙拮抗剂等,但主要应加强功能锻炼,进行康复治疗,经过3～6 个月即可生活自理。

3.手术治疗

大面积梗死引起急性颅内压增高,除用脱水药以外,必要时可进行外科手术减压,以缓解症状。

4.中医治疗

中药、针灸、按摩方法对本病的防治和康复有较好疗效,一般应辨证施治,使用活血化瘀、通络等方药治疗,还可以针灸、按摩,这些方法对功能恢复十分有利。

二、护理措施

(一)一般护理

(1)严密观察病情,监测生命体征,备齐各种急救药品、仪器。患者病情变化时,及时报告医生。

(2)保持呼吸道通畅,及时吸痰,防止窒息。

(3)多功能监护,氧气吸入。

(4)给予躁动患者安全措施,必要时用约束带。

(5)保证呼吸机正常工作,观察血氧、血气结果,遵医嘱对症处理。

(6)保持各种管道通畅,并妥善固定,观察引流液的色、量、性状,做好记录。准确测量 24 小时出入量并记录。

(7)做好鼻饲喂养的护理,口腔护理 2 次/天,尿管护理 2 次/天。做好晨晚间护理,做到两短六洁。

(8)保持肢体功能位,按时翻身,叩背,预防压疮发生。

(9)脑血管造影术后,穿刺侧肢体制动,观察足背动脉、血压,有病情变化及时报告医生。

(10)护理记录客观、及时、准确、真实、完整。严格按计划实施护理措施。

(二)健康教育

1.疾病知识指导

脑梗死患者康复时间比较长,患者出院后要教会患者及家属必要的护理方法,教会患者药物的名称、用法、疗效及不良反应。介绍脑梗死的症状及体征。并与患者及其家属共同制订包括饮食、锻炼在内的康复计划,告知其危险因素。

2.就诊指标

出现肢体麻木、无力、头痛、头晕、视物模糊等症状时应及时就诊,定期门诊复查,积极治疗高血压、高血脂、糖尿病等疾病。

(曹 慧)

第五节 面 神 经 炎

面神经炎又称 Bell 麻痹,是面神经在茎乳孔以上面神经管内段的急性非化脓性炎症。

一、病因

面神经炎的病因不明,一般认为本病由面部受冷风吹袭、病毒感染、自主神经功能紊乱造成面神经的营养微血管痉挛,引起局部组织缺血、缺氧所致。近年来,也有研究者认为面神经炎可能是一种免疫反应。膝状神经节综合征则系带状疱疹病毒感染,使膝状神经节及面神经发生炎症所致。

二、临床表现

面神经炎的临床表现无年龄和性别差异,多为单侧,偶见双侧,多为格林-巴利综合征。本病发病与季节无关,通常急性起病,数小时至 3 天达到高峰。病前 1～3 天患侧乳突区可有疼痛。同侧额纹消失,眼裂增大,闭眼时,眼睑闭合不全,眼球向外上方转动并露出白色巩膜,称贝尔(Bell)现象。病侧鼻唇沟变浅,口角下垂。不能做噘嘴和吹口哨动作,鼓腮时病侧口角漏气,食物常滞留于齿颊之间。

若病变波及鼓索神经,尚可有同侧舌前 2/3 味觉减退或消失。镫骨肌支以上部位受累时,出现同侧听觉过敏。膝状神经节受累时,除面瘫、味觉障碍和听觉过敏外,还有同侧唾液、泪腺分泌障碍,耳内及耳后疼痛,外耳道及耳郭部位带状疱疹,称膝状神经节综合征。面神经炎一般预后良好,通常于起病 1～2 周后开始恢复,2～3 个月内痊愈。发病时伴有乳突疼痛、老年、患有糖尿病和动脉硬化者预后差,可遗有面肌痉挛或面肌抽搐。可根据肌电图检查及面神经传导功能测定判断面神经受损的程度和预后。

三、诊断与鉴别诊断

面神经炎根据急性起病的周围性面瘫即可诊断,但需与以下疾病鉴别。

(1)格林-巴利综合征:可有周围面瘫,多为双侧性,并伴有对称性肢体瘫痪和脑脊液蛋白-细胞分离。

(2)中耳炎、迷路炎、乳突炎等并发的耳源性面神经麻痹,以及腮腺炎、肿瘤、下颌化脓性淋巴结炎等所致者多有原发病的特殊症状及病史。

(3)颅后窝肿瘤或脑膜炎引起的周围性面瘫:起病较慢,且有原发病及其他脑神经受损表现。

四、治疗

(一)急性期治疗

(1)以改善局部血液循环,消除面神经的炎症和水肿为主,如系带状疱疹所致的膝状神经节炎(Hunt 综合征),可口服阿昔洛韦 5 mg/(kg·d),每天 3 次,连服 7～10 天;糖皮质激素,如泼尼松 20～30 mg,每天 1 次,口服,连续用 7～10 天。

(2)改善微循环,减轻水肿:706 代血浆(羟乙基淀粉)或低分子右旋糖酐 250～500 mL,静脉滴注每天 1 次,连续用 7～10 天,亦可加用脱水利尿药。

(3)神经营养代谢药物的应用:维生素 B_1 注射液 50～100 mg,维生素 B_{12} 注射液 500 μg,胞磷胆碱 250 mg,辅酶 Q_{10} 5～10 mg 等,肌内注射,每天 1 次。

(4)理疗:茎乳孔附近超短波透热疗法,红外线照射。

(二)恢复期治疗

恢复期治疗以促进神经功能恢复为主。

(1)口服维生素 B_1、维生素 B_{12} 各 1～2 片,每天 3 次;地巴唑 10～20 mg,每天 3 次。亦可用加兰他敏 2.5～5 mg,肌内注射,每天 1 次。

(2)中药,针灸,理疗。

(3)采用眼罩,滴眼药水,涂眼药膏等方法保护暴露的角膜。

(4)病后 2 年仍不恢复者,可考虑行神经移植治疗。

五、护理

(一)一般护理

(1)病后两周内应注意休息,减少外出。

(2)本病一般预后良好,约 80％患者可在 3～6 周内痊愈,因此应向患者说明病情,使其积极配合治疗,解除心理压力,尤其年轻患者,应保持健康心态。

(3)给予易消化、高热能的半流饮食,保证机体足够营养代谢,增加身体抵抗力。

(二)观察要点

面神经炎是神经科常见病之一,在护理观察中主要注意以下两方面的鉴别。

1.分清面瘫属中枢性还是周围性瘫痪

中枢性面瘫系由对侧皮质延髓束受损引起的,故只产生对侧下部面肌瘫痪,表现为鼻唇沟浅、口角下坠、露齿、鼓腮、吹口哨时出现肌肉瘫痪,而皱额、闭眼仍正常或稍差。患者进行哭笑等情感运动时,面肌仍能收缩。周围性面瘫患者所有表情肌均瘫痪,不论随意或情感活动,肌肉均无收缩。

2.正确判断患病一侧

面肌挛缩时病侧鼻唇沟加深,眼裂缩小,易将健侧误认为病侧,如让患者露齿时可见挛缩侧面肌不收缩,而健侧面肌收缩正常。

(三)保护暴露的角膜及防止结膜炎

由于患者不能闭眼,因此必须注意眼的清洁卫生:①外出必须戴眼罩,避免尘沙进入眼内;②每天抗生素眼药水滴眼,入睡前用眼药膏,以防止角膜炎或暴露性角结膜炎;③擦拭眼泪的正确方法是向上擦拭,以防止加重外翻;④注意用眼卫生,养成良好习惯,不能用脏手、脏手帕擦泪。

(四)保持口腔清洁,防止牙周炎

由于患侧面肌瘫痪,进食时食物残渣常停留于患侧颊齿间,故应注意口腔卫生。

(1)经常漱口,必要时使用消毒漱口液。

(2)正确使用刷牙方法,应采用"短横法或竖转动法"两种方法,以去除菌斑及食物残片。

(3)牙齿的邻面与间隙容易堆积菌斑而发生牙周炎,可用牙线紧贴牙齿颈部,然后在邻面做上下移动,每个牙齿 4~6 次,直至刮净。

(4)若牙龈乳头萎缩和齿间空隙大,可用牙签沿着牙龈的形态线平行插入,不宜垂直插入,以免影响美观和功能。

(五)家庭护理

1.注意面部保暖

夏天避免在窗下睡觉,冬天迎风乘车要戴口罩,在野外作业时注意面部及耳后的保护。耳后及病侧面部给予温热敷。

2.平时加强身体锻炼

增强抗风寒侵袭的能力,积极治疗其他炎性疾病。

3.瘫痪面肌锻炼

因面肌瘫痪后常松弛无力,患者可自己对着镜子,用手掌贴于瘫痪的面肌上做环形按摩,每天3~4次,每次 15 分钟,以促进血液循环,并可减轻患者面肌受健侧的过度牵拉。当神经功能开始恢复时,鼓励患者练习病侧的各个面肌的随意运动,以促进瘫痪肌的早日康复。

(曹　慧)

第六节　急性脊髓炎

一、概述

脊髓炎系指由于感染或毒素侵及脊髓所致的疾病,更因其在脊髓的病变常为横贯性,故亦被称为横贯性脊髓炎。

二、病因

脊髓炎不是一个独立的疾病,它可由许多不同的病因所引起,主要包括感染与毒素两类。

(一)感染

感染是引致脊髓炎的主要原因之一,可以是原发的,亦可以为继发的。原发性者最为多见,即由于病毒所引致的急性脊髓炎。继发性者起病于急性传染病,如麻疹、猩红热、白喉、流行性感冒、丹毒、水痘、肺炎、心内膜炎、淋病与百日咳等病,或起病于疫苗接种后或泌尿系统慢性感染性疾病时。

(二)毒素

无论外源毒素或内源毒素,当作用于脊髓时均可引致脊髓炎。较为常见的可能引起脊髓炎的外源毒素有下列几种:一氧化碳中毒、二氧化碳中毒、脊髓麻醉与蛛网膜下腔注射药物等。脊髓炎亦偶可发生于妊娠或产后期。

三、病理

脊髓炎的病理改变,主要在脊髓本身。

(一)急性期

脊髓肿胀、充血、发软、灰质与白质界限不清。显微镜检查则可见细胞浸润,小量出血,神经胶质增生,血管壁增厚,神经细胞和纤维变性改变。

(二)慢性期

脊髓萎缩、苍白、发硬,显微镜检查则可见神经细胞和纤维消失,神经胶质纤维增生。

四、临床表现

病毒所致的急性脊髓炎多见于青壮年,散在发病。起病较急,一般多有轻度前驱症状,如低热、全身不适或上呼吸道感染的症状,脊髓症状急骤发生,可有下肢的麻木与麻刺感,背痛并放射至下肢或围绕躯体的束带状感觉等,一般持续 1～2 天(罕有持续数小时者),长者可持续 1 周,即显现脊髓横贯性损害症状,因脊髓横贯性损害可为完全性,亦可为不完全性,同时因脊髓罹患部位的不同,故其症状与体征亦各异。兹依脊髓罹患节段,分别论述其症状与体征如下。

(一)胸髓

胸髓脊髓炎患者的最初症状为下肢肌力弱,可迅速进展成完全性瘫痪。病之早期,瘫痪为弛缓性,此时肌张力低下,浅层反射与深层反射消失,病理反射不能引出,是谓脊髓休克,为痉挛性截瘫。与此同时出现膀胱与直肠的麻痹,故初为尿与大便潴留,其后为失禁。因病变的横贯性,故所有感觉束皆受损,因此病变水平下的各种感觉均减退或消失。感觉障碍的程度,取决于病变的严重度。瘫痪的下肢可出现血管运动障碍,如水肿与少汗或无汗。偶可见到阴茎异常搏起。

由于感觉消失,营养障碍与污染,故褥疮常发生于骶部、股骨粗隆、足跟等骨骼隆起处。

(二)颈髓

颈髓脊髓炎患者,弛缓性瘫痪见于上肢,而痉挛性瘫痪见于下肢。感觉障碍在相应的颈髓病变水平下,病变若在高颈髓(第 3、4 颈髓)则为完全性痉挛性四肢瘫痪并有膈肌瘫痪,可出现呼吸麻痹,并有高热,可导致死亡。

(三)腰骶髓

严重的腰骶髓脊髓炎呈现下肢的完全性弛缓性瘫痪,明显的膀胱与直肠功能障碍,下肢腱反射消失,其后肌肉萎缩。

五、实验室检查

血液中白细胞数增多,尤以中性多形核者为甚。脑脊髓液压力可正常,除个别急性期脊髓水肿严重者外,一般无椎管阻塞现象。脑脊髓液外观无色透明,白细胞数可增高,主要为淋巴细胞,蛋白质含量增高、糖与氯化物含量正常。

六、诊断与鉴别诊断

确定脊髓炎的部位与病理诊断并不困难,其特点包括起病急骤,有前驱症状,迅即发生的脊髓横贯性损害症状与体征以及脑脊髓液的异常等。但欲确定病因则有时不易,详细的病史非常重要。例如,起病前不久曾接种疫苗,则其脊髓炎极可能与之有关。

本病需与急性硬脊膜外脓肿、急性多发性神经根神经炎、视神经脊髓炎和脊髓瘤相鉴别。

七、治疗

一切脊髓炎患者在急性期皆应绝对卧床休息。急性期可应用糖皮质激素,如氢化可的松 $100\sim200$ mg或地塞米松 $5\sim10$ mg静脉滴注,每天 1 次,连续 10 天,以后改为口服泼尼松,已有并发感染或为预防感染,可选用适当的抗生素,并应加用维生素 B_1、维生素 B_{12} 等。

有呼吸困难者应注意呼吸道通畅,勤翻身,定时拍背,务使痰液尽量排出,如痰不能咳出或有分泌物储积,可行气管切开。

必须采取一切措施预防褥疮的发生,患者睡衣与被褥必须保持清洁、干燥、柔软,且无任何皱褶。骶部应置于裹有白布的橡皮圈上,体位应定时变换,受压部分的皮肤亦应涂擦滑石粉。若褥疮已发生,可局部应用氧化锌粉、代马妥或鞣酸软膏。

尿潴留时应使用留置导尿管,每 $3\sim4$ 小时放尿一次,每天应以 3% 硼酸、1% 呋喃西林或者 1% 高锰酸钾液,250 毫升/次冲洗灌注,应停留 0.5 小时再放出,每天冲洗 $1\sim2$ 次,有功能恢复迹象时则应取去导尿管,训练患者自动排尿。

便秘时应在食物中增加蔬菜,给予缓泻剂,必要时灌肠。

急性期时应注意避免屈曲性截瘫的发生以及注意足下垂的预防,急性期后应对瘫痪肢进行按摩、全关节的被动运动与温浴,以改善局部血液循环与防止挛缩。若急性期后仍为弛缓性瘫痪,可应用平流电治疗。

八、护理

(一)评估要点

1.一般情况

了解患者起病的方式、缓急;有无接种疫苗、病毒感染史;有无受凉、过劳、外伤等明显的诱因和前驱症状。评估患者的生命体征有无改变,了解对疾病的认识。

2.专科情况

(1)评估患者是否存在呼吸费力、吞咽困难和构音障碍。

(2)评估患者感觉障碍的部位、类型、范围及性质;观察双下肢麻木、无力的范围及持续时间;了解运动障碍的性质、分布、程度及伴发症状;评估运动和感觉障碍的平面是否上升。

(3)评估排尿情况:观察排尿的方式、次数与量,了解膀胱是否膨隆;区分是尿潴留还是充溢性尿失禁。

(4)评估皮肤的情况:有无皮肤破损、发红等。

3.实验室及其他检查

(1)肌电图是否呈失神经改变;下肢体感诱发电位及运动诱发电位是否异常。

(2)脊髓MRI是否有典型的改变,即病变部位脊髓是否增粗。

(二)护理诊断

1.躯体移动障碍

躯体移动障碍与脊髓病变所致截瘫有关。

2.排尿异常

排尿异常与自主神经功能障碍有关。

3.低效性呼吸形态

低效性呼吸形态与高位脊髓病变所致呼吸肌麻痹有关。

4.感知改变

感知改变与脊髓病变、感觉传导通路受损有关。

5.潜在并发症

潜在并发症包括压疮、肺炎、泌尿系统感染等。

（三）护理措施

1.心理护理

双下肢麻木、无力易引起患者紧张情绪,护理人员应给予安慰,向患者及家属讲解疼痛过程,教会患者分散注意力的方法,如听音乐、看书。多与患者进行沟通,使其树立战胜疾病的信心,提高疗效。

2.病情观察

（1）监测生命体征:如血压偏低、心率慢、呼吸慢、血氧饱和度低、肌张力低,立即报告医生,同时建立静脉通道,每15分钟监测生命体征1次,直至正常。

（2）观察双下肢麻木、无力的范围、持续时间。

（3）监测血常规、脑脊液中淋巴细胞及蛋白、肝功能、肾功能情况,并准确记录。

3.皮肤护理

每1～2小时翻身1次,并观察受压部位皮肤情况。保持皮肤清洁、干燥,床单柔软、平坦、舒适,受压部位皮肤用软枕、海绵垫悬空,防止形成压疮。保持肢体的功能位置,定时活动,防止关节挛缩和畸形,避免屈曲性痉挛的发生。

4.饮食护理

饮食上给予患者清淡、易消化、营养丰富的食物,新鲜的瓜果和蔬菜,如苹果、梨、香蕉、冬瓜、木耳等,避免辛辣、刺激和油炸的食物。

5.预防并发症

（1）预防压疮,做到"七勤",如已发生压疮,应积极换药治疗。

（2）做好便秘、尿失禁、尿潴留的护理,防治尿路感染。

（3）注意保暖,避免受凉。经常拍背,帮助排痰,防止坠积性肺炎。

（四）应急措施

当患者出现呼吸费力、呼吸动度减小、呼吸浅慢、发绀、吞咽困难时,即刻给予清理呼吸道,吸氧,建立人工气道,应用简易呼吸器进行人工辅助呼吸,若有条件,应给予呼吸机辅助呼吸;建立静脉液路,按医嘱给予抢救用药,必要时行气管插管或气管切开。

（五）健康教育

1.入院教育

（1）鼓励患者保持良好的心态,关心、体贴、尊重患者,树立战胜疾病的信心。

（2）告知本病的治疗、护理及预后等相关知识。

（3）病情稳定后及早开始瘫痪肢体的功能锻炼。

2.住院教育

(1)指导患者按医嘱正确服药,告知药物的不良反应与服药注意事项。

(2)给予高热量、高蛋白、高维生素饮食,多吃酸性及纤维素丰富的食物,少食胀气食物。

(3)告知患者及家属膀胱充盈及尿路感染的表现,鼓励患者多饮水,2 500～3 000 mL/d,保持会阴部清洁。保持床单位及衣物整洁、干燥。

(4)指导患者早期进行肢体的被动与主动运动。

3.出院指导

(1)坚持肢体的功能锻炼和日常生活动作的训练,忌烟酒,做力所能及的家务和工作,促进功能恢复。

(2)患者出院后,继续遵医嘱服药。

(3)定期门诊复查,一旦发现肢体麻木、乏力、四肢瘫痪等情况,立即就医。

（曹　慧）

第四章 骨外科护理

第一节 颈 椎 病

颈椎病指因颈椎间盘本身退变及其继发性改变刺激或压迫相邻脊髓、神经、血管和食管等组织引起相应的症状或体征,依次以 $C_{5~6}$、$C_{4~5}$、$C_{6~7}$ 为好发部位,以中老年人、男性多见。

一、病因与发病机制

(一)颈椎间盘退行性变

颈椎间盘退行性变是颈椎病发生和发展最基本的原因。

颈椎是脊椎骨中体积最小、活动度最大的椎体,很容易发生退行性变。退变导致椎间盘生物力学性能改变,继而纤维环的胶原纤维变性、出现裂隙。在外力作用下髓核可从此裂隙向后方突出。由于纤维环血运缺乏和生物力学改变,断裂的纤维难以愈合,使髓核发生营养障碍。同时,椎间盘高度下降,颈椎出现不稳,形成突向椎体前方或凸向椎管内的骨赘。逐渐累及软骨下骨产生创伤性关节炎,引起颈痛和颈椎运动受限。在椎间盘、椎骨退变的基础上,连接颈椎的前/后纵韧带、黄韧带及项韧带发生松弛,使颈椎失去稳定性,逐渐增生、肥厚,特别是当后纵韧带及黄韧带增生时,椎管和椎间孔容积变小。颈椎间盘退变进展到一定程度,就会影响脊髓、神经和椎动脉等,产生相应的症状。

(二)颈椎骨慢性劳损

长期的屈颈工作姿势和不良的睡眠姿势导致颈椎骨慢性劳损。而慢性劳损是颈椎关节退行性变的主要影响因素。

(三)发育性颈椎椎管狭窄

颈椎先天性椎管狭窄者更易发生退变而产生临床症状和体征。

(四)其他因素

颈椎外伤、运动型损伤、交通意外等都可引起颈椎病。

二、分型

根据受压部位和临床表现,颈椎病分为以下几种。

(一)神经根型颈椎病

神经根型颈椎病占颈椎病的 $50\%\sim60\%$，是最常见类型，本型主要由颈椎间盘向后外侧突出，钩椎关节或椎间关节增生、肥大，刺激或压迫神经根所致。

(二)脊髓型颈椎病

脊髓型颈椎病占颈椎病的 $10\%\sim15\%$。颈椎退变致中央后突之髓核、椎体后缘骨赘、增生肥厚的黄韧带及钙化的后纵韧带等压迫脊髓，为颈椎病诸型中症状最严重的类型。

(三)椎动脉型颈椎病

由于颈椎退变机械性与颈椎节段性不稳定因素，致使椎动脉受到刺激或压迫。

(四)交感神经型颈椎病

本型发病机制尚不明确，可能和颈椎各种结构病变刺激或压迫颈椎旁的交感神经节后纤维有关。

三、临床表现

(一)神经根型颈椎病

(1)神经干性痛或神经丛性痛：神经末梢受到刺激时，出现颈痛和颈部僵硬，病变累及神经根时，则有明显的颈痛和上肢痛，患者表现为颈肩痛、前臂桡侧痛、手的桡侧三指痛。

(2)感觉障碍、感觉减弱和感觉过敏等：上肢有沉重感，可有皮肤麻木或过敏等感觉。

(3)神经支配区的肌力减退、肌萎缩，以大小鱼际和骨间肌为明显。压头试验阳性，表现为颈痛并向患侧手臂放射等，诱发根性疼痛。

(二)脊髓型颈椎病

(1)颈痛不明显，主要表现为手足无力、麻木，双手持物不稳，握力减退，手不能做精细活动。走路不稳，有足踩棉花感。胸腹部有紧束感。后期可出现大小便功能障碍。

(2)体征：上、下肢感觉、运动和括约肌功能障碍，肌力减弱，四肢腱反射活跃，而腹壁反射、提睾反射、肛门反射减弱甚至消失。霍夫曼(Hoffmann)征、巴宾斯基(Babinski)征、髌阵挛、踝阵挛等阳性。

(三)椎动脉型颈椎病

椎动脉型颈椎病表现为一过性脑或脊髓缺血症状，如头痛、眩晕、听力减退、视力障碍、语言不清、猝倒等。头部活动时可诱发或加重，体位改变或血供恢复后症状可缓解。椎动脉周围的交感神经纤维受压后，也可出现自主神经症状。

(四)交感神经型颈椎病

交感型颈椎病多与长期低头、伏案工作有关，体征较少，症状较多，表现为颈痛、头痛、头晕、面部或躯干麻木发凉、痛觉迟钝、无汗或多汗、眼睛干涩或流泪、瞳孔扩大或缩小、听力减退、视力障碍或失眠、记忆力减退，也可以表现为血压不稳定、心悸、心律失常、胃肠功能减退等症状。

四、实验室及其他检查

临床诊断必须依据临床表现结合影像学检查，而不能单独依靠影像学诊断作为诊断颈椎病的依据。

(一)X 线检查

X 线检查可示颈椎曲度改变，生理前凸减小、消失或反常，椎间隙狭窄，椎体后缘骨赘形成，椎间孔狭窄。动力位过伸、过屈位摄片可示颈椎节段性不稳定,表现为在颈椎过伸和过屈位时椎间位移距离大于 3 mm。颈椎管测量狭窄,矢状径小于 13 mm。

(二)CT 检查

CT 检查可示颈椎间盘突出,颈椎管矢状径变小,黄韧带肥厚,硬膜间隙脂肪消失,脊髓受压。

(三)MRI 检查

T2 像硬膜囊间隙消失,椎间盘呈低信号,脊髓受压或脊髓内出现高信号区。T1 像示椎间盘向椎管内突入等。

五、治疗要点

(一)非手术治疗

椎动脉型、神经根型和交感型颈椎病一般能经非手术治疗而治愈。

(1)颈椎牵引:临床常用的是枕颌带牵引,患者取坐位或卧位,头微屈,牵引重量为 3～5 kg,每天2～3 次,每次 20～30 分钟。也可行持续牵引,每天 6～8 小时,2 周为 1 个疗程,脊髓型一般不采用此方法。

(2)理疗按摩:可以改善局部血循环,减轻肌痉挛,次数不宜过多,手法不宜过重,脊髓型颈椎病不宜采用推拿按摩。

(3)改善不良工作体位和保持良好的睡眠姿势。

(4)可以对症服用复方丹参片和硫酸软骨素等。

(二)手术治疗

患者经保守治疗半年后,效果不明显,影响到正常生活和工作,神经根性疼痛剧烈,保守治疗无效,上肢一些肌肉无力萎缩,经保守治疗后仍有发展趋势者,则应采取手术治疗。

对于脊髓型颈椎病,应在确诊后及时手术治疗。根据颈椎病变情况可选择颈椎前路手术、前外侧手术和后路手术,手术包括切除压迫脊髓、神经的组织,行颈椎融合术,以增加颈椎的稳定性。

六、护理评估

(一)术前评估

1.一般情况

(1)一般资料:性别、年龄、职业等。

(2)既往史:有无颈肩部急、慢性损伤史和肩部长期固定史,以往的治疗方法和效果。

(3)家族史:家中有无类似病史。

2.身体状况

(1)局部:疼痛的部位和性质,诱发及加重的因素,缓解疼痛的措施及效果,有无四肢的感觉、活动、肌力及躯干的紧束感。

(2)全身:意识状态和生命体征,生活能力,有无大小便失禁。

(3)辅助检查:患者的各项检查有无阳性发现。

3.心理、社会状况

观察患者的情绪,了解其对疾病的认知程度及对手术的了解程度。评估患者的家庭支持系统对患者的支持帮助能力等。

(二)术后评估

1.手术情况

手术情况包括麻醉方式、手术名称、术中情况、引流管的数量和位置等。

2.身体状况

动态评估生命体征、伤口情况,以及引流液颜色、性状、量。评估患者有无排尿困难和尿潴留,有无并发症发生的征象等。

七、常见护理诊断

(一)低效性呼吸形态

低效性呼吸形态与颈髓水肿、术后颈部水肿有关。

(二)有受伤害的危险

受伤与肢体无力及眩晕有关。

(三)潜在并发症

术后出血、脊髓神经损伤。

(四)躯体功能活动障碍

躯体功能活动障碍与颈肩痛及活动受限有关。

八、护理目标

(1)患者呼吸正常、有效。

(2)患者安全、无眩晕和意外发生。

(3)术后出血、脊髓神经损伤等并发症得到有效预防或及时发现和处理。

(4)患者肢体感觉和活动能力逐渐恢复正常。

九、护理要点

(一)病情观察

重点观察患者有无眩晕、头痛、耳鸣、视力模糊、猝倒、颈肩痛、肢体萎缩等症状,以及患者的工作姿势、休息姿势。

(二)非手术治疗的护理

1.病情观察

观察患者颈部及上肢是否有麻木、压痛,活动是否受限。牵引过程中保持牵引的有效性,观察有无头晕、心悸、恶心等症状,如发现上述症状,及时调整牵引。

2.心理护理

颈椎病病程缓慢,治疗过程漫长,并且没有特效药物。应鼓励患者说出内心感受,积极解答其提出的问题,增加患者信心,消除焦虑、悲观的心理。

(三)手术护理

1.术前护理

(1)心理护理,向患者介绍手术全过程,指导患者调节情绪、缓解焦虑,以配合医生手术。

(2)拟行颈椎后路手术的患者,术中需要俯卧时间较长,因此要在术前进行体位训练,以适应术中卧位。拟行颈椎前路手术的患者,为适应术中牵拉气管,可做正确、系统的气管推移训练。

(3)训练床上大小便。

(4)进行深呼吸及有效咳嗽训练,防止术后肺不张、坠积性肺炎的发生。

2.术后护理

(1)密切观察生命体征的变化,尤其是呼吸功能,及时发现因颈椎前路手术牵拉气管后产生黏膜水肿、呼吸困难。

(2)术后搬动患者时保持颈部平直,切忌扭转,术后患者取平卧位,维持脊柱平直,颈肩两侧用沙袋固定。颈部垫软枕,保持颈部稍前屈的生理弯曲。

(3)观察伤口敷料渗血情况,引流液的颜色、性质、量,准确记录。若发现切口肿胀、发音改变、呼吸困难,要迅速配合医生拆开缝线、取出血肿。如症状不缓解,可行气管切开。

(四)健康指导

对于非手术治疗患者,嘱其保持正确的工作姿势,经常变换体位。卧床休息时选择高低合适的枕头,以保持脊椎的生理弯曲。根据患者情况行肢体的主动和被动活动,增强肌肉的力量,防止肌肉萎缩和关节僵硬。对手术患者,在术后第1天可指导其进行上、下肢的小关节主、被动功能锻炼。术后2~3天可进行上肢的抓握训练,下肢的屈伸训练。术后3~5天可带颈托下床活动。颈围固定要延续到术后3~4个月,逐步解除固定。寒冷季节注意保暖。

十、护理评价

通过治疗,患者是否:①维持正常、有效的呼吸;②未发生意外伤害、能陈述预防受伤的方法;③未发生并发症,若发生能得到及时处理和护理;④患者肢体感觉和活动能力逐渐恢复正常。

(侯 楠)

第二节 腰椎间盘突出症

腰椎间盘突出症指由于腰椎间盘变性、纤维环破裂、髓核突出,致使相邻的组织神经受到压迫或刺激而引起的一种临床综合征。腰椎间盘突出症患者的发病年龄多在 20~50 岁,男性多见。

一、病因与发病机制

随年龄增长,纤维环和髓核水分减少,弹性降低,椎间盘变薄,易于脱出,因此腰椎间盘退行病变是腰椎间盘突出症的基本病因。大约从 18 岁开始,人的腰椎间盘即发生退变,腰椎间盘在脊柱的负重与运动中承受强大力量,致使腰椎间盘发生力学、生物化学的一些改变。腰椎间盘突出诱发因素有以下几点。

(一)损伤

损伤是引起腰椎间盘突出的重要原因,在儿童与青少年期的损伤与椎间盘突出的发病密切相关,如投掷铁饼或标枪时,脊柱轻度负荷时躯干快速旋转,纤维环可水平破裂,椎间盘突出。

(二)遗传因素

腰椎间盘突出症的家族发病也有报道,印第安人、爱斯基摩人和非洲黑种人发病率较低。

(三)妊娠

妊娠期间整个韧带系统处于松弛状态,腰骶部又要承受大于平时的重力,加上后纵韧带松弛,增加了椎间盘膨出的机会。

(四)职业

职业与腰椎间盘突出症也有密切关系,如驾驶员长期处于坐位和颠簸状态,重体力劳动者和举重运动员因过度负荷可造成椎间盘病变。

二、病理生理

椎间盘由髓核、纤维环和软骨终板构成。在日常生活工作中,椎间盘承受了人体大部分重量,劳损程度严重;椎间盘血液供应不丰富,营养物质不易渗透。另外,随着年龄增长,椎间盘中蛋白多糖、硫酸软骨素、Ⅱ型胶原含量明显下降,极易发生退行性变。

腰椎间盘突出分为 4 种病理类型。

(一)椎间盘膨出型

纤维环部分破裂,呈环状凸起,表面完整无断裂,均匀地向椎管内膨出,可压迫神经根。

(二)椎间盘突出型

椎间盘纤维环断裂,髓核突向纤维环薄弱处或突入椎管,到达后纵韧带前方,引起临床症状。

(三)椎间盘脱出型

纤维环完全破裂,髓核突出到后纵韧带下,抵达硬膜外间隙,突出的髓核可位于神经根内侧、外侧或椎管前方。

(四)椎间盘游离型

纤维环完全破裂,椎间盘髓核碎块穿过后纵韧带,游离于椎管内或位于相邻椎间隙平面,有马尾神经或神经根受压的表现。

三、临床表现

(一)症状

1.腰腿痛

腰腿痛是椎间盘突出的主要症状,咳嗽、喷嚏、排便等腹压增高时疼痛加重。95％的腰椎间盘突出症发生在 $L_{4\sim5}$ 或 L_5S_1,多有腰痛和坐骨神经痛。疼痛常为放射性神经根性痛,$L_{4\sim5}$ 突出时,疼痛沿大腿后外侧经腘窝、小腿外侧到足背及踇趾;L_5S_1 突出时,疼痛沿大腿后侧,经腘窝到小腿后侧、足背外侧。患者常取弯腰、屈髋、屈膝位,不能长距离步行。

2.麻木

当椎间盘突出刺激了本体感觉和触觉纤维,可仅出现下肢麻木而不疼痛,麻木区为受累神经支配区。

3.马尾神经受压症状

马尾神经受压症状多见于中央型腰椎间盘突出症,纤维环和髓核组织突出压迫马尾神经,出现左右交替的坐骨神经痛和会阴区的麻木感,大、小便和性功能障碍。

4.间歇性跛行

由于受压,神经根充血、水肿、炎性反应,患者长距离行走时,出现腰背痛、患侧下肢痛或麻木感加重。取蹲位或坐位休息后症状可缓解,再行走症状又出现,称为间歇性跛行。由于老年人腰椎间盘突出多伴腰椎管狭窄,易引起间歇性跛行。

5.肌瘫痪

神经根受压时间长、压力大时神经麻痹,肌瘫痪。肌瘫痪表现为足下垂或足跖屈无力。

(二)体征

1.脊柱变形和腰椎运动受限

腰椎前凸减小、消失或反常,常出现腰椎侧凸,腰椎各方向的活动度都会受到影响而减低。以前屈受限最明显。因腰椎前屈时,促使更多的髓核物质从破裂的纤维环向后方突出,加重了对神经根的压迫。

2.压痛

在病变间隙的棘突旁有不同程度的压痛,疼痛可向同侧臀部和下肢放射,放射性的压痛点对腰椎间盘突出症有诊断和定位价值。压痛点在 $L_{4\sim5}$ 椎间盘较明显。

3.感觉、肌力与腱反射改变

感觉障碍沿受累神经根所支配的区域分布,可表现为主观和客观的麻木。受累神经根所支配的肌肉,有不同程度的肌萎缩与肌力减退。膝反射、跟腱反射减弱或消失。

(三)特殊体征

1.直腿抬高试验和加强试验

检查时,患者仰卧,患肢轻度内收、内旋位,膝关节伸直,抬高患肢,出现坐骨神经痛时为直腿抬高试验阳性。将患肢直腿抬高,直到出现坐骨神经痛,然后将抬高的肢体稍降低,使其放射痛消失,然后再突然被动屈曲踝关节,出现坐骨神经放射痛为加强试验阳性。

2.健肢抬高试验

患者仰卧,直腿抬高健侧肢体时,患侧出现坐骨神经痛者为阳性。

3.股神经牵拉试验

患者俯卧位,患肢膝关节完全伸直。检查者上提患肢,使髋关节处于过伸位,出现大腿前方疼痛者为阳性。

四、实验室及其他检查

(一)X 线检查

腰椎间盘突出症患者,部分患者腰椎平片可示正常,部分患者腰椎正位片可示腰椎侧弯;侧位片腰椎生理前凸变小或消失,甚至反常,病变椎间隙宽度失去规律性。X 线检查对腰椎间盘突出症的诊断和鉴别诊断有重要参考价值。

(二)CT 检查

CT 诊断椎间盘突出,除观察椎间盘对神经的影响外,还能判断出椎间盘是否突出及突出的程度和范围。

(三)MRI 检查

通过不同层面的矢状像及椎间盘的轴位像,可以观察腰椎间盘突出的部位、类型、变性程度、神经根受压情况。MRI 检查对诊断椎间盘突出有重要意义。

五、诊断要点

影像学检查是诊断腰椎间盘突出症不可缺少的手段,可与临床表现相结合做出正确诊断。

六、治疗要点

(一)非手术治疗

非手术治疗适用于初次发作经休息后症状明显缓解,影像学检查病变不严重者。

1.卧床休息

卧硬板床休息可以减少椎间盘承受的压力,减轻临床症状,是基本的治疗方法。一般卧床3～4周就能缓解症状。

2.牵引

牵引可使腰椎间隙增大,后纵韧带紧张,纤维环外层纤维张力减低,利于突出的髓核部分还纳。一般采用骨盆牵引,牵引重量 7～15 kg,抬高床脚做反牵引,每天 2 次,每次 1～2 小时,持续10～15 天。

3.理疗按摩

理疗按摩适用于发病早期的患者,局部按摩和热疗可增加血液循环,缓解肌痉挛,但中央型椎间盘突出者不宜进行推拿按摩。

4.药物治疗

药物治疗可减轻神经根无菌性炎性水肿,以消除腰腿痛。常用的镇痛药物有非甾体抗炎药,如阿司匹林、布洛芬等;硬膜外注射类固醇和麻醉药物,可起到消炎止痛作用。常用的硬膜外注射药物有醋酸泼尼松龙75 mg、2%利多卡因 4～6 mL,每周注射 1 次,共3～4 周;髓核化学溶解法,将胶原酶注入椎间盘内,以溶解髓核和纤维环,使其内压降低或突出髓核缩小。

(二)手术治疗

有 10%～20%的腰椎间盘突出症患者需手术治疗,其适应证有:腰椎间盘突出症病史大于半年,症状或马尾神经损伤严重,经过保守治疗无效;腰椎间盘突出症并有腰椎椎管狭窄。治疗方法有后路经椎板间髓核切除术、经腹膜后椎间盘前路切除术、经皮髓核切除术、脊柱植骨融合术等。

七、护理评估

(一)术前评估

1.一般情况

(1)一般资料:性别、年龄、职业、营养状况、生活自理能力,压疮、跌倒/坠床的危险性评分。

(2)既往史:评估患者有无先天性的椎间盘疾病、既往有无腰部外伤、慢性损伤史,是否做过腰部手术。

(3)外伤史:评估患者有无急性腰扭伤或损伤史,询问受伤时患者的体位、受伤后的症状和腰痛的特点和程度,有无采取制动和治疗措施。

2.身体状况

(1)症状:疼痛的部位和性质,诱发及加重的因素,缓解疼痛的措施及效果,本次疼痛发作后的治疗情况。

(2)体征:评估下肢的感觉、运动和反射情况,患者行走的姿势、步态,有无大小便失禁现象。

(3)辅助检查:患者的各项检查有无阳性发现。

3.心理、社会状况

观察患者的情绪,了解其对疾病的认知程度及对手术的了解程度。评估患者的家庭支持系统对患者的支持帮助能力等。

(二)术后评估

1.手术情况

麻醉方式、手术名称、术中情况、引流管的数量和位置等。

2.身体状况

动态评估生命体征、伤口情况及引流液颜色、性状、量。评估患者有无排尿困难和尿潴留,下肢感觉运动功能,有无并发症发生的征象等。

八、常见护理诊断/问题

(一)慢性疼痛

慢性疼痛与椎间盘突出压迫神经、肌肉痉挛及术后切开疼痛有关。

(二)躯体活动障碍

躯体活动障碍与疼痛、牵引或手术有关。

(三)潜在并发症

潜在并发症脑脊液漏、神经根粘连等。

九、护理目标

(1)患者疼痛减轻或消失。

(2)患者能够使用适当的辅助器具增加活动范围。

(3)患者未发生并发症,或发生并发症能够及时发现和处理。

十、护理要点

(一)非手术护理

1.心理护理

腰腿疼痛会影响患者正常生理功能,给患者带来极大的痛苦。所以要倾听患者的倾诉,正确疏导患者,消除其疑虑。

2.卧床休息

急性期绝对卧硬板床休息3～4周,症状缓解后可戴腰围下床活动。

3.保持正确睡眠姿势

枕头高度适宜,患者取仰卧位时,腰部、膝部垫软枕,使其保持一定曲度,放松肌肉。

4.保持有效的骨盆牵引

牵引重量依者个体差异在7～15 kg之间调整,以不疼痛为标准。牵引期间注意观察患者体位、牵引是否有效,注意预防压疮的发生。

(二)手术护理

1.术前护理

向患者及家属解释手术方式及术后可能出现的问题,训练患者正确翻身,练习床上大小便,以适应术后的卧床生活。

2.术后护理

（1）术后移动患者时要用三人搬运法，保持患者身体轴线平直。术后 24 小时内要保持平卧。

（2）密切观察患者生命体征，保持呼吸道通畅。注意下肢颜色、温度、感觉及运动情况。

（3）保持引流管通畅，观察并记录引流液的颜色、性质、量的变化，观察切口敷料渗液情况。

（4）每 2 小时为患者进行轴式翻身一次，在骨隆凸处加垫保护，并适当按摩受压部位。

（5）术后给予清淡、易消化、富含营养、适当粗纤维的饮食，如新鲜蔬菜、水果、米粥，预防便秘。

3.并发症的护理

椎间隙感染是术后严重并发症，表现为发热、腰部疼痛、肌肉痉挛。遵医嘱正确应用抗生素，术后开始腰部和臀部肌肉的锻炼和直腿抬高训练，以防肌肉萎缩和神经根粘连。

（三）健康指导

指导患者正确功能锻炼，防止肌肉萎缩、肌力下降。术后早期，可做深呼吸和上肢的运动，以防并发肺部感染和上肢失用综合征。下肢可做静力舒缩、屈伸移动、直腿抬高练习，以防发生神经根粘连。根据患者情况进行腰背肌的锻炼。术后 7 天开始，可为"飞燕式"，1～2 周以后为"五点式""三点法"，每天 3～4 次，每次动作重复 20～30 次。循序渐进持之以恒。指导患者出院后注意腰部保暖，减少腰部扭转承受挤压，拾物品时，要保持腰部的平直，下蹲弯曲膝部，取高处物品时不要踮脚伸腰，以保护腰椎。加强自我调理，保持心情愉快，调理饮食，增强机体抵抗力。出院后继续卧硬板床，3 个月内多卧床休息。防止身体肥胖，减少腰椎负担。

十一、护理评价

通过治疗患者是否：①疼痛减轻，舒适度增加；②肢体感觉、运动等功能恢复；③未发生并发症，或发生并发症被及时发现。

（侯 楠）

第三节 肩关节周围炎

肩关节周围炎表现为肩痛及运动功能障碍的综合征，包括肩关节、滑囊、肌腱及肩周肌的慢性炎症，俗称"冻结肩"，由于好发于 50 岁左右的人群，又被称为"五十肩"。

一、病因与发病机制

中老年人软组织发生退行性改变，对各种外力的承受能力减弱是发病的基本因素。肩部急性损伤治疗不当、长期过度活动、姿势不良等所致的慢性损伤是主要诱发因素。另外，由于上肢外伤、手术等原因，肩部固定时间过长，肩关节周围组织继发萎缩、粘连，也可诱发该病。

病理变化包括滑囊渗出性炎症、粘连和钙质沉积。根据其发病部位及病理变化，肩关节周围炎又分为肩周围滑液囊病变、盂肱关节腔病变、肌腱和腱鞘的退行性病变及肩周围其他病变。肩关节周围炎可累及肩峰下滑囊、喙突表面滑囊。

二、临床表现

冻结肩是中老年常见的肩关节疼痛症,是具有自愈倾向的自限性疾病。经数月乃至数年时间炎症逐渐消退,症状得到缓解。疾病过程分为急性期、慢性期和功能恢复期三个阶段。

(一)急性期

急性期又称冻结进行期。疼痛剧烈,起病急,肌肉痉挛、关节活动受限。夜间疼痛加重影响睡眠,肩部有广泛压痛,急性期可持续 2～3 周。

(二)慢性期

慢性期又称冻结期。此期疼痛相对减轻,压痛范围仍广泛,发生关节挛缩性功能障碍,关节僵硬,举臂托物等动作均感困难。肩关节周围肌肉萎缩,软组织呈"冻结"状态。慢性期可持续数月至 1 年。

(三)功能恢复期

关节腔和滑囊的炎症逐渐吸收,关节容积和功能状态逐渐得到恢复,但肌肉萎缩尚需长期功能锻炼才能恢复。

三、实验室及其他检查

(一)X 线检查

X 线检查一般无改变,偶可见局部骨质疏松。

(二)关节镜检查

关节镜检查可见滑膜充血,绒毛肥厚、增殖,关节腔狭窄。

四、诊断要点

根据辅助检查结果和临床症状体征进行诊断。

五、治疗要点

(一)非手术治疗

(1)急性期疼痛剧烈,治疗原则是止痛并缓解肌痉挛。三角巾悬吊制动,选择镇静止痛药物,也可做肩胛上神经封闭治疗。

(2)慢性期可在止痛的前提下做适当功能锻炼,防止关节挛缩加重。

(3)功能恢复期,要坚持有效的关节功能锻炼,如爬墙训练、弯腰垂臂做前后、左右钟摆式运动、滑车带臂上举运动等(见图 4-1)。

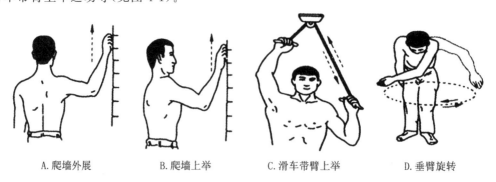

| A. 爬墙外展 | B. 爬墙上举 | C. 滑车带臂上举 | D. 垂臂旋转 |

图 4-1　功能锻炼

（二）手术治疗

手术治疗适用于冻结期患者,重度关节挛缩严重影响关节功能,经非手术治疗无效,可手术剥离粘连,松解关节囊。

六、护理要点

（一）日常生活能力的训练

肩周炎疼痛缓解后,要指导患者进行日常生活能力的训练。

（二）功能锻炼

肩关节功能锻炼要贯穿治疗全过程,早期以被动活动为主,保持肩关节活动度。恢复期以主动锻炼肩关节为主,制订合理训练计划,坚持锻炼,争取最大限度恢复肩关节功能。

（侯　楠）

第四节　脊　柱　骨　折

一、疾病概述

（一）概念

脊柱骨折又称脊椎骨折,占全身各类骨折的 $5\%\sim6\%$ 。脊柱骨折可以并发脊髓或马尾神经损伤,特别是颈椎骨折-脱位合并有脊髓损伤时能严重致残甚至使患者丧失生命。

（二）相关病理生理

脊柱分为前中后三柱。中柱和后柱包裹了脊髓和马尾神经,该区的损伤可以累及神经系统,特别是中柱损伤,碎骨片和髓核组织可以突入椎管的前半部而损伤脊髓。胸腰段脊柱（$T_{10}\sim L_2$）处于两个生理弧度的交汇处,是应力集中之处,也是常见骨折之处。

（三）病因与诱因

脊柱骨折的主要原因是暴力,多数由间接暴力引起,少数因直接暴力所致。当从高处坠落时,头、肩、臀或足部着地,地面对身体的阻挡使身体猛烈屈曲,所产生的垂直分力可导致椎体压缩性骨折,水平分力较大时则可同时发生脊椎脱位。直接暴力所致的脊椎骨折,多见于战伤、爆炸伤、直接撞伤等。

1.病理和分类

暴力的方向可以通过 X、Y、Z 轴牵拉和旋转;在 X 轴上有屈、伸和侧方移动;在 Z 轴上则有侧屈和前后方向移动。因此,胸腰椎骨折和颈椎骨折分别可以有 6 种类型损伤。

2.胸、腰椎骨折的分类

（1）单纯性楔形压缩性骨折:脊柱前柱损伤,椎体成楔形,脊柱仍保持稳定。

（2）稳定性爆破型:前柱、中柱损伤,通常是高处坠落时,脊柱保持正直,胸腰段脊柱的椎体因受力、挤压而破碎;后柱不损伤,脊柱稳定。但破碎的椎体与椎间盘可突出于椎管前方,损伤脊髓而产生神经症状。

(3)不稳定性爆破型:前柱、中柱、后柱同时损伤,由于脊柱不稳定,可出现创作后脊柱后突和进行性神经症状。

(4)钱斯(Chance)骨折:椎体水平状撕裂性损伤,如从高空仰面落下,背部被物体阻挡,脊柱过伸,椎体横形裂开,脊柱不稳定。

(5)屈曲-牵拉型:前柱部分因受压缩力而损伤,而中柱、后柱同时因牵拉的引力而损伤,造成后纵韧带断裂,脊椎关节囊破裂,关节突脱位,半脱位或骨折,是潜在性不稳定型骨折。

(6)脊柱骨折-脱位:又名移动性损伤,脊柱沿横面移位,脱位程度重于骨折,此类损伤较严重,伴脊髓损伤,预后差。

3.颈椎骨折的分类

(1)屈曲型损伤:前柱因受压缩力而损伤,而后柱因牵拉的张力而损伤,前方半脱位(过屈型扭伤),后柱韧带完全或不完全性破裂。完全性者可有棘突上韧带、棘间韧带、脊椎关节囊破裂和横韧带撕裂。不完全性者仅有棘上韧带和部分棘间韧带撕裂。双侧脊椎间关节脱位,因过度屈曲,中后柱韧带断裂,脱位的关节突超越至下一个节段小关节的前方与上方。大多数患者伴有脊髓损伤。单纯椎体楔形(压缩性)骨折较常见,除椎体压缩性骨折外,还有不同程度的后方韧带结构破裂。

(2)垂直压缩损伤:多数发生于高空坠落或高台跳水者。第1颈椎双侧前、后弓骨折,也称杰斐逊(Jefferson)骨折。爆破型骨折,颈椎椎体粉碎骨折,多见于第 C_5、C_6 椎体。破碎的骨折片可凸向椎管内,瘫痪发生率高达80%。

(3)过伸损伤:过伸性脱位,前纵韧带破裂,椎体横行裂开,椎体向后脱位。损伤性枢椎椎弓骨折,暴力来自颏部,使颈椎过度仰伸,枢椎椎弓垂直状骨折。

(4)齿状突骨折:机制不清,暴力可能来自水平方向,由前向后经颅骨至齿状突。

(四)临床表现

患者有严重的外伤史,如高空坠落、重物撞击腰背部、塌方事件被泥土、矿石掩埋等。胸腰椎损伤后,主要症状为局部疼痛、站立及翻身困难。腹膜后血肿刺激了腹腔神经节,合并肠蠕动减慢,常出现腹痛、腹胀甚至肠麻痹症状。

检查时要详细询问病史、受伤方式、受伤时姿势、伤后有无感觉及运动障碍,注意有无多发伤,多发伤患者往往合并有颅脑、胸、腹脏器的损伤。要先处理紧急情况,抢救生命。检查脊柱时暴露面应足够,必须用手指从上至下逐个按压棘突,如发现位于中线部位局部肿胀和明显的局部压痛,提示后柱已有损伤;胸腰段脊柱骨折常可摸到后凸畸形。

(五)辅助检查

1.影像学检查

(1)X线检查:有助于明确脊椎骨折的部位、类型和移位情况。

(2)CT检查:用于检查椎体的骨折情况,椎管内有无出血及碎骨片。

(3)MRI检查:有助于观察及确定脊髓损伤的程度和范围。

2.肌电图

肌电图可测量肌的电传导情况,鉴别脊髓完整性的水平。

3.实验室检查

除常规检查外,血气分析检查可判断有通气不足危险患者的呼吸状况。

(六)治疗原则

1.抢救生命

脊柱损伤患者伴有颅脑、胸、腹脏器损伤或并发休克时,首先处理紧急问题,抢救生命。

2.卧硬板床

胸腰椎骨折和脱位,单纯压缩骨折椎体压缩不超过 1/3 者,可仰卧于木板床,在骨折部加枕垫,使脊柱过伸。

3.复位固定

较轻的颈椎骨折和脱位者用枕颌带做卧位牵引复位;明显压缩移位者做持续颅骨牵引复位。牵引重量 3～5 kg,复位后用头颈胸支具固定 3 个月。胸腰椎复位后用腰围支具固定,也可用两桌法或双踝悬吊法复位,复位后不稳定或关节交锁者,可手术治疗,做植骨和内固定。

4.腰背肌锻炼

胸腰椎单纯压缩骨折,椎体压缩不超过 1/3 者,在受伤后 1～2 天开始进行,利用背伸肌的肌力及背伸姿势,使脊柱过伸,借椎体前方的前纵韧带和椎间盘纤维环的张力,使压缩的椎体自行复位,恢复原形。严重的胸、腰椎骨折和骨折脱位,可通过腰背肌功能锻炼,使骨折获得一定程度的复位。

二、护理评估

(一)一般评估

1.健康史

(1)一般情况:了解患者的年龄、职业特点、运动爱好、日常饮食结构、有无酗酒等。

(2)受伤情况:了解患者受伤的原因、部位和时间,受伤时的体位、症状和体征,搬运方式、现场及急诊室急救情况,有无昏迷史和其他部位复合伤等。

(3)既往史与服药史:有无脊柱受伤或手术史。

2.生命体征与意识

评估患者的呼吸、血压、脉搏、体温及意识情况,包括呼吸形态、节律、频率、深浅、呼吸道是否通畅、患者能否有效咳嗽和排除分泌物;有无心动过缓和低血压;有无出汗,患者皮肤的颜色、温度;有无体温调节障碍。对伴有颅脑损伤的患者,可用格拉斯哥昏迷量表评估患者的意识情况。评估患者的排尿和排便情况,患者有无尿潴留或充盈性尿失禁;尿液颜色、量和比重;有无便秘或大便失禁。

3.患者主诉

受伤的时间、原因和部位,受伤时的体位、症状和体征,搬运方式,现场及急诊室急救的情况,有无昏迷史和其他部位的合并伤。患者既往健康情况,有无脊柱受伤或手术史,近期有无因其他疾病而服用药物,应用剂量、时间和疗程。

4.相关记录

疼痛评分、全身皮肤及其他外伤情况。

(二)身体评估

1.视诊

受伤部位有无皮肤组织破损,局部肤色和温度,有无活动性出血及其他复合性损伤的迹象。

2.触诊

评估患者的感觉和运动情况,患者的痛、温、触及位置觉的丧失平面及程度。

3.叩诊

叩诊评估患肢神经反射是否正常。

4.动诊

肢体感觉,活动和肌力的变化,双侧有无差异,有无腹胀和麻痹性肠梗阻征象。

(三)心理、社会评估

评估患者有无恐惧、紧张心理;评估患者和亲属对疾病的心理承受能力和对相关康复知识的认知程度,家庭及社会支持情况。

(四)辅助检查阳性结果评估

评估患者的影像学检查和实验室检查结果有无异常,以帮助判断病情和预后。

(五)治疗效果的评估

1.术前评估要点

(1)术前实验室检查结果评估:血常规、血生化、腰椎片、心电图等。

(2)术前术区皮肤、饮食、肠道、用药准备情况。

(3)患者准备:评估患者对手术过程的了解程度,有无过度焦虑或者担忧;对预后的期望值等。

2.术后评估要点

(1)生命体征的评估:术后 24 小时内,密切观察生命体征的变化,进行床边心电监护,每 30 分钟至1 小时记录一次,观察有无因术中出血、麻醉等引起血压下降。

(2)体位评估:是否采取正确的体位,以保持脊柱功能位及舒适为标准。

(3)术后感觉、运动和各项功能恢复情况。

(4)功能锻炼情况,如患者是否按计划进行功能锻炼及有无活动障碍引起的并发症出现。

三、主要护理诊断

(一)有皮肤完整性受损的危险

皮肤受损与活动障碍和长期卧床有关。

(二)潜在并发症

潜在并发症,如脊髓损伤。

(三)有失用综合征的危险

失用综合征与脊柱骨折长期卧床有关。

四、护理措施

(一)病情观察与并发症预防

1.脊髓损伤的观察和预防

观察患者肢体感觉、运动、反射和括约肌功能是否随着病情发展而变化,及时发现脊髓损伤征象,报告医生并协助处理。尽量减少搬动患者,搬运时保持患者的脊柱中立位,以免造成或加重脊髓损伤。对已发生脊髓损伤者做好相应护理。

2.疼痛护理

及时评估患者疼痛程度,遵医嘱给予止痛药物。

3.预防压疮

(1)定时翻身:间歇性解除压迫是有效预防压疮的关键,故在卧床期间,应每2~3小时翻身一次。翻身时采用轴线翻身法,胸腰段骨折者双臂交叉放于胸前,两护士分别托扶患者肩背部和腰腿部,翻至侧卧位;颈段骨折者还需一人托扶头部,使其与肩同时翻动。患者自行翻身时,应先挺直腰背部再翻身,以利用绷紧的躯干肌肉形成天然内固定夹板。侧卧时,患者背后从肩到臀用枕头抵住,以免胸腰部脊柱扭转,上腿屈髋屈膝而下腿伸直。两腿间垫枕以防髋内收。颈椎骨折患者不可随意低头、抬头或转动颈部,遵医嘱决定是否垫枕及枕头放置位置。避免在床上拖拽患者,以减少局部皮肤剪切力。

(2)合适的床铺:床单清洁干燥和舒适,有条件的可使用特制翻身床、明胶床垫、充气床垫、波纹气垫等,注意保护骨突出部位,使用垫枕将各肢体保持良肢位并使骨突部位悬空,定时对受压的骨突部位进行按摩。保持个人清洁卫生和床单清洁干燥。

(3)增加营养:保证足够的营养素摄入,提高机体抵抗力。

4.牵引护理

(1)颅骨牵引时,每班检查牵引,并拧紧螺母,防止牵引弓脱落。

(2)牵引重锤保持悬空,不可随意增减或移去牵引重量,定期测量下肢的长度和力线,以免造成过度牵引和骨端旋转。

(3)注意牵引针是否有移位,若有移位应消毒后调整。

(4)保持对抗牵引力:颅骨牵引时,应抬高床头,若身体移位,抵住了床头,及时调整,以免失去反牵引作用。

(5)告知患者和家属,牵引期间牵引方向与肢体方向应成直线,以达到有效牵引。

(二)饮食

给予患者高热量、高蛋白、高纤维素、高钙、富含维生素及果胶成分的饮食,如牛奶、鸡蛋、海米、虾皮、鱼汤、骨头汤、新鲜蔬菜和水果等。

(三)用药护理

了解药物不良反应,对症处理用药时观察其用药后效果,根据疼痛程度使用止痛药,并评估不良反应。

(四)心理护理

向患者和家属解释骨折的愈合是一个循序渐进的过程,充分固定能为骨折断端连接提供良好的条件。正确的功能锻炼可以促进断端生长愈合和患肢功能恢复。鼓励患者表达自己的思想,减轻患者及其家属的心理负担。

(五)健康教育

1.指导功能锻炼

脊柱损伤后,长期卧床可导致失用综合征,故应根据骨折部位、程度和康复治疗计划,指导和鼓励患者早期活动和功能锻炼。单纯压缩骨折患者卧床3天后开始腰背部肌肉锻炼,开始臀部左右活动,然后要求患者做背伸动作,使臀部离开床面,随着腰背肌力量的增加,臀部离开床面的高度也逐渐增高。2个月后骨折基本愈合,第3个月可以下地少量活动,但仍以卧床休息为主。3个月后逐渐增加下地活动时间,除了腰背肌锻炼,还应定时进行全身各个关节的全范围被动或主动活动,每天数次,以促进血液循环,预防关节僵硬和肌萎缩。鼓励患者适当进行日常活动能力的训练,以满足其生活需要。

2.复查

告知患者及家属若局部疼痛明显加重,或不能活动,应立即到医院复查并评估功能恢复情况。

3.安全指导

指导患者及家属评估家庭环境的安全性,妥善放置可能影响患者活动的障碍物。

五、护理效果评估

(1)患者是否主诉骨折部位疼痛减轻或消失,感觉舒适。

(2)患者皮肤是否保持完整,能否避免压疮发生。

(3)能否避免脊髓损伤等并发症的发生,一旦发生,能否及时发现和处理。

(4)患者在指导下能否按计划进行有效的功能锻炼,能否避免失用综合征的发生。

(侯　楠)

第五节　骨　盆　骨　折

在多发性损伤中,骨盆骨折多见。除颅脑损伤外,骨盆骨折也是常见的致死原因,其病死率可高达20％,主要致死原因是由血管损伤引起的难以控制的大出血及并发的脂肪栓塞,或由于腹内脏器、泌尿生殖道损伤和腹膜血肿继发感染所产生的严重败血症和毒血症。骨盆骨折合并神经损伤,日后也可能影响患者的肢体、膀胱、直肠功能和性功能。故骨折脱位的早期复位固定,辅以正确的护理不仅有助于控制出血,减少并发症,也有利于功能康复。

一、解剖生理

(一)骨盆

骨盆是由骶骨、尾骨和两侧髋骨(髂骨、耻骨和坐骨)连接而成的坚强骨环,形如漏斗。两髂骨与骶骨构成骶髂关节,髋臼与股骨头构成髋关节,两侧耻骨借纤维软骨构成耻骨联合,三者均有坚强的韧带附着。骨盆是躯干与下肢连接的桥梁,有承上启下、保护盆腔脏器和传递重力的功能。骨盆分为前后两部,后方有两个负重的主弓,一是在站立位时由两侧髋臼斜行向上通过髂骨增厚部到达骶髂关节与对侧相交而成,称骶股弓,此弓站立时支持体重;二是由两侧坐骨结节向上经髋骨后部至骶髂关节与对侧相交而成,称骶坐弓,在直立位或坐位时承受体重。此二弓较坚固,不易骨折。前方上下各有1个起约束稳定作用的副弓,称连接弓,由双侧耻骨相连合,上束弓经耻骨体及耻骨上支,防止骶股弓分离;下束弓经耻骨下支及坐骨下支支持骶坐弓,防止骨盆向两侧分开。副弓远不如主弓坚强有力,受外伤时副弓必先分离或骨折。当负重主弓骨折时,副弓大多同时骨折(耻骨联合分离时可无骨折)。

(二)骨盆外围

骨盆外围是上身与下肢诸肌的起止处,如后方有臀部肌肉附着(臀大肌、臀中肌、臀小肌);坐骨结节处有二头肌、半腱肌、半膜肌附着;缝匠肌起于髂前上棘,股直肌抵止于髂前下棘;在耻骨支、坐骨支及坐骨结节处有内收肌群附着。骨盆的上方,在前侧有腹直肌、腹内斜肌、腹横肌分别止于耻骨联合、耻骨结节和髂嵴上;在后侧有腰方肌抵止于髂嵴。这些肌肉的急骤收缩均可引起附着点的撕脱骨折,同时也是骨盆骨折发生移位的因素之一。

(三)盆腔内

盆腔内的主要血管与骨盆的关系密切,耻骨上支前后方各有髂外动、静脉及闭孔动、静脉经过,耻骨下支、坐骨支内缘有阴部内动、静脉经过,当耻骨、坐骨骨折或耻骨联合分离时,上述血管由于贴近骨面易受损伤;髋臼窝处有闭孔动、静脉经过,髋臼骨折或中心型脱位时可伤及此血管;骨盆后段的骶髂关节周围有髂内动、静脉及其主要分支,如臀上动、静脉经坐骨切迹到髂骨后面,骶外侧动脉走在骶骨前面,髂腹动、静脉越过骶髂关节到髂骨前面,髂内动、静脉壁支紧靠盆壁行走,此段血管排列稠密,骨折时常引起损伤,如伴骶髂关节脱位则髂腰动、静脉的分支最易撕裂。骨盆对盆腔内的内脏器官和组织(如膀胱、直肠、输尿管、性器、血管和神经)有保护作用,严重的骨盆骨折除影响负重功能外,常引起血管神经的损伤,尤其是大量出血会造成休克,盆腔脏器破裂可造成腹膜炎而危及生命。

二、病因

骨盆骨折多由强大的外力所致,也可通过骨盆环传达暴力而发生他处骨折,如车轮碾轧碰撞、房屋倒塌、矿井塌方、机械挤压等外伤。由于暴力的性质、大小和方向的不同常可引起各种形式的骨折或骨折脱位。

(1)前后方向的暴力主要作用于骶骨和耻骨,在外力作用下,骨盆前倾,既增加了负重弓前份的宽度,骶髂关节接触面又更加紧密,加之其后部有非常坚强的韧带,故常造成耻骨下支双侧骨折、耻骨联合分离,并发骶髂关节脱位、骶骨骨折和髂骨骨折等,引起膀胱和尿道损伤。

(2)侧方暴力挤压骨盆可造成耻骨单侧上下支骨折、坐骨上下支骨折、耻骨联合分离、骶髂关节分离、骶骨纵形骨折、髂骨翼骨折。

(3)间接传导暴力经股骨头作用于髋臼时,还可引起髋臼骨折,甚至发生髋关节中心型脱位,与骶髂关节平行的剪式应力则可导致该关节的后上脱位。

(4)牵拉伤,如急剧的跑跳,肌肉强力收缩,会引起肌肉附着点撕脱性骨折,常发生在髂前上棘和坐骨结节处。

(5)直接暴力,如由高处坠落、滑倒时,臀部着地可引起尾骨骨折或脱位、骶骨横断骨折。

三、分类

骨盆骨折的严重性,取决于骨盆环的破坏程度及是否伴有盆腔内脏、血管、神经的损伤。因此,在临床上可将骨盆骨折分为两大类:稳定型和不稳定型。

(一)稳定型骨折

稳定型骨折指骨折线走向不影响负重,骨盆整个环形结构未遭破坏的骨折,其中包括不累及骨盆环的骨折,如髂骨翼骨折,一侧耻骨支或坐骨支骨折,髂前上、下棘或坐骨结节处撕脱骨折,骶骨裂纹骨折或尾骨骨折脱位。

(二)不稳定型骨折与脱位

不稳定型骨折与脱位指骨盆环的连接性遭到破坏,至少有前后两处骨折或骶髂关节松弛、脱位、骨折错位、骨盆变形,如耻骨或坐骨上、下支骨折伴耻骨联合分离,耻骨或坐骨上、下支骨折伴骶髂关节错位,耻骨联合分离并骶髂关节错位等。上述骨折共同的特点是不稳定。骨折同时发生在耻骨及髂骨部,将骨盆纵向分裂为两半,半侧骨盆连同下肢向后上移位,造成畸形和肢体短缩,导致晚期活动和负重功能严重障碍,而且常伴有其他骨折或内脏损伤,尤以尿道、膀胱损伤多见,也可发生盆腔大血管或肠道损伤,产生严重后果,治疗时需要针对不同情况进行处理。

四、临床表现

患者有明显的外伤史,伤后局部疼痛、肿胀、瘀斑。骨盆骨折多由强大暴力造成,可合并有膀胱、尿道、直肠及血管神经损伤而造成大出血。因此,常有不同程度的休克表现。单处骨折骨盆环保持完整者,除局部有压痛外,多无明显症状,其他较重的骨折,如造成骨盆环的完整性被破坏,患者多不能翻身、坐起或站立,下肢移动时疼痛加重。局部肿胀、皮下瘀斑及压痛明显。在骶髂关节脱位时,患侧髂后上棘较健侧明显凸起,并较健侧为高,与棘突侧间距离也较健侧缩短,从脐到内踝的长度较患侧缩短。交叉量诊对比测量两侧肩峰至对侧髂前上棘之间的距离,可发现变短的一侧骶髂关节错位或耻骨联合分离,或骨折向上移位。骨盆挤压试验和分离试验时在骨折处出现疼痛。尾骨骨折或脱位可有异常活动和纵向挤压痛,肛门指诊能摸到向前移位的尾骨。X 线检查可显示骨折类型和移位情况,可拍摄左、右 45°斜位片及标准前后位片,必要时做 CT 检查。

五、治疗原则

(一)稳定性骨盆骨折的治疗

1.单纯前环耻骨支、坐骨支骨折

不论是单侧或双侧,除个别骨折块游离突出于会阴部皮下,需手法推挤到原位,以免影响坐骑之外,一般不需整复。卧硬板床休息,对症治疗,3～4 周即可下床活动。

2.撕脱性骨折

撕脱性骨折患者需改变体位,松弛牵拉骨折块的肌肉,有利于骨折块的稳定和愈合。如髂前上、下棘撕脱骨折,可在屈膝屈髋位休息 3～4 周即可下床活动;坐骨结节骨折,可在伸髋屈膝位休息 4～6 周下床锻炼。

3.尾骨骨折移位

尾骨骨折移位可通过肛门内整复,如遗留疼痛或影响排便者,可行切除术。

(二)不稳定性骨折的治疗

对不稳定性骨折的治疗,关键在于整复骶髂关节脱位和骨盆骨折的变位,最大限度地恢复骨盆环的原状。治疗方法应根据骨折脱位的不同类型,采取相应手法,配合单相或双相牵引,或用外固定架、石膏短裤、沙袋垫挤等综合措施来保证复位后的稳定和愈合。

(1)单纯耻骨联合分离,分离轻者用侧方对挤法使之复位,两侧髂骨翼外侧放置沙袋保持固定。分离宽者,用上法复位后再用布兜悬吊以维持对位,或用多头带固定即可。

(2)骶髂关节脱位合并骶骨骨折或髂骨翼骨折,半侧骨盆向上移位而无髂翼内、外翻者,可在牵拉下手法复位,并配合同侧踝上牵引或皮牵引,重量为 10～15 kg。维持牵引重量不宜过早减轻,以免错位,8 周拆除牵引,下床锻炼。

(3)骶髂关节脱位并髂翼骨折外翻变位者,手法复位后行单向下肢牵引即可。

（4）髂翼骨折外翻变位并耻骨联合分离,骶髂关节无后上脱位者,可用骨盆夹固定;耻骨上、下支或坐骨上、下支骨折伴同侧骶髂关节错位,或耻骨联合分离并一侧骶髂关节错位者,复位后多不稳定,除用多头带固定外,患肢需用皮牵引或骨牵引,床尾抬高,如错位严重行骨牵引者,健侧需用一长石膏裤做反牵引,一般牵引时间为 6～8 周。

（5）髋臼骨折并股骨头中心型脱位,采用牵伸扳拉复位法和牵引复位法,牵引固定 6～8 周方可解除。

六、护理

（一）护理要点

（1）骨盆骨折一般出血较多,且多伴有休克征象。患者急诊入院时,病情急,变化快。接诊人员首先应迅速、敏捷、沉着冷静地配合抢救,及时测量血压、脉搏以判断病情,同时输氧、建立静脉通道,并备好手套、导尿包、穿刺针等,以便待病情稳定后配合医生检查腹部、尿道、会阴及肛门。若患者有膀胱、尿道、直肠、血管损伤,需要紧急手术处理,护士应迅速做好术前准备:备皮、留置尿管、配血、抗休克、补充血容量、做各种药物过敏试验。操作时动作要轻柔,以免加重损伤,同时要给患者以心理安慰,解除其紧张恐惧情绪。对病情较轻者,除密切观察生命体征的变化外,还要注意腹部、排尿、排便等情况,警惕发生隐匿性内脏损伤。

（2）牵引治疗期间,要观察患者的体位、牵引重量和肢体外展角度,保证牵引效果,要将患者躯干、骨盆、患肢的体位联系起来观察。要求躯干要放平,骨盆要摆正,脊柱与骨盆要垂直。同时要注意倾听患者的主诉,如牵引针眼疼痛、牵引肢体麻木、足部背伸无力等,警惕因循环障碍而导致的缺血性痉挛,或因腓总神经受压而致的足下垂发生。

（3）预防并发症,长期卧床患者要加强基础护理,预防褥疮及呼吸、泌尿系统并发症发生。尤其是年老体弱者,长期卧床,呼吸变浅,分泌物不易排出,容易引起坠积性肺炎及排尿不全,尿渣沉淀。要鼓励患者加强深呼吸,促进血液循环。病情允许者,利用牵引架向上牵拉抬起上身,有助于排净膀胱中尿液。

（二）护理问题

（1）患者有腹胀、排便困难或便秘的可能。

（2）患者有发生卧床并发症的可能。

（3）患者活动受限,自理能力下降。

（4）患者有骨折再移位的可能。

（5）患者体质下降。

（6）患者不了解功能锻炼方法。

（三）护理措施

（1）由于腹膜后血肿的刺激,造成肠麻痹或自主神经功能紊乱,可导致腹胀、排便困难或便秘,加之患者长期卧床,肠蠕动减弱,也可引起便秘。①鼓励患者多食富含粗纤维的蔬菜、水果,必要时服用麻仁润肠丸、果导片等缓泻剂;②在排除内出血情况下,可行腹部热敷,并做环形按摩,以促进肠蠕动,按摩时动作要轻柔,不可用力过猛过重;③通过暂禁食、肛管排气,必要时胃肠减压以减轻肠胀气,逐步恢复胃肠功能。

（2）骨盆骨折后需要牵引、固定,卧床时间长,易发生褥疮、肺部及泌尿系统感染等并发症,应予以积极预防。

(3)由于骨折的疼痛或牵引固定,患者活动功能明显受到限制,给生活起居带来诸多不便。①对于轻患者或有急躁情绪者,应讲明卧床制动的重要性和必要性,以及早期活动的危害,取得患者的配合;②主动关心患者,帮助患者解决饮食、生活起居所需,鼓励患者安心养病。

(4)预防骨折再移位的发生。①每天晨晚间护理时检查患者的卧位与牵引装置,及时调整患者因重力牵引而滑动的体位、外展角度,保持脊柱放平,骨盆摆正,肢体符合牵引力线;②指导并教会患者床上排便的方法,避免因抬臀坐便盆而致骨折错位;③告知患者保持正确卧位的重要性以及扭动、倾斜上身的危害,取得患者配合。

(5)因出血量多,卧床时间长,气虚食少,营养不足,患者体质下降。①做好饮食指导,给予患者高热量、高营养饮食,早期宜食清淡之牛奶、豆腐、大枣米汤、水果和蔬菜,后期给予患者鸡汤、排骨汤、牛羊肉、核桃、桂圆等;②每天2次做口腔护理,以增进食欲;③病情稳定后可指导患者床上练功活动,如扩胸、举臂等上肢活动,以促进血液运行,增强心肺功能;每天清晨醒后叩齿、鼓漱、咽津,以刺激胃肠蠕动。

(6)指导患者进行功能锻炼。①无移位骨折:单纯耻骨支或髂骨无移位骨折又无合并伤,仅需卧床休息者,取仰卧与侧卧交替(健侧在下),早期可在床上做股四头肌舒缩、提肛训练及患侧踝关节跖屈背伸活动。伤后1~2周可指导患者练习半坐位,做屈膝屈髋活动。3周后可根据患者情况指导其下床站立、行走,并逐渐加大活动量。四周后经拍片证明临床愈合者可练习正常行走及下蹲。②对耻骨上、下支骨折合并骶髂关节脱位,髂骨翼骨折或骶髂关节脱位合并耻骨联合分离者,取仰卧硬板床。早期可根据情况活动上肢,禁盘腿、侧卧,以防骨盆变形。2周后可进行股四头肌等长收缩及踝关节的跖屈背伸活动,每天推拿2次髌骨,以防关节强直。4周后可做膝、髋关节的被动伸屈活动,动作要缓慢,幅度由小到大,逐渐过渡到主动活动。6~8周去除固定后,可先试行扶拐不负重活动,经X线摄片显示骨折愈合后,可逐渐练习扶拐行走。

(四)出院指导

(1)对于轻症无移位骨折回家疗养者,要告知患者卧床休息的重要性,禁止患者早期下床活动,防止发生移位。

(2)对耻骨联合分离而要求回家休养的患者,要教会其家属正确使用骨盆兜,或掌握沙袋对挤的方法,以及皮肤护理和会阴部清洁的方法,防止压疮和感染,禁止侧卧。

(3)临床愈合后出院的患者,要继续坚持功能锻炼。

(4)加强营养,以补虚弱之躯,促进早日康复。

(侯 楠)

第六节 四 肢 骨 折

一、概述

四肢骨折包括上肢骨折、下肢骨折,常见的有锁骨骨折、肱骨干骨折、肱骨髁上骨折、尺桡骨骨折、股骨颈骨折、股骨干骨折、胫腓骨骨折等。

(一)护理评估

1.术前评估

(1)健康史。①一般情况:患者的年龄、职业特点、运动爱好、日常饮食结构、有无酗酒等。②受伤情况:了解患者受伤的原因、部位和时间,受伤时的体位和环境,外力作用的方式、方向和性质,伤后患者功能障碍、伤情发展情况及急救处理经过等。③既往史:重点了解与骨折愈合有关的因素,如患者有无骨质疏松、骨折、骨肿瘤病史或手术史。④服药史:患者近期有无服用激素类药物及药物过敏史等。

(2)身体状况。①全身:评估患者有无威胁生命的严重并发症,观察意识和生命体征,观察有无低血容量性休克的症状。②局部:评估患者骨折部位及关节活动范围,有无骨折局部特有特征和一般表现;皮肤是否完整,开放性损伤的范围、程度和污染情况。③有无其他并发症。

(3)心理及社会因素:患者的心理状态取决于损伤的范围和程度。多发性损伤患者多数住院和手术治疗,由此形成的压力影响患者和家庭成员的心理状态和相互关系。故应评估患者和家属的心理状态、家庭经济情况及社会支持系统。

(4)辅助检查:评估患者的影像学和实验室检查结果,以帮助判断病情和预后。

2.术后评估

(1)固定情况:评估切开复位固定术是否维持有效状态。

(2)并发症:评估术后是否出现并发症。

(3)康复程度:患者是否按照计划进行功能锻炼,功能恢复情况及有无活动功能障碍引起的并发症。

(4)心理状态和认知程度:评估患者对康复训练和早期活动是否配合,对出院后的继续治疗是否了解。

(二)常见护理诊断/问题

1.有周围神经血管功能障碍的危险

周围神经血管功能障碍与骨和软组织创伤、石膏固定不当有关。

2.疼痛

疼痛与骨折、软组织损伤、肌痉挛和水肿有关。

3.有感染的危险

感染与组织损伤、开放性骨折、牵引或应用外固定架有关。

4.潜在并发症

潜在并发症包括休克、肌萎缩、关节僵硬、骨筋膜室综合征、深静脉血栓形成等。

(三)护理目标

(1)维持正常的组织灌注,皮肤温度和颜色,末梢动脉搏动。

(2)患者疼痛逐渐减轻直至消失,感觉舒适。

(3)患者未发生骨或软组织感染等并发症。

(4)患者能独立行走或借助助行器行走,能自我护理并掌握功能锻炼和康复知识。

(四)护理措施

1.现场急救

(1)抢救生命:骨折患者,尤其是严重骨折者,往往合并其他组织和器官的损伤,应检查患者全身情况,首先处理休克、昏迷、呼吸困难、窒息或大出血等可能威胁患者生命的紧急情况。

(2)包扎止血:绝大多数伤口出血可用加压包扎止血。大出血出血时可用止血带止血,最好使用充气止血带,并应记录所用压力和时间。止血带应每40~60分钟放松1次,放松时间以局部血流恢复、组织略有新鲜渗血为宜。若骨折端已戳出伤口并已污染,但未压迫重要血管或神经,则不应现场复位,以免将污染物带到伤口深处。若在包扎时骨折端自行滑入上口内,应做好记录,以便入院后清创时进一步处理。

(3)妥善固定:凡疑有骨折者均应按骨折处理。对闭合性骨折者,在急救时不必脱去患肢的衣裤和鞋袜,肿胀严重者可用剪刀剪开衣袖和裤脚。骨折有明显畸形,并有穿破软组织或损伤附近重要血管、神经的危险时,可适当牵引患肢,使之变直后再行固定。

(4)迅速转运:患者经初步处理后,应尽快转运至就近医院进行治疗。

2.一般护理

(1)疼痛护理:根据疼痛原因进行对症处理。对于因创伤骨折引起的疼痛,现场急救中给予临时固定可缓解疼痛。对于因伤口感染引起的疼痛,应及时清创并应用抗生素治疗。疼痛较轻时可鼓励患者听音乐或看电视转移注意力。疼痛严重时遵医嘱给予止痛药。

(2)患肢缺血护理:骨折局部内出血、包扎过紧、不正确使用止血带或患肢严重肿胀等原因均可导致患肢血液循环障碍,应严密观察肢端有无剧痛、麻木、皮温降低、皮肤苍白或青紫、脉搏减弱或消失等血液灌注不足的表现,一旦出现应对因对症处理。

(3)并发症的观察和预防:观察患者意识、生命体征、患肢远端感觉、运动和末梢血液循环等,若发现骨折早期和晚期并发症,应及时报告医生,采取相应处理措施。

(4)心理护理:向患者及家属解释,骨折的愈合是一个循序渐进的过程,充分固定能为骨折断端连接提供良好的条件,正确的功能锻炼可以促进断端生长愈合和患肢功能恢复。对骨折可能遗留残疾的患者,应鼓励患者表达自己的思想,减轻患者及家属的心理负担。

(5)生活护理:指导患者在患肢固定期间进行力所能及的活动,为其提供必要的帮助,如协助进食、进水和翻身等。

(6)加强营养:指导患者进食高蛋白、高维生素、高热量的食物,多饮水。

(五)健康教育

1.安全指导

指导患者及家属评估家庭环境的安全性,妥善放置可能影响患者活动的障碍物,如散放的家具,指导患者安全使用步行辅助器械或轮椅,患者进行行走练习时需有人陪伴,以防跌倒。

2.功能锻炼

告知患者出院后坚持功能锻炼的意义和方法。指导家属协助患者完成各种活动。

3.复查

告知患者,若发生骨折远端肢体肿胀或疼痛明显加重,肢体感觉麻木、肢端发凉,夹板、石膏或外固定器松动等,立即到医院复查并评估功能恢复情况。

(六)护理评价

(1)患者主诉骨折部位疼痛减轻或消失,感觉舒适。

(2)患者肢端维持正常的组织灌注,皮肤温度和颜色正常,末梢动脉搏动有力。

(3)患者出现并发症时被及时发现和处理。

二、锁骨骨折

锁骨是上肢与躯干的连接和支撑装置,呈S形。中外1/3是锁骨的力学薄弱部,骨折时容易受损。锁骨后方有锁骨下血管、臂丛神经,骨折可损伤这些血管、神经。

(一)病因与发病机制

锁骨骨折多数病例由间接暴力引起,多见于侧方摔倒时,肩、手或肘部着地,力传导至锁骨,发生斜形或横形骨折。直接暴力可由胸上方撞击锁骨,导致粉碎性骨折,较少见。骨折后若移位明显,可引起臂丛神经及锁骨下血管的损伤。

(二)临床表现

锁骨骨折后,出现肿胀、瘀斑和局部压痛,为减少肩部活动导致的疼痛,患者常用健手托住肘部,头部偏向患侧,以减轻胸锁乳突肌牵拉骨折近端而导致疼痛。查体时,常有局限性压痛和骨摩擦感。

(三)实验室及其他检查

上胸部的正位和45°斜位 X 线检查可发现骨折移位情况,CT 扫描可查锁骨外端关节面。

(四)诊断要点

根据物理学检查和临床症状,可对锁骨骨折做出诊断,对于无移位骨折或儿童的青枝骨折,单靠物理检查有时难以做出正确诊断,须经 X 线或 CT 进一步检查。

(五)治疗要点

1.非手术治疗

对于儿童的青枝骨折及成人的无移位骨折,可不做特殊治疗,采用三角巾悬吊患肢3~6周;对于成人有移位的中段骨折,采用手法复位后横形"8"字绷带固定 6~8 周。

2.手术治疗

当骨折移位明显,手法复位困难,有骨片刺入深部组织时,手法复位可能造成严重后果,手法复位失败,对肩部活动要求高者,多采取手术治疗。切开复位时,根据骨折部位、类型及移位情况选择钢板、螺钉或克氏针进行固定。

(六)护理要点

1.保持有效的护理

横形"8"字绷带或锁骨带固定者,宜睡硬板床,采取平卧或半卧位,使两肩外展后伸。同时,护理人员要观察这类患者皮肤的颜色,如皮肤苍白发紫、温度降低、感觉麻木,提示绷带固定较紧。要尽量使患者双肩后伸外展,并双手叉腰,症状一般能缓解,若不缓解应调整绷带。

2.健康指导

(1)功能锻炼:骨折复位 2~3 天后可开始做掌指关节、腕肘关节的旋转舒缩等主动活动。受伤 4 周后,外固定被解除,此期功能锻炼的常用的方法有关节牵伸活动,肩的内外摆动,手握小杠铃做肩部的前上举、侧后举和体后上举。

(2)出院指导:告知患者有效固定的重要意义,横形"8"字绷带或锁骨带固定后,经常做挺胸、提肩、双手叉腰动作,以缓解对腋下神经、血管的压迫。强调坚持功能锻炼的重要性,循序渐进地进行肩关节的锻炼。定期复查、监测骨折愈合情况。

三、肱骨干骨折

肱骨外科颈下 1~2 cm 至肱骨髁上 2 cm 段内的骨折称为肱骨干骨折,常见于青年和中年人。

(一)病因与发病机制

肱骨干骨折可由直接暴力或间接暴力所致。直接暴力指暴力从外侧肱骨干中段打击,至横形或粉碎性骨折,多为开放骨折;间接暴力多见于手或肘部着地,向上传导的力,加上身体倾倒时产生的剪式应力,可致肱骨中下 1/3 的斜形或螺旋形骨折。骨折后是否移位取决于外力作用的大小、方向、骨折的部位和肌肉牵拉方向等。肱骨干骨折可引起骨折端分离或旋转畸形,大多数有成角、短缩及旋转畸形。

(二)临床表现

骨折后,出现上臂疼痛、肿胀、畸形、皮下瘀斑和功能障碍。肱骨干可有假关节活动、骨摩擦感、骨传导音减弱或消失及患肢缩短。骨折合并桡神经损伤时,可出现垂腕、拇指不能外展、手指掌指关节不能背伸、前臂不能旋后、手背桡侧皮肤感觉障碍等。

(三)实验室及其他检查

正、侧位 X 线检查可确定骨折类型、移位方向,应包括骨折的近端及肩关节,或远端及肘关节。

(四)诊断要点

根据伤后患者的症状、体征及 X 线正侧位片可明确骨折的类型和移位方向。

(五)治疗要点

1.手法复位外固定

在局麻或臂丛神经阻滞麻醉的基础上,沿肱骨干纵轴持续牵引,按骨折移位的相反方向行手法复位,X 线摄片确认复位成功后,减少牵引力,用小夹板或石膏固定以维持复位。成人固定6～8 周,儿童固定4～6 周。

2.切开复位内固定

手术可以在臂丛阻滞麻醉或高位硬膜外麻醉下进行。在直视下达到解剖对位后,用加压钢板螺钉内固定。也可用带锁髓内针或弧形髓内针(Ender 针)固定。

3.康复治疗

复位后均应早期进行功能锻炼。术后抬高患肢,进行手指主动屈伸活动,2～3 周后即可做腕、肘、肩关节的主动活动。

(六)护理要点

1.固定的患者护理

固定的患者可平卧,要保持固定不移位,悬垂石膏固定患者取坐位或半卧位,以保证下垂牵引作用。内固定患者术后宜取半卧位,患肢下垫枕,以减轻肿胀。伴有桡神经损伤者,应注意观察神经恢复情况。行石膏或夹板固定者,应密切观察患肢血运。术后观察伤口渗血情况。

2.功能锻炼

骨折 1 周内,做患侧上臂肌肉的主动舒缩活动,握拳、伸曲腕关节、小幅度耸肩。伴桡神经损伤者,可被动进行手指的屈曲活动。2～3 周后可做肩关节内收外展活动。4 周后可做肩部外展、外旋、内旋、后伸,手爬墙等运动以恢复患肢功能。

3.健康指导

向患者解释,肱骨干骨折复位后可遗留 20°以内向前成角,30°以内向外成角,不影响功能。伴桡神经损伤者,有伸指伸腕功能障碍,要鼓励其坚持功能锻炼,嘱其分别在术后第 1、第 3、第 6个月复查X 线,伴桡神经损伤者,应定期复查肌电图。

四、肱骨髁上骨折

肱骨髁上骨折指在肱骨干和肱骨髁交界处发生的骨折,多发生于10岁以下儿童,易损伤神经和血管,导致前臂缺血性肌挛缩,引起"爪形手"畸形。

(一)病因与发病机制

1.伸直型骨折

肘关节处于过伸位跌倒时,手掌着地,暴力经前臂向上,加上身体前倾,向下产生剪式应力、尺骨鹰嘴向前的杠杆力,使肱骨干和肱骨髁交界处发生骨折。骨折远端向后上移位,近折端向前下移位,尺神经、桡神经可因肱骨髁上骨折的侧方移位而受伤。

2.屈曲型骨折

此型较少见,由间接暴力引起。患者跌倒时,肘关节屈曲,肘后方着地,暴力向上传导至肱骨下端,导致髁上屈曲型骨折。屈曲型骨折较少合并血管和神经损伤。

(二)临床表现

肘部明显疼痛、肿胀、皮下瘀斑和功能障碍,伸直型骨折肘部向后突出,近折端向前移,并处于半屈位。局部有明显压痛,有骨摩擦音及假关节活动,与肘关节脱位相比较,肘后三角关系正常。如果合并有正中神经、尺神经、桡神经、肱动脉损伤,则出现前臂和手相应的神经支配区的感觉减弱或消失及相应的功能障碍。如复位不当可致肘内翻畸形。

(三)实验室及其他检查

肘部正、侧位X线摄片可以明确骨折部位、类型、移位方向,为选择治疗方法提供依据。

(四)诊断要点

根据X线片和受伤病史可以明确诊断。

(五)治疗要点

1.手法复位外固定

对于若受伤时间短,血循环良好,局部肿胀不明显者,可行手法复位后外固定。给予局部麻醉或臂丛神经阻滞麻醉。在持续牵引下,行手法复位,使患肢肘关节屈曲60°～90°,给予后侧石膏托固定4～5周,X线摄片证实骨折愈合良好,即可拆除石膏。

2.持续牵引

对于手法复位不成功,受伤时间较长,肢体肿胀明显者,可行尺骨鹰嘴牵引,牵引重量1～2 kg,牵引时间控制在4～6周。

3.手术复位

对于骨折移位严重,手法复位失败,有神经、血管损伤者,采取手术复位,复位方法有经皮穿针内固定、切开复位内固定。

(六)护理要点

1.保持有效的固定

观察固定的屈曲角度,离床活动时要用三角巾悬吊患肢于胸前,发现固定体位改变时,要及时给予纠正。

2.严密观察

重点观察患肢的血液循环、感觉、活动情况,以利于及时发现外伤后肱动脉、正中神经、尺桡神经的损伤。

3.康复锻炼

复位固定后当日可做握拳、屈伸手指练习,1周后可做肩部主动活动,并逐渐加大运动幅度。3周后去除外固定,可做腕、肘、肩部的屈伸练习。伸直型骨折患者应注意恢复屈曲活动,屈曲型骨折患者应注意增加伸展活动。

五、前臂双骨折

尺骨、桡骨的骨干骨折可由直接暴力、间接暴力、扭转暴力引起,青少年多见,占各类骨折的 6%。

(一)病因与发病机制

1.直接暴力

重物打击、机器或车轮的直接碾压,导致同一平面的横形或粉碎性骨折。

2.间接暴力

跌倒时手掌着地,暴力通过腕关节向上传导,暴力作用首先使桡骨骨折。若暴力较强,则通过骨间膜向内下方传导,可引起低位尺骨斜形骨折。

3.扭转暴力

跌倒时前臂旋转、手掌着地,或手遭受机器扭转暴力,导致不同平面的尺、桡骨螺旋形骨折或斜形骨折,可并发软组织撕裂、神经血管损伤,或合并他处骨折。

(二)临床表现

伤侧前臂出现疼痛、肿胀、成角畸形及功能障碍,主要不能进行旋转活动。局部压痛明显,严重者出现剧痛、患肢肿胀、手指屈曲,可扪及骨折端、骨摩擦感及假关节活动,听诊骨传导音减弱或消失,严重者可发生骨筋膜室综合征。

(三)实验室及其他检查

正位及侧位 X 线片可见骨折的部位、类型、移位方向,以及是否合并有桡骨头脱位或尺骨小头脱位。

(四)诊断要点

可依据临床检查、X 线正侧位片确诊。

(五)治疗要点

1.手法复位外固定

手法复位外固定可在局部麻醉或臂丛神经阻滞麻醉下进行,重点是矫正旋转移位,恢复骨膜紧张度,紧张的骨间膜牵动骨折端复位。复位成功后,用小夹板或石膏托固定。

2.切开复位内固定

不稳定骨折或手法复位失败者倾向于切开复位,螺钉钢板或髓内针内固定术治疗。

(六)护理要点

1.保持有效的固定

注意观察石膏或夹板是否有松动和移位。

2.维持患肢良好血液循环

术后抬高患肢,观察患肢皮肤的颜色、温度、有无肿胀及桡动脉搏动情况,如出现剧痛,手部皮肤苍白、发凉、麻木,被动伸指疼痛,桡动脉搏动减弱或消失等表现时,提示有骨筋膜室综合征的发生,如有缺血表现,立即通知医生处理。

3.康复锻炼

术后 2 周开始练习手指屈伸活动和腕关节活动；4 周后开始练习肘关节、肩关节活动；8～10 周后 X 线检查证实骨折愈合后，可进行前臂旋转活动。

六、桡骨远端骨折

桡骨远端骨折(Colles 骨折)指距桡骨远端关节面 3 cm 内的骨折，占全身骨折的 6.7%～11%，多见于有骨质疏松的中老年人。

(一)病因与发病机制

桡骨远端骨折多由间接暴力引起，通常因跌倒时腕关节处于背伸位、手掌着地、前臂旋前，应力由手掌传导到桡骨下端发生骨折，骨折远端向背侧及桡侧移位。

(二)临床表现

骨折部疼痛、肿胀，可出现典型畸形，骨折远端向背侧移位，侧面看呈"银叉样"畸形，骨折远端向桡侧移位，并有缩短桡骨茎突上移畸形，正面看呈"枪刺刀样"畸形。局部压痛明显，腕关节活动障碍，皮下出现瘀斑。

(三)实验室及其他检查

X 线片可见骨折端移位表现：桡骨远骨折端向背侧移位，远端向桡侧移位，骨折端向掌侧成角，可同时有下尺桡关节脱位及尺骨茎突撕脱骨折。

(四)诊断要点

根据 X 线检查结果和受伤史可明确诊断。

(五)治疗要点

1.手法复位外固定

局部麻醉下手法复位后，用超过腕关节的小夹板固定或石膏夹板在屈腕、尺偏位固定 2 周，消肿后，于腕关节中立位继续用小夹板或改用前臂管型石膏固定。

2.切开复位内固定

严重粉碎性骨折有明显移位者，桡骨下端关节面破坏；手法复位失败，或复位后不能维持固定者，应切开复位，用松质骨螺钉或钢针固定。

(六)护理要点

1.保持有效的固定

骨折复位固定后不可随意移动位置，注意维持骨折远端旋前、掌屈、尺偏位，避免腕关节旋后或旋前。肿胀消除后要及时调整石膏或夹板的松紧度。

2.密切观察患肢血液循环情况

密切观察患肢血液循环情况，如有无腕部肿胀、疼痛、颜色异常、皮温降低等。

3.康复锻炼

复位当天或手术后次日可做肩部的前后摆动练习，2～3 天后可做肩肘部的主动活动，2～3 周后可进行手和腕部的抗阻力练习，后期做腕部的主动屈伸练习和前臂的旋前、旋后牵引练习。

七、股骨颈骨折

股骨颈骨折指由股骨头下到股骨颈基底的骨折，多见于中、老年人，女性多于男性。由于局部血供特点，骨折治疗中易发生骨折不愈合，并且常出现股骨头坏死，老年患者易发生严重的全身并发症。

（一）病因与发病机制

股骨颈骨折是在站立或行走时跌倒而发生，属间接暴力、低能损伤，老年人多有骨质疏松，轻微扭转暴力即可造成骨折。青壮年在受到高能暴力时可发生股骨颈骨折。

1.骨折线走行和部位

按骨折线走行和部位，股骨颈骨折可分为股骨头下骨折、股骨颈骨折、股骨颈基底骨折。

2.骨折线的倾斜角

按骨折线的倾斜角，股骨颈骨折可分为外展型骨折、中间型骨折、内收型骨折。

3.骨折移位程度

按骨折移位程度，股骨颈骨折可分为不完全骨折和完全骨折。不完全骨折是指骨的完整性有部分中断，股骨颈部分出现裂纹。完全骨折是指骨折线贯穿股骨颈，骨结构完全破坏，包括无移位的完全骨折，部分移位的完全骨折，完全移位的完全骨折，最后一型的关节囊和滑膜破坏严重。

（二）临床表现

患侧髋部疼痛，内收型疼痛更明显，不能站立。患肢成典型的外展、外旋、缩短畸形，大转子明显突出。嵌插骨折患者，有时仍能行走或骑自行车，易漏诊。

（三）实验室及其他检查

1.X 线检查

髋部正侧位 X 线摄片显示骨折的部位、类型和方向。

2.CT 或 MRI 检查

骨折线不清楚或隐匿时进行检查，或卧床休息 2 周后再行 X 线检查。

（四）诊断要点

有移位的股骨颈骨折诊断不难。外伤史不明显，仅有局部微痛或不适，而且髋关节可屈伸，甚至可以步行，X 线检查不易发现骨折线，应进一步进行 CT 或 MRI 检查，以明确诊断。

（五）治疗要点

1.非手术治疗

非手术治疗适用于年老体弱者或外展、嵌插稳定型骨折患者。①持续皮牵引、骨牵引或石膏固定患肢于轻度外展位，牵引治疗后卧硬板床 6～8 周。②手法复位。

2.手术治疗

对于内收型骨折和有移位的骨折，在给予皮牵引或骨牵引复位后，经皮多枚骨圆针或加压螺纹钉内固定术。内收型有移位的骨折，手法、牵引难以复位的，应采取切开复位内固定治疗。青少年股骨颈骨折应尽量达到解剖复位，采用切开复位内固定治疗。

3.人工股骨头或全髋关节置换术

人工股骨头或全髋关节置换术适用于 60 岁以上老年人，全身情况较好，有明显移位或股骨头旋转、陈旧性骨折、股骨头缺血坏死者。

（六）护理要点

1.维持正确的体位

正确的体位是治疗股骨颈骨折的重要措施，应向患者解释清楚，取得其配合。嘱患者平卧硬板床，保持患肢外展 30°中立位，并用牵引维持，防止外旋、内收。尽量避免搬动髋部。

2.保持确实有效的牵引

患肢做皮牵引或骨牵引时,应保持患肢和牵引力在同一轴线上,不能随意加减重量,牵引时间一般为8～12周。

3.密切观察病情变化

股骨头骨折患者多为老年人,要密切观察病情变化。

4.预防并发症

股骨头骨折患者行非手术治疗时需长期卧床,易发生坠积性肺炎、泌尿系统感染、压疮等。因此要鼓励患者深呼吸、有效咳嗽,嘱患者多喝水,骨隆突处垫软垫。

5.功能锻炼

非手术者早期可在床上做股四头肌的静力收缩,去掉牵引后,可做直腿抬高运动。3个月后可依拐杖行走,6个月后可不依靠拐杖行走。对于术后内固定者,2天后可扶患者床上坐起,3～4周后可扶拐行走,3个月后可稍负重行走,6个月后可负重行走。

八、股骨干骨折

股骨干骨折是指由小转子下至股骨髁上部位骨干的骨折。

(一)病因与发病机制

股骨干骨折由强大的直接暴力或间接暴力所致,多见于30岁以下的男性。直接暴力可引起横形或粉碎形骨折,间接暴力多为坠落伤,可引起斜形骨折或螺旋形骨折。

(二)临床表现

股骨干骨折后出血多,当发生高能损伤时,发生软组织破坏,出血和液体外渗,肢体明显肿胀,常导致低血容量性休克,患侧肢体短缩、成角、旋转和功能障碍,可有骨擦感。如果损伤腘窝血管和神经,可出现远端肢体的血液循环、感觉、运动功能障碍。股骨干骨折常见的并发症有低血容量性休克、脂肪栓塞综合征、深静脉血栓、创伤性关节炎等。

(三)实验室及其他检查

X线正侧位摄片应包括其近端的髋关节和远端的膝关节,骨折早期进行血气监测,可监测脂肪栓塞的发生。

(四)诊断要点

诊断根据受伤史及受伤后患肢缩短、外旋畸形,X线正侧位片可明确骨折的部位和类型。

(五)治疗要点

1.儿童股骨干骨折的治疗

3岁以下儿童股骨干骨折常用Bryant架行双下肢垂直悬吊牵引。牵引重量以臀部稍悬空为宜,牵引时间为3～4周。由于儿童骨骼愈合塑形能力强,骨折断端即使重叠1～2 cm,轻度向前、外成角也是可以自行纠正的,但不能有旋转畸形。

2.成人股骨干骨折的治疗

成人股骨干骨折的治疗一般采用骨牵引,持续股骨髁上或胫骨结节骨牵引,直到骨折临床愈合,一般需6～8周。牵引过程中要复查X线,了解复位情况。非手术治疗失败或合并有神经、血管损伤或伴有多发性损伤不宜卧床过久的老年人可采用切开复位内固定,钢板、螺钉、带锁髓内针固定。

(六)护理要点

1.牵引的护理

小儿垂直悬吊牵引时,经常触摸患儿足部温度,观察足部颜色及足背动脉的搏动情况,以防血液循环障碍及皮肤破损。为有效产生反牵引力,牵引时注意臀部要离开床面,两腿牵引重量要相等。成人牵引时要抬高床尾,保持牵引力方向与股骨干纵轴成直线。定期测量下肢长度和力线以保持有效牵引。骨牵引针固定处每天消毒,严禁去除血痂。注意检查足背伸肌功能。腓骨头处加垫软垫,以防腓总神经受损伤。防止发生压疮。

2.功能锻炼

(1)小儿骨折:炎性期卧床进行股四头肌的静力收缩。骨痂形成期,患儿从不负重行走过渡到负重行走。骨痂成熟期,患儿由部分负重行走过渡到完全负重行走。

(2)成人骨折:除疼痛减轻后进行股四头肌等长收缩外,还要练习踝关节、足关节等小关节的活动。去除外固定后,可进行行走训练,适应下床行走后,逐渐进行负重行走。

九、胫腓骨干骨折

胫腓骨干骨折是指胫骨平台以下到踝上部分发生的骨折,在长骨骨折中最多见,双骨折、粉碎性骨折及开放性骨折居多。

(一)病因与发病机制

1.直接暴力

直接暴力是主要的致病因素,如重物撞击、直接暴力打击、车轮碾轧等,胫腓骨骨折线在同一平面,呈横形、短斜形,高能损伤有严重肢体软组织损伤,骨高度粉碎。常见于开放性骨折。

2.间接暴力

间接暴力常见于弯曲和扭转暴力,如高处坠落足着地、滑倒等。局部软组织损伤轻,可发生长斜形、螺旋形骨折,双骨折时腓骨的骨折线高于胫骨骨折线,亦可造成开放性骨折。

3.胫骨骨折分类

胫骨骨折可分为三类。胫骨上 1/3 骨折,骨折远端向上移位,腘动脉分叉处受压,可造成小腿缺血或坏疽,易损伤腓总神经。胫骨中 1/3 骨折,可导致骨筋膜室综合征。胫骨下 1/3 骨折,由于血运差,软组织覆盖少,影响骨折愈合。

(二)临床表现

临床表现有疼痛、肿胀、畸形和功能障碍,伴有腓总神经、胫神经损伤时,出现足下垂。如果继发有骨筋膜室综合征,远端肢体出现疼痛、肿胀、麻木、肢体苍白、感觉消失。但儿童青枝骨折及成人腓骨骨折后可负重行走。

(三)实验室及其他检查

正侧位的 X 线检查可明确骨折的部位、类型、移位情况。

(四)诊断要点

根据受伤史,膝、踝关节和胫腓骨 X 线片做出诊断,对小腿肿胀明显者,警惕有无骨筋膜室综合征。

(五)治疗要点

1.非手术治疗

非手术治疗适合于稳定性骨折。熟悉骨折软组织损伤情况,包括可能的重要血管、神经损伤,可按逆创伤机制实施手法复位,复位后长腿石膏外固定,利用石膏塑形维持骨折的对位、对线。对于骨折手法复位失败,软组织损伤严重,合并骨筋膜室综合征者,可行跟骨骨牵引。

2.手术治疗

切开复位内固定适于不稳定骨折,多段骨折及污染不重、受伤时间较短的开放性骨折。切开复位后,行螺丝钉或加压钢板、带锁髓内钉内固定。

(六)护理要点

1.牵引和固定的护理

石膏固定要密切观察患肢的疼痛程度,足趾背伸和跖屈及末梢循环情况。如怀疑神经受压,应立即减压。保持有效的牵引,做好皮肤护理,预防压疮。外固定后要把小腿抬高置于中立位。每天2次消毒固定针针眼周围皮肤,预防固定针感染。内固定时要观察伤口是否渗血渗液,以防感染。采用螺丝钉或钢板固定后,要注意预防关节僵硬。

2.功能锻炼

早期进行股四头肌的等长收缩,足趾和髌骨的被动及主动活动。跟骨牵引者,要进行髌骨被动活动和抬臀运动,以防跟腱挛缩。内固定早期做膝关节屈曲活动。除去外固定后,逐渐负重活动。

(侯　楠)

第七节　关节脱位

一、概述

关节稳态结构受到损伤,使关节面失去正常的对合关系,称为关节脱位。除了骨端对合失常外,其病理表现还有相应的骨端骨折、关节周围软组织损伤、关节腔的血肿及后期关节粘连异位骨化,丧失功能,可并发神经血管损伤。创伤性脱位最多见,上肢脱位较下肢脱位常见。发生脱位的部位以肩关节、肘关节、髋关节多见。

(一)护理评估

1.健康史

(1)一般情况:如年龄、出生时的情况、对运动的喜好等。

(2)外伤史:评估患者有无突发外伤史,受伤后的症状和疼痛的特点、受伤后的处理方法。

(3)既往史:患者以前有无类似外伤病史、有无关节脱位的习惯、既往脱位后的治疗和回复情况等。

2.身体状况

(1)局部情况:患肢疼痛程度,有无血管和神经受压的表现、皮肤有无受损。

(2)全身情况:生命体征、躯体活动能力、生活自理能力等。

(3)辅助检查:X线检查有无阳性结果。

3.心理、社会状况

患者的心理状态,对本次治疗有无信心。患者所具有的疾病知识和对治疗、护理的期望。

(二)常见护理诊断/问题

1.疼痛

疼痛与关节脱位引起局部组织损伤及神经受压有关。

2.躯体功能障碍

躯体功能障碍与关节脱位、疼痛、制动有关。

3.有皮肤完整受损的危险

皮肤完整受损与外固定压迫局部皮肤有关。

4.潜在并发症

潜在并发症包括血管、神经受损。

(三)护理目标

(1)患者疼痛逐渐减轻直至消失,感觉舒适。

(2)患者关节活动能力和舒适度得到改善。

(3)患者皮肤完整,未出现压疮。

(4)患者未出现血管、神经损伤,若发生能被及时发现和处理。

(四)护理措施

1.体位

抬高患肢并保持患肢处于关节的功能位,以利于回流,减轻肿胀。

2.缓解疼痛

(1)局部冷热敷:受伤 24 小时内局部冷敷,达到消肿止痛目的;受伤 24 小时后,局部热敷以减轻肌肉痉挛引起的疼痛。

(2)镇痛:应用心理暗示、转移注意力或放松治疗法等非药物镇痛方法缓解疼痛,必要时遵医嘱给予镇痛剂。

3.病情观察

定时观察患肢远端血运、皮肤颜色、温度、感觉和活动情况等,若发现患肢苍白、发冷、疼痛加剧、感觉麻木等,及时通知医生。

4.保持皮肤完整性

使用石膏固定或牵引的患者,避免因固定物压迫而损伤皮肤。对皮肤感觉功能障碍的肢体,防止烫伤和冻伤。

5.心理护理

关节脱位多由意外事故造成,患者常焦虑、恐惧。在生活上给予其帮助,加强沟通,使之心情舒畅,从而愉快地接受并配合治疗。

(五)护理评价

(1)疼痛得到有效控制。

(2)关节功能得以恢复,满足日常活动需要。

(3)皮肤完整,无压疮或感染发生。

(4)若发生血管、神经损伤能被及时发现和处理。

二、肩关节脱位

肩关节脱位最为常见,约占全身关节脱位的 1/2。肩胛盂关节面小而浅,关节囊和韧带松大薄弱,有利于肩关节活动,但缺乏稳定性,容易脱位。

(一)病因与发病机制

肩关节脱位分为前脱位、后脱位、下脱位、盂上脱位,前脱位又分为喙突下脱位、盂下脱位、锁骨下脱位,由于肩关节前下方组织薄弱,以前脱位最为多见。

导致肩关节脱位最常见的暴力形式为间接外力。摔倒时肘或手撑地,肩关节处于外展、外旋和后伸位,肱骨头滑出肩胛盂窝,位于喙突的下方,发生最常见的喙突下脱位。若肩关节极度外展、外旋和后伸,以肩峰作为支点,通过上肢的杠杆作用发生盂下脱位。前脱位除了前关节囊损伤外,可有前缘的盂缘软骨撕脱,称班卡特(Bankart)损伤,也可造成肩胛下肌近止点处肌腱损伤,造成关节不稳定,成为脱位复发的潜在因素。肱骨头后上骨软骨塌陷骨折称希尔-萨克斯(Hill-Sachs)损伤,肩关节脱位还常合并肱骨大结节撕脱骨折和肩袖损伤。

(二)临床表现

1.一般表现

外伤性肩关节前脱位主要表现为肩关节疼痛、周围软组织肿胀、关节活动受限。健侧手常用以扶持患肢前臂,头倾向患肩,以减少活动及肌牵拉,减轻疼痛。

2.局部特异体征

(1)弹性固定:上臂固定在轻度外展前屈位,任何方向上的活动都导致疼痛。

(2)杜加斯(Dugas)征阳性:患肢肘部贴近胸壁,患手不能触及对侧肩部,反之,患手放到对侧肩,患肘不能贴近胸壁。

(3)畸形:从前方观察患者,患肩失去正常饱满圆钝的外形,呈"方肩"畸形,患肢较健侧长,是肱骨头脱出于喙突下所致。

(4)关节窝空虚:除"方肩"畸形外,触诊肩峰下有空虚感,可在肩关节盂外触到脱位肱骨头。

(三)诊断要点

结合外伤病史,如跌倒时手掌撑地,肩部出现外展外旋,或肩关节后方直接受到剧烈撞击;就诊时患者特有的体态、临床表现及 X 线检查可以确诊。

(四)实验室及其他检查

治疗要点 X 线检查可以了解脱位的类型,还能明确是否合并骨折。必要时行 MRI 检查,可进一步了解关节囊、韧带及肩袖损伤。

(五)治疗要点

治疗要点包括急性期的复位、固定和恢复期的功能锻炼。

1.复位

(1)手法复位:新鲜脱位应尽早进行复位,以便早期解除病痛。切忌暴力强行手法复位,以免损伤神经、血管、肌肉,甚至造成骨折。经典方法有以下两种。①希波克拉底(Hippocrates)法:医生站于患者的患侧,沿患肢畸形方向缓慢持续牵引的同时以足蹬于患侧腋窝,逐渐增加牵引力量,轻柔旋转上臂,借用足作为支点,内收上臂,完成复位。②史汀生(Stimson)法:患者俯卧于床,患肢垂于床旁,用布带将 2.3～4.5 kg重物悬系患肢手腕,自然牵拉10～15分钟,肱骨头可在持续牵引中自动复位。该法安全、有效。

(2)切开复位:如手法正确仍不能完成复位者,可采用切开复位。切开复位指征:软组织阻挡、肩胛盂骨折移位、合并大结节骨折、肱骨头移位明显,影响复位和稳定。

2.固定

复位成功后,损伤的关节囊、韧带、肌腱、骨与软骨必须通过制动来修复。应使患肢内旋,肘关节屈曲90°于胸前,腋窝垫棉垫,以三角巾悬吊或将上肢以绷带与胸壁固定。关节囊破损明显或仍有肩关节半脱位者,将患侧手置于对侧肩上,上肢贴胸壁,腋窝垫棉垫,用绷带固定于胸壁前。40岁以下患者宜制动3~4周;40岁以上患者,制动时间可相应缩短,因为年长者复发性肩关节脱位发生率相对较低,而肩关节僵硬却常有发生。

3.功能锻炼

肩关节的活动锻炼应开始于制动解除以后,而且应循序渐进,切忌操之过急。固定期间,活动腕部和手指,症状缓解后指导患者用健手被动外展和内收患肢。3周后指导患者锻炼患肢。方法:弯腰90°,患肢自然下垂,以肩为顶点做圆锥环转,范围逐渐增大,4周后,指导患者手指爬墙外展、举手摸头顶、借力臂上举等,使肩关节恢复功能。

(六)护理要点

1.心理护理

给予患者生活上的照顾,及时解决其困难,给予患者精神安慰,缓解其紧张心理。

2.病情观察

移位的骨端可压迫邻近的血管和神经,引起患肢缺血,感觉、运动障碍。对皮肤感觉、功能障碍的肢体要防止烫伤,定时检查患肢末端的血液循环状况,若发现患肢苍白、发冷、大动脉搏动消失,提示有大动脉损伤的可能,应及时处理。动态观察患肢的感觉和运动,以了解患肢神经损伤的程度和恢复情况。

3.复位

做好复位前的身体与心理准备。复位前给予患者适当的麻醉,以减轻疼痛,同时使用肌肉松弛剂,利于复位。复位成功后被动活动。

4.固定

向患者及家属讲解复位后固定的目的、方法、意义、注意事项。使之充分了解关节脱位后复位固定的重要性。固定期间,要保持固定有效,经常观察患者肢体位置是否正确;固定时间不宜过长,固定时间过长易发生关节僵硬;固定时间过短,损伤得不到充分修复,易发生再脱位。一般固定3周左右,若合并骨折、陈旧性脱位、习惯性脱位,应适当延长固定的时间。由于肩关节脱位患肢固定于胸壁,应注意腋窝下要垫棉垫以保护腋窝胸壁皮肤。40岁以上患者可适当缩短制动时间,注意肩关节僵硬的发生。

5.缓解疼痛

早期正确复位固定可使疼痛缓解或消失。移动患者时,帮患者托扶固定患肢,动作轻柔,避免因活动患肢加重疼痛。指导患者和家属应用心理暗示、松弛疗法等转移注意力而缓解疼痛。遵医嘱应用镇痛剂,促进患者舒适与睡眠。

6.健康指导

向患者及家属讲解关节脱位治疗和康复知识,讲述功能锻炼的重要性和必要性,指导并使患者能自觉地按计划进行正确的功能锻炼,减少盲目性。

三、肘关节脱位

全身大关节中,肘关节脱位的发生率相对低,约占总发病数的1/5。脱位后如不及时复位,容易导致前臂缺血性痉挛。

(一)病因与脱位机制

肘关节脱位可有后脱位、外侧方脱位、内侧方脱位和前脱位,其中后脱位最常见,多为间接暴力所致。摔倒时前臂旋后位手掌撑地,由于肱骨滑车横轴线向外倾斜,使所传达的暴力达到肘部时转成肘外翻及前臂旋后过伸的应力,尺骨鹰嘴突在鹰嘴窝内呈杠杆作用,导致尺桡骨近端同时被推向后外侧,产生后脱位。肘前关节囊及肱前肌撕裂,后关节囊及内侧副韧带损伤,可合并肱骨内上髁骨折、正中神经和尺神经损伤。晚期可发生骨化性肌炎。

(二)临床表现

1.一般表现

伤后局部疼痛、肿胀,功能和活动受限。

2.特异体征

(1)畸形:肘后突,前臂短缩,肘后三角相互关系改变,鹰嘴突出内外髁,肘前皮下可触及肱骨下端。

(2)弹性固定:肘处于半屈近于伸直位,屈伸活动有阻力。

(3)关节窝空虚:肘后侧可触及鹰嘴的半月切迹。

3.并发症

肘关节脱位后,由于肿胀而压迫周围神经血管。后脱位时可伤及正中神经、尺神经、肱动脉。

(1)正中神经损伤:呈"猿手"畸形,拇指、示指、中指感觉迟钝或消失,不能屈曲,拇指不能外展和对掌。

(2)尺神经损伤:呈"爪状手"畸形,表现为手部尺侧皮肤感觉消失,小鱼际及骨间肌萎缩,掌指关节过伸,拇指不能内收,其他四指不能外展及内收。

(3)动脉受压:患肢血循环障碍,表现为患肢苍白、发冷、大动脉搏动减弱或消失。

(三)实验室及其他检查

X线检查用以证实脱位及发现合并的骨折。

(四)诊断要点

有外伤史,以跌倒手掌撑地最常见,根据临床表现和X线检查可明确诊断。

(五)治疗要点

1.复位

肘关节脱位一般均能通过闭合方法完成复位。助手沿畸形关节方向对前臂和上臂做牵引和反牵引,术者从肘后用双手握住肘关节,以指推压尺骨鹰嘴向前下,同时矫正侧方移位,助手在复位过程中配合维持牵引并逐渐屈肘,出现弹跳感则表示复位成功。

2.固定

用长臂石膏或超关节夹板固定肘关节于功能位,3周后去除固定。

3.功能锻炼

主动渐进活动关节,避免超限和被动牵拉关节。固定期间,可主动伸掌、握拳、屈伸手指等,去除固定后练习肘关节屈伸旋转以利功能恢复。

(六)护理要点

1.固定

注意观察固定的正确有效,固定期间保持肘关节的功能位,不可随意放松。

2.保持清洁、平整

肘关节周围皮肤保持清洁,石膏夹板内衬物保持平整。

3.指导活动

指导患者活动患侧掌指,按摩患肢,防止肌肉萎缩。

四、桡骨头半脱位

桡骨头半脱位是小儿多见的日常损伤,俗称牵拉肘。多发生在5岁以内小儿,以2～3岁小儿最常见。

(一)损伤机制与病理

患儿肘关节处于伸直位,前臂旋前时突然受到牵拉致伤。前臂旋前时,桡骨头容易从环状韧带的撕裂处脱出,使环状韧带嵌于肱桡关节间隙内。一般环状韧带滑脱不到桡骨头周径的一半,所以屈肘和前臂旋后容易复位。5岁以后,环状韧带增厚,附着力渐增强,不易发生半脱位。

(二)临床表现

患儿被牵拉受伤后,因疼痛哭闹,不让触动患部,不肯使用患肢,特别是举起前臂。检查发现前臂多呈旋前位,半屈;桡骨头处可有压痛,但无肿胀和畸形;肘关节活动受限。

(三)辅助检查与诊断

X线检查无阳性发现,诊断主要依靠牵拉病史、症状和体征。

(四)治疗要点

1.复位

闭合复位多能成功。方法是一手握住患儿的前臂和腕部,另一手握住肘关节,拇指压住桡骨头,使前臂旋后能获得复位。

2.固定

复位后无须特殊固定,用三角巾或布带悬吊患肢于功能位1周即可。

(五)护理要点

嘱患儿家属不要强力牵拉患儿手臂,复位后症状不能立即消除者,要密切观察一段时间来明确复位是否成功。

五、髋关节脱位

髋关节是身体最大的杵臼关节,结构稳固,周围有强大韧带和肌肉附着,只有高能暴力才能导致脱位,如车祸中高速暴力撞击。按股骨头的移位方向,髋关节脱位分为前脱位、后脱位和中心脱位,其中后脱位最多见,占85%～90%。下文将以髋关节后脱位为例详细阐述。

(一)病因、病理与分类

1.脱位机制

髋关节后脱位一般发生于交通事故时,患者处于髋关节屈曲内收和屈膝体位,强力使大腿急剧内收、内旋时,迫使股骨颈前缘抵于髋臼前缘形成支点,因杠杆作用,股骨头冲破后关节囊,滑向髋臼后方形成后脱位。如暴力自前方作用于屈曲的膝关节,沿股骨纵轴传达到髋关节,也可使股骨头向后方脱位。

2.分类

临床上按有无合并骨折分为五型。①Ⅰ型:无骨折伴发,复位后无临床不稳定。②Ⅱ型:闭合手法不可复位,无股骨头或髋臼骨折。③Ⅲ型:不稳定,合并关节面、软骨或骨碎片骨折。④Ⅳ型:脱位合并髋臼骨折,须重建,恢复稳定和外形。⑤Ⅴ型:合并股骨头或股骨颈骨折。

(二)临床表现

脱位后出现髋部疼痛,髋关节活动受限。患肢呈屈曲、内收、内旋及短缩畸形,臀部可触及向后上突出移位的股骨头。可合并坐骨神经损伤,表现为大腿后侧、小腿后侧及外侧和足部全部感觉消失,膝关节屈曲,小腿和足部全部肌瘫痪,足部出现神经营养性瘫痪。

(三)实验室及其他检查

X线检查 X线正位、侧位和斜位像可明确诊断。应注意是否合并骨折,特别是容易漏诊的股骨干骨折。CT可清楚显示髋臼后缘及关节内骨折情况。

(四)诊断要点

根据明显暴力外伤史,临床表现有疼痛、髋关节不能活动等确定诊断。

(五)治疗要点

对于Ⅰ型损伤,可采取24小时内闭合复位治疗。对于Ⅱ～Ⅴ型损伤,多主张早期切开复位和对并发的骨折进行内固定。

1.闭合复位方法

应充分麻醉患者,使其肌肉松弛。

(1)提拉法(Allis法):患者仰卧于地面垫上,助手双手向下按压两侧髂前上棘以固定骨盆。术者一手握住患肢踝部,另一前臂置于小腿上端近腘窝处,使髋、膝关节屈曲90°,再向上用力提拉持续牵引。待肌松弛后,再缓慢内旋、外旋,当听到或感到弹响,表示股骨头滑入髋臼,然后伸直患肢。若局部畸形消失、关节活动恢复,表示复位成功。

(2)史汀生(Stimson)法:患者俯卧于检查床上,患侧下肢悬空,髋及膝各屈曲90°。助手固定骨盆,术者一手握住患者的踝部,另一手置于小腿近侧,靠近腘窝部,沿股骨纵轴向下牵拉,即可复位。

2.切开复位术

当患者有梨状肌阻挡、关节囊嵌闭或骨软骨碎片卷入关节时,手法复位多失败。合并髋臼骨折片较大,影响关节稳定时,应手术切开复位,同时将骨折复位内固定。

3.固定

复位后患肢皮牵引3周。4周后可持腋杖下地活动,3个月后可负重活动。

4.功能锻炼

固定期间进行股四头肌收缩训练、未固定关节的活动。3周后,活动关节。4周后,皮牵引去除,指导患者拄双拐下地活动。3个月内患肢不负重,以防股骨头缺血坏死及受压变形。3个月后,经X线证实股骨头血供良好者,尝试去拐步行。

(六)护理要点

1.指导活动

髋关节脱位后常需皮牵引,牵引期间指导患者行股四头肌收缩训练,防止肌肉萎缩。

2.预防压疮

需长期卧床者注意做好皮肤护理,预防压疮。

3.饮食护理

注意合理膳食,保持排便规律,预防便秘。　　　　　　　　　　　　　(侯　楠)

第五章 妇产科护理

第一节 子宫肌瘤

子宫平滑肌瘤简称子宫肌瘤,是女性生殖器官中最常见的一种良性肿瘤,主要由子宫平滑肌组织增生而成,其间还有少量的纤维结缔组织,多见于30~50岁女性。由于肌瘤生长速度慢,对机体影响不大。所以,子宫肌瘤的临床报道发病率远比真实的要低。

一、病因

确切病因仍不清楚。子宫肌瘤好发于生育年龄女性,而且绝经后肌瘤停止生长,甚至萎缩、消失,发生子宫肌瘤的女性常伴发子宫内膜的增生。所以,绝大多数的人认为子宫肌瘤的发生与女性激素有关,特别是雌激素。雌激素可以使子宫内膜增生,使子宫肌纤维增生肥大,肌层变厚,子宫增大。而且,经过检验肌瘤组织,其中雌激素受体和雌二醇的含量比正常子宫肌组织高。所以,目前认为子宫肌瘤与长期和大量的雌激素刺激有关。

二、病理

(一)巨检

肌瘤为实质性球形结节,表面光滑,与周围肌组织有明显界限。外无包膜,但是肌瘤周围的肌层受压可形成假包膜。肌瘤切开后,切面呈漩涡状结构,颜色和质地与肌瘤成分有关,若含平滑肌较多,则肌瘤质地较软,颜色略红;若纤维结缔组织多,则质地较硬、颜色发白。

(二)镜检

肌瘤由皱纹状排列的平滑肌纤维相互交叉组成,切面呈旋涡状,其间掺有不等量的纤维结缔组织。细胞大小均匀,呈卵圆形或杆状,核染色质较深。

三、分类

(一)按肌瘤生长部位分类

子宫肌瘤按生长部位可分为子宫体肌瘤(90%)与子宫颈肌瘤(10%)。

（二）按肌瘤生长方向与子宫肌壁的关系分类

1.肌壁间肌瘤

肌壁间肌瘤最多见，占总数的 $60\%\sim70\%$。肌瘤全部位于肌层内，四周均被肌层包围。

2.浆膜下肌瘤

浆膜下肌瘤占总数的 20%。肌瘤向子宫浆膜面生长，突起于子宫表面，外面仅有一层浆膜包裹。这种肌瘤还可以继续向浆膜面生长，仅留一细蒂与子宫相连，成为带蒂的浆膜下肌瘤，活动度大。蒂内有供应肌瘤生长的血管，若因供血不足，肌瘤易变性、坏死；若发生蒂扭转，可出现急腹痛。若因扭转而造成断裂，肌瘤脱落至腹腔或盆腔，可形成游离性肌瘤。有些浆膜下肌瘤生长在宫体侧壁，突入阔韧带，形成阔韧带肌瘤。

3.黏膜下肌瘤

黏膜下肌瘤占总数的 $10\%\sim15\%$。肌瘤向宫腔内生长，并突出于宫腔，仅由黏膜层覆盖，称黏膜下肌瘤。黏膜下肌瘤使宫腔变形、增大，易形成蒂。在宫腔内就好像长了异物一样，可刺激子宫收缩，在宫缩的作用下，黏膜下肌瘤可被挤压出宫颈口外，或堵于宫颈口处，或脱垂于阴道。

各种类型的肌瘤可发生在同一子宫，称为多发性子宫肌瘤。

四、临床表现

（一）症状

多数患者无明显症状，只是偶尔在进行盆腔检查时发现肌瘤。肌瘤临床表现的出现与肌瘤的部位、生长速度及是否发生变性有关，而与其数量及大小关系不大。

1.月经改变

月经改变是最常见的症状。主要表现为月经周期缩短，经期延长，经量过多，不规则阴道出血，其中以黏膜下肌瘤最常见；其次是肌壁间肌瘤。浆膜下肌瘤及小的肌壁间肌瘤对月经影响不明显。若肌瘤发生坏死、溃疡、感染，则可出现持续或不规则阴道流血或脓血性白带。

2.腹部包块

腹部包块常为患者就诊的主诉。当肌瘤增大超过妊娠 3 个月子宫大小时，可在下腹部扪及肿块，质硬，无压痛，清晨膀胱充盈将子宫推向上方时更加清楚。

3.白带增多

子宫肌瘤使宫腔面积增大，内膜腺体分泌增多，加之盆腔充血，所以患者白带增多。若为黏膜下肌瘤脱垂于阴道，则表面易感染、坏死，产生大量脓血性排液及腐肉样组织排出，伴臭味。

4.腰酸、腹痛、下腹坠胀

患者常腰酸或下腹坠胀，经期加重。通常无腹痛，只是在发生一些意外情况时才会出现，如浆膜下肌瘤蒂扭转时，可出现急性腹痛；妊娠期肌瘤发生红色变性时，可出现腹痛剧烈伴发热、恶心；黏膜下肌瘤被挤出宫腔时，可因宫缩引起痉挛性疼痛。

5.压迫症状

大的子宫肌瘤使子宫体积增大，可对周围的组织器官产生一定的压迫，如前壁肌瘤压迫膀胱可出现尿频、尿急；宫颈肌瘤可引起排尿困难、尿潴留，后壁肌瘤可压迫直肠引起便秘、里急后重；较大的阔韧带肌瘤压迫输尿管可致肾盂积水。

6.不孕或流产

肌瘤压迫输卵管使其扭曲管腔不通，或使宫腔变形，影响受精或受精卵着床，导致不孕、流产。

7.继发性贫血

长期月经过多、不规则出血，部分患者可出现继发性贫血，严重时全身乏力，面色苍白、气短、心悸。

(二)体征

肌瘤较大时，可在腹部触及质硬、表面不规则、结节状物质。妇科检查时，肌壁间肌瘤子宫增大，表面不规则，有单个或多个结节状突起。浆膜下肌瘤外仅包裹一层浆膜，所以质地坚硬，呈球形块状物，与子宫有细蒂相连，可活动；黏膜下肌瘤突出于宫腔，像孕卵一样，所以整个子宫均匀增大，有时宫口扩张，肌瘤位于宫口内或脱出于阴道，呈红色、实质、表面光滑，若感染则表面有渗出液覆盖或溃疡形成，排液有臭味。

五、治疗原则

治疗原则根据患者的年龄、症状、有无生育要求及肌瘤的大小等情况综合考虑。

(一)随访观察

若肌瘤小(子宫小于妊娠2个月子宫大小)且无症状，通常不需治疗，尤其近绝经年龄患者，雌激素水平低落，肌瘤可自然萎缩或消失，每3～6个月随访1次。随访期间若发现肌瘤增大或症状明显时，再考虑进一步治疗。

(二)药物治疗(保守治疗)

肌瘤在2个月妊娠子宫大小以内，症状不明显或较轻，近绝经年龄及全身情况不能手术者，均可给予药物对症治疗。

1.雄性激素

雄性激素类常用药物有丙酸睾酮，可对抗雌激素，使子宫内膜萎缩，直接作用于平滑肌，使其收缩而减少出血，并使近绝经期的患者提早绝经。

2.促性腺激素释放激素类似物

常用促性腺激素释放激素类似物有亮丙瑞林或戈舍瑞林，可抑制垂体及卵巢的功能，降低雌激素水平，使肌瘤缩小或消失，适用于肌瘤较小、经量增多或周期缩短、围绝经期患者。此类药物不宜长期使用，以免因雌激素缺乏导致骨质疏松。

3.其他药物

其他常用药物有米非司酮，作为术前用药或提前绝经使用，但不宜长期使用，以防产生拮抗糖皮质激素的不良反应。

(三)手术治疗

手术治疗为子宫肌瘤的主要治疗方法，若肌瘤大于等于2.5个月妊娠子宫大小，或症状明显、出现贫血，应手术治疗。

1.肌瘤切除术

肌瘤切除术适用于年轻、要求保留生育功能的患者，可经腹或腹腔镜切除肌瘤，突出宫内或脱出于阴道内的带蒂的黏膜下肌瘤也可经阴道或宫腔镜下摘除。

2.子宫切除术

肌瘤较大，多发，症状明显，年龄较大，无生育要求或已有恶变者可行子宫全切。50岁以下，卵巢外观正常者，可保留卵巢。

六、护理评估

（一）健康史

了解患者一般情况,评估其月经史、婚育史,是否有不孕、流产史;询问有无长期使用雌激素类药物。如果接受过治疗,还应了解治疗的方法及所用药物的名称、剂量、用法及用药后的反应等。

（二）身体状况

1.症状

了解患者有无月经异常、腹部肿块、白带增多、贫血、腹痛等临床表现,了解出现症状的时间及具体表现。

2.体征

了解妇科检查结果,子宫是否均匀或不规则增大、变硬,阴道有无子宫肌瘤脱出等情况。了解 B 超检查所示结果中肌瘤的大小、个数及部位等。

（三）心理、社会状况

了解患者及家属是否对子宫肌瘤缺乏认识,担心肿瘤为恶性,对治疗方案的选择犹豫不决,对需要手术治疗而焦虑不安,担心手术切除子宫可能会影响其女性特征,影响夫妻生活。

七、护理诊断

（一）营养失调

营养摄入低于机体需要量,与月经改变、长期出血导致贫血有关。

（二）知识缺乏

缺乏子宫肌瘤疾病发生、发展、治疗及护理知识。

（三）焦虑

焦虑与月经异常,影响正常生活有关。

（四）自我形象紊乱

自我形象紊乱与手术切除子宫有关。

八、护理目标

（1）患者获得子宫肌瘤及其健康保健知识。

（2）患者贫血得到纠正,营养状况改善。

（3）患者出院时,不适症状缓解。

九、护理措施

（一）心理护理

评估患者对疾病的认知程度,尊重患者,耐心解答患者提出的问题,告知患者和家属子宫肌瘤是妇科最常见的良性肿瘤,手术或药物治疗都不会影响今后日常生活和工作,让患者消除顾虑,纠正错误认识,配合治疗。

（二）缓解症状

对出血多需住院的患者,护士应严密观察并记录其生命体征变化情况,协助医生完成血常规及凝血功能检查、备血、核对血型、交叉配血等。注意收集会阴垫,评估出血量。按医嘱给予止血药和子宫收缩剂,必要时输血、补液、抗感染或刮宫止血。巨大子宫肌瘤者常出现局部压迫症状,如排尿不畅者应予以导尿,便秘者可用缓泻剂缓解不适症状。带蒂的浆膜下肌瘤发生扭转或肌瘤红色变性时应评估腹痛的程度、部位、性质,有无恶心、呕吐、体温升高征象。需剖腹探查时,护士应迅速做好急诊手术前准备和术中术后护理。保持患者的外阴清洁干燥,如对于黏膜下肌瘤脱出宫颈口者,应保持其局部清洁,预防感染,为经阴道摘取肌瘤者做好术前准备。

(三)手术护理

对经腹或腹腔镜下行肌瘤切除或子宫切除术的患者行腹部手术患者的一般护理,并要特别注意观察术后阴道流血情况。经阴道黏膜下肌瘤摘除术常在蒂部留置止血钳 24～48 小时,取出止血钳后需继续观察阴道流血情况,按阴道手术患者常规护理。

(四)健康教育

1.保守治疗的患者

需定期随访,护士要告知患者随访的目的、意义和随访时间。应 3～6 个月定期复查,期间监测肌瘤生长状况,了解患者症状的变化,如有异常及时和医生联系,修正治疗方案。对应用激素治疗的患者,护士要向患者讲解用药的相关知识,使患者了解药物的治疗作用、使用剂量、服用时间、方法、不良反应及应对措施,避免擅自停药和服药过量引起撤退性出血和男性化。

2.手术后的患者

出院后 1 个月门诊复查,了解患者术后康复情况,并给予术后性生活、自我保健、日常工作恢复等健康指导。任何时候出现不适或异常症状,需及时随诊。

十、结果评价

(1)患者能叙述子宫肌瘤保守治疗的注意事项或术后自我护理措施。

(2)患者面色红润,无疲倦感。

(3)患者出院时,能列举康复期随访时间及注意问题。

(邓志雄)

第二节　子宫颈癌

子宫颈癌又称子宫颈浸润癌,是除乳腺癌以外最常见的妇科恶性肿瘤。虽然发病率很高,但是宫颈癌有较长的癌前病变阶段,加上近 40 年来国内外已经普遍开展宫颈细胞防癌普查,使宫颈癌和癌前病变得以早期诊断和早期治疗,宫颈癌的发病率和死亡率随之不断下降。

一、分类及病理

宫颈癌的好发部位是位于宫颈外口处的鳞-柱状上皮交界区。根据发生癌变的组织不同,宫颈癌可分为:①鳞状细胞浸润癌,占宫颈癌的 80%～85%;②腺癌,占宫颈癌的 15%～20%;③鳞腺癌,由鳞癌和腺癌混合构成,占宫颈癌的 3%～5%,少见,但恶性度最高,预后最差。

本节所说的"原位癌""浸润癌"指的都是鳞癌。

鳞癌与腺癌在外观上并无特殊差别,因为鳞状细胞与柱状细胞都可侵入对方领域,所以,两者均可发生在宫颈阴道部或宫颈管内。

(一)巨检

在发展为浸润癌以前,鳞癌于肉眼下观察无特殊异常,类似一般的"宫颈糜烂"(主要是环绕宫颈外口,有较粗糙的颗粒状糜烂区,或有不规则的溃破面,触之易出血),随着浸润癌的出现,子宫颈可以表现为以下4种不同类型。

1.外生型

外生型又称增生型或菜花型,癌组织开始向外生长,最初呈息肉样或乳头状隆起,继而又发展为向阴道内突出的大小不等的菜花状赘生物,质地脆,易出血。

2.内生型

内生型又称浸润型,癌组织向宫颈深部组织浸润,宫颈变得肥大而硬,甚至整个宫颈段膨大至直筒状。但宫颈表面还比较光滑或是仅有浅表溃疡。

3.溃疡型

不论外生型还是内生型,当癌组织进一步发展时,肿瘤组织发生坏死脱落,可形成凹陷性溃疡,有时整个子宫颈都为空洞所代替,形如火山口样。

4.颈管型

癌灶发生在宫颈外口内,隐蔽在宫颈管,侵入宫颈及子宫峡部供血层,转移到盆壁的淋巴结。不同于内生型,后者是由特殊的浸润性生长扩散到宫颈管。

(二)显微镜检

1.宫颈上皮内瘤样病变(CIN)

在移行带区形成过程中,未分化的化生鳞状上皮代谢活跃,在一些物质(精子、精液组蛋白、人乳头瘤病毒等)的刺激下,可发生细胞分化不良、排列紊乱、细胞核异常、有丝分裂增加,形成宫颈上皮内瘤样病变,包括宫颈不典型增生和宫颈原位癌。这两种病变是宫颈浸润癌的癌前病变。

通过显微镜下的观察,宫颈癌的进展可分为以下几个阶段:

(1)宫颈不典型增生:指上皮底层细胞增生活跃、分化不良,从正常的1~2层增生至多层,甚至占据了大部分上皮组织,而且细胞排列紊乱,细胞核增大、染色加深、染色质分布不均,出现很多核异质改变,称为不典型增生。宫颈不典型增生又可分为轻、中、重3种不同程度,重度不典型增生与原位癌不易区别。

(2)宫颈原位癌:鳞状上皮全层发生癌变,但是基底膜仍然保持完整,称为原位癌。不典型增生和原位癌均局限于上皮内,所以合称子宫颈上皮内瘤样病变。

2.宫颈早期浸润癌

原位癌继续发展,已有癌细胞穿过鳞状上皮基底层进入间质,但浸润不深,不足5mm,并未侵犯血管及淋巴管,癌灶之间孤立存在,未出现融合。

3.宫颈浸润癌

癌继续发展,浸润深度大于5mm,且侵犯血管及淋巴管,癌灶之间呈网状或团块状融合。

二、转移途径

转移途径以直接蔓延和淋巴转移为主,血行转移极少见。

(一)直接蔓延

子宫颈癌的转移途径以直接蔓延最常见。癌组织直接侵犯邻近组织和器官,向下蔓延至阴道壁,向上累及子宫腔,向两侧扩散至主韧带、阴道旁组织直至骨盆壁,向前、后可侵犯膀胱、直肠、盆壁等。

(二)淋巴转移

癌组织局部浸润后侵入淋巴管形成瘤栓,随淋巴液引流进入局部淋巴结,在淋巴管内扩散。淋巴转移一级组包括宫旁、宫颈旁、闭孔、髂内、髂外、髂总、骶前淋巴结;二级组包括腹股沟深浅淋巴结、腹主动脉旁淋巴结。

(三)血行转移

子宫颈癌的血行转移极少见,晚期可转移至肺、肝或骨骼等。

三、临床分期

采用国际妇产科联盟修订的宫颈癌临床分期,大体可将子宫颈癌分为 5 期(表 5-1)。

表 5-1　子宫颈癌的临床分期

期别	肿瘤累及范围
0 期	原位癌(浸润前癌)
Ⅰ 期	癌灶局限在宫颈(包括累及宫体)
Ⅰa 期	肉眼未见癌灶,仅在显微镜下可见浸润癌
Ⅰa1 期	间质浸润深度≤3 mm,宽度≤7 mm
Ⅰa2 期	间质浸润深度为 3～5 mm,宽度≤7 mm
Ⅰb 期	肉眼可见癌灶局限于宫颈,或显微镜下可见病变＞Ⅰa2 期
Ⅰb1 期	肉眼可见癌灶最大直径≤4 cm
Ⅰb2 期	肉眼可见癌灶最大直径＞4 cm
Ⅱ 期	癌灶已超出宫颈,但未达盆壁;癌累及阴道,但未达阴道下 1/3
Ⅱa 期	无宫旁浸润
Ⅱb 期	有宫旁浸润
Ⅲ 期	癌肿扩散至盆壁和(或)累及阴道下 1/3,导致肾盂积水或无功能肾
Ⅲa 期	癌累及阴道下 1/3,但未达盆壁
Ⅲb 期	癌已达盆壁,或有肾盂积水或无功能肾
Ⅳ 期	癌播散超出真骨盆,或癌浸润膀胱黏膜及直肠黏膜;远处转移
Ⅳa 期	癌播散超出真骨盆或癌浸润膀胱黏膜或直肠黏膜
Ⅳb 期	远处转移

四、临床表现

(一)症状

早期,可无症状;随着癌细胞的进展,可出现以下表现:

1.阴道流血

阴道流血由癌灶浸润间质内血管所致,出血量根据病灶大小、受累间质内血管的情况而定。年轻患者常表现为接触性出血,即性生活后或妇科检查后少量出血,也有表现为经期延长、周期缩短、经量增多等。年老患者常表现为绝经后不规则阴道流血。

一般外生型癌出血较早,量多;内生型癌出血较晚,量少。一旦侵犯较大血管可引起致命大出血。

2.阴道排液

阴道排液一般发生在阴道出血之后,所排液体为白色或血性,稀薄如水样或米泔样。初期量不多、有腥臭;晚期癌组织坏死、破溃,继发感染则出现大量脓性或米汤样恶臭白带。

3.疼痛

疼痛为癌晚期症状。当宫旁组织明显浸润,并已累及盆壁、神经时,可引起严重的腰骶部或坐骨神经痛。盆腔病变严重时,可以导致下肢静脉回流受阻,引起下肢肿胀和疼痛。

4.其他

(1)邻近器官受累症状:①压迫或侵犯膀胱、尿道及输尿管:排尿困难、尿痛、尿频、血尿、尿闭、膀胱阴道瘘、肾盂积水、尿毒症等。②累及直肠:里急后重、便血、排便困难、便秘或肠梗阻、直肠阴道瘘。③宫旁组织受侵:组织增厚、变硬、弹性消失,可直达盆壁,子宫固定不动,可形成"冰冻盆腔"。

(2)恶病质:晚期癌症,长期消耗,出现身心交瘁、贫血、低热、消瘦、虚弱等全身衰竭表现。

(二)体征

早期宫颈癌局部无明显病灶,宫颈光滑或轻度糜烂,与一般宫颈炎肉眼难以区别。随着病变的发展,类型不同,体征也不同。外生型宫颈上有赘生物呈菜花状、乳头状,质脆易出血。内生型宫颈肥大、质硬、如桶状,表面可光滑。晚期癌组织坏死脱落可形成溃疡或空洞。阴道受累时,阴道壁变硬,弹性减退,有赘生物生长。若侵犯宫旁组织,三合诊检查可扪及宫颈旁组织增厚、变硬、呈结节状,甚至形成"冰冻骨盆"。

五、治疗原则

治疗原则以手术治疗为主,配合放疗和化疗。

(一)手术治疗

手术治疗适用于ⅠA期～ⅡA期无手术禁忌证的患者。根据临床分期不同,可选择全子宫切除术、子宫根治术和盆腔淋巴结清扫术。年轻患者可保留卵巢及阴道。

(二)放射治疗

放射治疗适用于各期患者,主要是年老、有严重并发症或Ⅲ期以上不能手术的患者,分为腔内和体外照射两种方法;早期以腔内放射为主、体外照射为辅;晚期则以体外照射为主、腔内放射为辅。

(三)手术加放射治疗

手术加放射治疗适用于癌灶较大者,先行放疗局限病灶后再行手术治疗;或手术后疑有淋巴或宫旁组织转移者,放疗作为手术的补充治疗。

(四)化疗

化疗适用于晚期或有复发转移的患者,也可用于手术或放疗的辅助治疗,目前多主张联合化疗方案。

六、护理评估

(一)健康史

详细了解年轻患者有无接触性出血,年老患者绝经后阴道不规则流血情况。评估患者有无患病的高危因素存在,如是否有慢性宫颈炎的病史及 HPV、巨细胞病毒等的感染;婚育史、性生活史、高危男子性接触史等。

(二)身体状况

1.症状

详细了解患者阴道流血的时间、量、质、色等,有无妇科检查或性生活后的接触性出血;阴道排液的性状、气味;有无邻近器官受累的症状;有无疼痛,疼痛的部位、性质、持续时间等;全身有无贫血、消瘦、乏力等恶病质的表现。

2.体征

评估妇科检查的结果,如宫颈有无异常、糜烂和赘生物,宫颈是否出血、肥大、质硬、宫颈管外形呈桶状等。

(三)心理社会状况

子宫颈癌确诊早期,患者常因无症状或症状轻微,对诊断表示怀疑和震惊而四处求医,希望否定癌症诊断;当诊断明确,患者会感到恐惧和绝望,害怕疼痛和死亡,迫切要求治疗,以减轻痛苦、延长寿命。另外,恶性肿瘤对患者身体的折磨会给患者带来巨大的心理应激,而且手术范围大,留置尿管的时间长,疾病和手术对身体的损伤大,恢复时间长,患者很长时间不能正常地生活、工作。

(四)辅助检查

宫颈癌发展过程,尤其是癌前病变阶段时间长,所以应该积极开展防癌普查,提倡"早发现、早诊断,早治疗"。早期宫颈癌因无明显症状和体征,需采用以下辅助检查。

1.宫颈刮片细胞学检查

宫颈刮片细胞学检查是普查宫颈癌的主要方法,也是早期发现宫颈癌的主要方法之一。注意在宫颈外口鳞-柱上皮交界处取材,防癌涂片用巴氏染色。结果分 5 级:Ⅰ级,正常;Ⅱ级,炎症;Ⅲ级,可疑癌;Ⅳ级,高度可疑癌;Ⅴ级,癌。巴氏Ⅲ级及以上细胞,需行活组织检查。

2.碘试验

将碘溶液涂在宫颈和阴道壁上,观察其着色情况。正常宫颈阴道部和阴道鳞状上皮含糖原丰富,会被碘溶液染成棕色或深赤褐色,若不染色为阳性,说明鳞状上皮不含糖原。瘢痕、囊肿、宫颈炎或宫颈癌等鳞状上皮不含糖原或缺乏糖原,均不染色,所以本试验对癌无特异性。碘试验主要识别宫颈病变危险区,以便确定活检取材部位,提高诊断率。

3.阴道镜检查

宫颈刮片细胞学检查Ⅲ级或以上者,应行阴道镜检查,观察宫颈表面上皮及血管变化,发现病变部位,指导活检取材,提高诊断率。

4.宫颈和宫颈管活组织检查

宫颈和宫颈管活组织检查是确诊宫颈癌和癌前病变的金标准。

可在宫颈外口鳞-柱上皮交界处 3、6、9、12 点四处取材,或碘试验不着色区、阴道镜病变可疑区取材做病理检查。宫颈活检阴性时,可用小刮匙刮取宫颈管组织送病理检查。

七、护理诊断

(一)排尿异常

排尿异常与宫颈癌根治术后对膀胱功能影响有关。

(二)营养失调

营养失调与长期的阴道流血造成的贫血及癌症的消耗有关。

(三)焦虑

焦虑与子宫颈癌确诊带来的心理应激有关。

(四)恐惧

恐惧与宫颈癌的不良预后有关。

(五)自我形象紊乱

自我形象紊乱与阴道恶臭液体流出及较长时间留置尿管有关。

八、护理目标

(1)患者能接受诊断,配合各种检查、治疗。

(2)出院时,患者排尿功能恢复良好。

(3)患者能接受现实,适应术后生活方式。

九、护理措施

(一)心理护理

多陪伴患者,经常与患者沟通,了解其心理特点,与患者、家属一起寻找引起不良心理反应的原因,教会患者缓解心理应激的措施,学会用积极的应对方法,如寻求别人的支持和帮助、向别人倾诉内心的感受等,使患者能以最佳的心态接受并积极配合治疗。

(二)饮食与营养

根据患者的营养状况、饮食习惯,协助其制订营养食谱,鼓励患者进食高能量、高维生素及营养素全面的饮食,以满足机体的需要。

(三)阴道、肠道准备

术前 3 天需每天行阴道冲洗 2 次,冲洗时动作应轻柔,以免损伤子宫颈脆性癌组织,引起阴道大出血。肠道按清洁灌肠来准备。另外,术前教会患者进行肛门、阴道肌肉的缩紧与舒张练习,掌握锻炼盆底肌肉的方法。

(四)术后帮助膀胱功能恢复

由于手术范围大,可能损伤支配膀胱的神经,膀胱功能恢复缓慢,所以,一般留置尿管 7～14 天,甚至 21 天。

1.盆底肌肉的锻炼

术前教会患者进行盆底肌肉的缩紧与舒张练习,术后第 2 天开始锻炼,术后第 4 天开始锻炼腹部肌肉,如抬腿、仰卧起坐等。还有资料报道,改变体位的肌肉锻炼有利排尿功能的恢复,锻炼的强度应逐渐增加。

2.膀胱肌肉的锻炼

在拔除尿管前 3 天开始定时开放尿管,每 2～3 小时放尿液 1 次,锻炼膀胱功能,促进排尿功能的恢复。

3.导出残余尿

在膀胱充盈的情况下拔除尿管,让患者立即排尿,排尿后,导出残余尿,每天 1 次。如残余尿连续 3 次在 100 mL 以下,证明膀胱功能恢复尚可,不需再留置尿管;如残余尿超过 100 mL,应及时给患者再留置尿管,保留 3～5 天后,再行拔管,导出残余尿,直至低于 100 mL 以下。

（五）保持负压引流管的通畅

手术创面大，渗出多，同时淋巴回流受阻，术后常在盆腔放置引流管，应密切注意引流管是否通畅，引流液的量、色、质，一般于 48～72 小时后拔除引流管。

（六）出院指导

（1）定期随访：护士应向出院患者和家属说明随访的重要性及随访要求。第 1 年，出院后 1 个月首次随访，以后每 2～3 个月随访 1 次；第 2 年，每 3～6 个月随访 1 次；第 3～5 年，每半年随访 1 次；第 6 年开始每年随访 1 次。如有不适随时就诊。

（2）少数患者出院时尿管未拔出，应教会患者留置尿管的护理，强调多饮水、外阴清洁的重要性，勿将导尿袋高于膀胱口，避免尿液倒流，继续锻炼盆底肌肉、膀胱功能，及时到医院拔尿管、导出残余尿。

（3）康复后应逐步增加活动强度，适当参加社交活动及正常的工作等，以便恢复原来的角色功能。

十、结果评价

（1）患者住院期间能以积极态度配合诊治全过程。

（2）出院时，患者无尿路感染症状，拔管后已经恢复正常排尿功能。

（3）患者能正常与人交往，正确树立自我形象。

（邓志雄）

第三节　功能失调性子宫出血

功能失调性子宫出血简称功血，为妇科常见病。它是由于调节生殖系统的神经内分泌机制失常引起的异常子宫出血，而全身及内、外生殖器官无器质性病变存在。常表现为月经周期长短不一、经期延长、经量过多或不规则阴道出血。功血可分为排卵性功血和无排卵性功血两类，约 85% 病例属无排卵性功血。功血可发生于月经初潮至绝经期间的任何年龄，约 50% 患者发生于绝经前期，育龄期约占 30%，青春期约占 20%。

一、护理评估

（一）健康史

1.无排卵性功血

（1）青春期：青春期无排卵性功血与下丘脑-垂体-卵巢轴调节功能未健全有关，过度劳累、精神紧张、恐惧、忧伤、环境及气候改变等应激刺激，以及肥胖、营养不良等因素易导致下丘脑-垂体-卵巢轴调节功能紊乱，卵巢不能排卵。

（2）绝经过渡期：因卵巢功能衰退，卵巢对促性腺激素敏感性降低，卵泡在发育过程中因退行性变而不能排卵。

（3）生育期：可因内、外环境改变，如劳累、应激、流产、手术或疾病等引起短暂无排卵，亦可因肥胖、多囊卵巢综合征、高泌乳素血症等因素长期存在而引起持续无排卵。

2.排卵性功血

黄体功能不足原因在于神经内分泌调节功能紊乱,导致卵泡期卵泡刺激素(FSH)缺乏,卵泡发育缓慢,雌激素分泌减少,正反馈作用不足,黄体生成素(LH)峰值不高,使黄体发育不全、功能不足。子宫内膜不规则脱落者,由于下丘脑-垂体-卵巢轴调节功能紊乱或黄体机制异常引起萎缩过程延长。

评估时注意了解患者的发病年龄、月经史、婚育史及发病诱因,有无性激素治疗不当及全身性出血性疾病史。

(二)身体状况

1.月经紊乱

(1)无排卵性功血:最常见的症状是子宫不规则性出血,特点是月经周期紊乱,经期长短不一,经量多少不定。可先有数周或数月停经,然后阴道流血,量较多,持续2～3周或更长时间,不易自止,无腹痛或其他不适。

(2)排卵性功血:黄体功能不足者月经周期缩短,月经频发(月经周期短于21天),不易受孕或怀孕早期易流产;子宫内膜不规则脱落者月经周期正常,但经期延长,长达9～10天,多发生于产后或流产后。

2.贫血

因出血多或时间长,患者出现头晕、乏力、面色苍白等贫血征象。

3.体格检查

体格检查包括全身检查和妇科检查,排除全身性疾病及生殖器官器质性病变。

(三)心理、社会状况

青春期患者常因害羞而影响及时诊治,生育期患者担心影响生育而焦虑,围绝经期患者因治疗效果不佳或怀疑为恶性肿瘤而焦虑、紧张、恐惧。

(四)辅助检查

1.诊断性刮宫

诊断性刮宫可了解子宫内膜反应、子宫内膜病变,达到止血的目的。不规则流血者可随时刮宫止血。确定有无排卵或黄体功能,于月经前一天或者月经来潮6小时内做诊断性刮宫,无排卵性功血的子宫内膜呈增生期改变,黄体功能不足显示子宫内膜分泌不良。子宫内膜不规则脱落,于月经周期第5～6天进行诊断性刮宫,增生期与分泌期子宫内膜共存。

2.B超检查

B超检查可了解子宫内膜厚度及生殖器官有无器质性改变。

3.血常规及凝血功能检查

血常规及凝血功能检查可了解有无贫血、感染及凝血功能障碍。

4.宫腔镜检查

宫腔镜检查可直接观察子宫内膜,选择病变区进行活组织检查。

5.卵巢功能检查

卵巢功能检查可判断卵巢有无排卵或黄体功能。

(五)处理要点

1.无排卵性功血

青春期和生育期患者以止血、调整周期、促排卵为原则,围绝经期患者以止血、防止子宫内膜癌变为原则。

2.排卵性功血

黄体功能不足的治疗原则是促进卵泡发育,刺激黄体功能及黄体功能替代,分别应用氯米芬、人绒毛膜促性腺激素(HCG)和黄体酮;子宫内膜不规则脱落的治疗原则是促使黄体及时萎缩,子宫内膜及时完整脱落,常用药物有孕激素和 HCG。

二、护理问题

(一)潜在并发症
贫血。

(二)知识缺乏
缺乏性激素治疗的知识。

(三)有感染的危险
感染与经期延长、机体抵抗力下降有关。

(四)焦虑
焦虑与性激素使用及药物不良反应有关。

三、护理措施

(一)一般护理

患者体质往往较差,应加强营养,改善全身情况,可补充铁剂、维生素 C 和蛋白质。成人体内大约每 100 mL 血中含 50 mg 铁,行经期妇女,每天从食物中吸收 0.7~2.0 mg 铁,经量多者应额外补充铁。向患者推荐含铁较多的食物,如猪肝、胡萝卜、葡萄干等。按照患者的饮食习惯,为患者制订适合个人的饮食计划,保证患者获得足够的营养。

(二)病情观察

观察并记录患者的生命体征、出量及入量,嘱患者保留出血期间使用的会阴垫及内裤,以便更准确地估计出血量,出血较多者,督促其卧床休息,避免过度疲劳和剧烈活动,贫血严重者,遵医嘱做好交叉配血、输血、止血措施,执行治疗方案,维持患者正常血容量。

(三)对症护理

1.无排卵性功血

(1)止血:对大量出血患者,要求在性激素治疗 8 小时内见效,24~48 小时内出血基本停止,若 96 小时以上仍不止血,应考虑有器质性病变存在。

1)性激素止血:①雌激素:应用大剂量雌激素可迅速提高血内雌激素浓度,促使子宫内膜生长,短期内修复创面而止血,主要用于青春期功血,目前多选用妊马雌酮 2.5 mg 或己烯雌酚1~2 mg。②孕激素:适用于体内已有一定水平雌激素的患者,常用药物有甲羟孕酮、炔诺酮,用药原则同雌激素。③雄激素:拮抗雌激素、增加子宫平滑肌及子宫血管张力而减少出血,主要用于围绝经期功血患者的辅助治疗,可随时停用。④联合用药:止血效果优于单一药物,可用三合激素或口服短效避孕药,血止后逐渐减量。

2)刮宫术:止血及排除子宫内膜癌变,适用于年龄大于 35 岁、药物治疗无效或存在子宫内膜癌高危因素的患者。

3)其他止血药:卡巴克洛和酚磺乙胺可减少微血管的通透性,氨基己酸、氨甲苯酸、氨甲环酸等可抑制纤维蛋白溶酶,有减少出血量的辅助作用,但不能赖以止血。

(2)调整月经周期:一般连续用药 3 个周期,在此过程中务必积极纠正贫血,加强营养,以改善体质。

1)雌、孕激素序贯疗法:即人工周期,通过模拟自然月经周期中卵巢的内分泌变化,将雌、孕激素序贯应用,使子宫内膜发生相应变化,引起周期性脱落,适用于青春期功血或生育期功血者,可诱发卵巢自然排卵。雌激素自月经来潮第 5 天开始使用,妊马雌酮 1.25 mg 或己烯雌酚 1 mg,每晚 1 次,连服 20 天,于服雌激素最后 10 天加用甲羟孕酮每天 10 mg,两药同时用完,停药后 3~7 天出血。于出血第 5 天重复用药,一般连续使用 3 个周期。用药 2~3 个周期后,患者常能自发排卵。

2)雌、孕激素联合疗法:可周期性口服短效避孕药,适用于生育期功血、内源性雌激素水平较高者或绝经过渡期功血者。

3)后半周期疗法:于月经周期的后半周期开始(撤药性出血的第 16 天)服用甲羟孕酮,每天 10 mg,连服 10 天为 1 个周期,3 个周期为 1 个疗程,适用于青春期或绝经过渡期功血者。

(3)促排卵:适用于育龄期功血者,常用药物有氯米芬、人绒毛膜促性腺激素(HCG)等。于月经第 5 天开始每天口服氯米芬 50 mg,连续 5 天,以促进卵泡发育。B 超监测卵泡发育接近成熟时,可大剂量肌内注射 HCG 5 000 U 以诱发排卵。不提倡青春期患者使用。

(4)手术治疗:以刮宫术最常用,既能明确诊断,又能迅速止血。绝经过渡期出血患者激素治疗前宜常规刮宫,最好在子宫镜下行分段诊断性刮宫,以排除子宫内细微器质性病变。对青春期功血刮宫应持慎重态度。必要时行子宫次全切除或子宫切除术。

2.排卵性功血

(1)黄体功能不足。①黄体功能替代疗法:自排卵后开始,每天肌内注射孕酮 10 mg,共 10~14 天,用以补充黄体分泌孕酮的不足。②黄体功能刺激疗法:通常应用 HCG 以促进及支持黄体功能,于基础体温上升后开始,隔天肌内注射 HCG 1 000~2 000 U,共 5 次,可使血浆孕酮明显上升,随之恢复正常月经周期。③促进卵泡发育:于月经第 5 天开始,每晚口服氯米芬 50 mg,共 5 天。

(2)子宫内膜不规则脱落。①孕激素:自排卵后第 1~2 天或下次月经前 10~14 天开始,每天口服甲羟孕酮 10 mg,连续 10 天,若有生育要求可肌内注射孕酮。②HCG:用法同黄体功能不足。

3.性激素治疗的注意事项

(1)严格遵医嘱正确用药,不得随意停服或漏服,以免使用不当引起子宫出血。

(2)药物减量必须按规定在血止后开始,每 3 天减量 1 次,每次减量不超过原剂量的 1/3,直至维持量,持续用至血止后 20 天停药。

(3)雌激素口服可能引起恶心、呕吐等胃肠道反应,可饭后或睡前服用;对存在血液高凝倾向或血栓性疾病史者禁忌使用。

(4)雄激素用量过大可能出现男性化不良反应。

(四)预防感染

(1)测体温、脉搏。

(2)指导患者保持会阴部清洁,出血期间禁止盆浴及性生活。

(3)注意有无腹痛等生殖器官感染征象。

（4）按医嘱使用抗生素。

（五）心理护理

注意情绪调节，避免过度紧张与精神刺激。特别是青春期少女，父母们不仅要关注女孩的学习状况与膳食状况，还要重视女孩的情绪变化，与其多沟通，了解其内心世界的变化，帮助其释放不良情绪，以使其保持相对稳定的精神、心理状态，避免情绪上的大起大落。

（六）健康指导

（1）宜清淡饮食，多食富含维生素 C 的新鲜瓜果、蔬菜，注意休息，保持心情舒畅。

（2）强调严格掌握雌激素的适应证，并合理使用，对更年期及绝经后妇女更应慎用，应用时间不宜过长，量不宜大，并应严密观察反应。

（3）月经期避免剧烈运动，禁止盆浴及性生活，保持会阴部清洁。

（邓志雄）

第四节　前置胎盘

妊娠 28 周后，胎盘附着于子宫下段，甚至胎盘下缘达到或覆盖宫颈内口，其位置低于胎先露部，称为前置胎盘。前置胎盘是妊娠晚期严重并发症，也是妊娠晚期阴道流血最常见的原因。

一、病因

病因目前尚不清楚，高龄初产妇（年龄大于 35 岁）、经产妇、多产妇、吸烟或吸毒妇女为高危人群。其病因可能与下述因素有关。

（一）子宫内膜病变或损伤

多次刮宫、分娩、子宫手术史等是前置胎盘的高危因素。上述情况可损伤子宫内膜，引起子宫内膜炎或萎缩性病变，再次受孕时子宫蜕膜血管形成不良、胎盘血供不足，刺激胎盘面积增大延伸到子宫下段。前次剖宫产手术瘢痕可妨碍胎盘在妊娠晚期向上迁移，增加前置胎盘的可能性。据统计，发生前置胎盘的孕妇，85%～95% 为经产妇。

（二）胎盘异常

双胎妊娠时胎盘面积过大，前置胎盘发生率较单胎妊娠高 1 倍；胎盘位置正常而副胎盘位于子宫下段接近宫颈内口；膜状胎盘大而薄，扩展到子宫下段，均可发生前置胎盘。

（三）受精卵滋养层发育迟缓

受精卵到达子宫腔后，滋养层尚未发育到可以着床的阶段，继续向下游走，到达子宫下段，并在该处着床而发育成前置胎盘。

二、分类

根据胎盘下缘与宫颈内口的关系，将前置胎盘分为三类。

（1）完全性前置胎盘：又称中央性前置胎盘，胎盘组织完全覆盖宫颈内口。

（2）部分性前置胎盘：宫颈内口部分为胎盘组织所覆盖。

（3）边缘性前置胎盘：胎盘附着于子宫下段，胎盘边缘到达宫颈内口，未覆盖宫颈内口。

胎盘位于子宫下段,与胎盘边缘极为接近,但未达到宫颈内口,称为低置胎盘。胎盘下缘与宫颈内口的关系可因宫颈管消失、宫口扩张而改变。前置胎盘类型可因诊断时期不同而改变,如临产前为完全性前置胎盘,临产后因口扩张而成为部分性前置胎盘。目前,临床上均依据处理前最后一次检查结果来决定其分类。

三、临床表现

(一)症状

前置胎盘的典型症状是妊娠晚期或临产时,发生无诱因、无痛性反复阴道流血。妊娠晚期子宫下段逐渐伸展,牵拉宫颈内口,宫颈管缩短;临产后,规律宫缩使宫颈管消失成为软产道的一部分。宫颈外口扩张,附着于子宫下段及宫颈内口的胎盘前置部分,不能相应伸展而与其附着处分离,血窦破裂出血。前置胎盘出血前无明显诱因,初次出血量一般不多,剥离处血液凝固后,出血自然停止;也有初次即发生致命性大出血而导致休克的。由于子宫下段不断伸展,前置胎盘出血常反复发生,出血量也越来越多。阴道流血发生的迟早、反复发生次数、出血量多少与前置胎盘类型有关。完全性前置胎盘初次出血时间早,多在妊娠28周左右,称为警戒性出血。边缘性前置胎盘出血多发生于妊娠晚期或临产后,出血量较少。部分性前置胎盘的初次出血时间、出血量及反复出血次数,介于两者之间。

(二)体征

患者一般情况与出血量有关,大量出血者呈现面色苍白、脉搏增快微弱、血压下降等休克表现。腹部检查:子宫软,无压痛,大小与妊娠周数相符。由于子宫下段有胎盘占据,影响胎先露部入盆,故胎先露高浮,易并发胎位异常。反复出血或一次出血量过多导致胎儿宫内缺氧,严重者胎死宫内。当前置胎盘附着于子宫前壁时,可在耻骨联合上方听到胎盘杂音。临产时,检查见宫缩为阵发性,间歇期子宫完全松弛。

四、处理原则

处理原则是抑制宫缩、止血、纠正贫血和预防感染。根据阴道流血量、有无休克、妊娠周数、胎位、胎儿是否存活、是否临产及前置胎盘类型等综合做出决定。

(一)期待疗法

应在保证孕妇安全的前提下尽可能延长孕周,以提高围生儿存活率,期待疗法适用于妊娠小于34周、胎儿体重低于 2 000 g、胎儿存活、阴道流血量不多、一般情况良好的孕妇。

尽管国外有资料证明,前置胎盘孕妇住院与门诊治疗的妊娠结局并无明显差异,但我国仍应强调住院治疗。住院期间密切观察病情变化,为孕妇提供全面优质护理是期待疗法的关键措施。

(二)终止妊娠

1.终止妊娠指征

若孕妇反复发生多量出血甚至休克,无论胎儿成熟与否,为了母亲安全应终止妊娠;期待疗法中发生大出血或出血量虽少,但胎龄达妊娠 36 周以上,胎儿成熟度检查提示胎儿肺成熟者;胎龄未达孕 36 周,出现胎儿窘迫征象,或胎儿电子监护发现胎心异常者;出血量多,危及胎儿;胎儿已死亡或出现难以存活的畸形,如无脑儿。

2.剖宫产

剖宫产可在短时间内娩出胎儿,迅速结束分娩,对母儿相对安全,是处理前置胎盘的主要手段。剖宫产指征应包括:完全性前置胎盘,持续大量阴道流血;部分性和边缘性前置胎盘出血量较多,先露高浮,短时间内不能结束分娩;胎心异常。术前应积极纠正贫血、预防感染等,备血,做好处理产后出血和抢救新生儿的准备。

3.阴道分娩

边缘性前置胎盘、枕先露、阴道流血不多、无头盆不称和胎位异常,估计在短时间内能结束分娩者,可予试产。

五、护理

(一)护理评估

1.病史

除个人健康史外,应尤其注意识别有无剖宫产术、人工流产术及子宫内膜炎等前置胎盘的易发因素。此外,妊娠中特别是妊娠 28 周后,是否出现无痛性、无诱因、反复阴道流血症状,并详细记录具体经过及医疗处理情况。

2.身心状况

患者的一般情况与出血量的多少密切相关。大量出血时可见面色苍白、脉搏细速、血压下降等休克症状。孕妇及其家属可因突然阴道流血而感到恐惧或焦虑,既担心孕妇的健康,更担心胎儿的安危,可能显得恐慌、紧张、手足无措。

3.诊断检查

(1)产科检查:子宫大小与停经月份一致,胎儿方位清楚,先露高浮,胎心可以正常,也可因孕妇失血过多致胎心异常或消失。前置胎盘位于子宫下段前壁时,可于耻骨联合上方听见胎盘杂音。临产后检查,宫缩为阵发性,间歇期子宫肌肉可以完全放松。

(2)超声波检查:B 型超声断层相可清楚看到子宫壁、胎头、宫颈和胎盘的位置,胎盘定位准确率达 95% 以上,可反复检查,是目前最安全、有效的首选检查方法。

(3)阴道检查:目前一般不主张应用阴道检查,只有在近临产期出血不多时,终止妊娠前为除外其他出血原因或明确诊断、决定分娩方式前考虑采用。要求阴道检查操作必须在输血、输液和做好手术准备的情况下方可进行。怀疑前置胎盘的个案,切忌肛查。

(4)术后检查胎盘及胎膜:胎盘的前置部分可见陈旧血块附着,呈黑紫色或暗红色,如这些改变位于胎盘的边缘,而且胎膜破口处距胎盘边缘不足 7 cm,则为部分性前置胎盘。如行剖宫产术,术中可直接了解胎盘附着的部分并确立诊断。

(二)护理诊断

1.潜在并发症

出血性休克。

2.有感染的危险

感染与前置胎盘剥离面靠近子宫颈口、细菌易经阴道上行有关。

(三)预期目标

(1)接受期待疗法的孕妇,血红蛋白不再继续下降,胎龄可达或更接近足月。

(2)产妇产后未发生产后出血或产后感染。

(四)护理措施

根据病情须立即接受终止妊娠的孕妇,取去枕侧卧位,开放静脉,配血,做好输血准备。在抢救休克的同时,按腹部手术患者的护理进行术前准备,并做好母儿生命体征监护及抢救准备工作。接受期待疗法的孕妇的护理措施如下。

1.保证休息

减少刺激。孕妇需住院观察,绝对卧床休息,尤以左侧卧位为佳,并定时间断吸氧,每天3次,每次1小时,以提高胎儿血氧供应。此外,还需避免各种刺激,以减少出血可能。医护人员进行腹部检查时动作要轻柔,禁做阴道检查和肛查。

2.纠正贫血

除采取口服硫酸亚铁、输血等措施外,还应加强饮食营养指导,建议孕妇多食高蛋白及含铁丰富的食物,如动物肝脏、绿叶蔬菜和豆类等,一方面有助于纠正贫血,另一方面还可以增强机体抵抗力,同时也可促进胎儿发育。

3.监测生命体征

及时发现病情变化,严密观察并记录孕妇生命体征,阴道流血的量、色,流血事件及一般状况,检测胎儿宫内状态。按医嘱及时完成实验室检查项目,并交叉配血备用。发现异常及时报告医生并配合处理。

4.预防产后出血和感染

(1)产妇回病房休息时,严密观察产妇的生命体征及阴道流血情况,发现异常及时报告医生处理,以防止或减少产后出血。

(2)及时更换会阴垫,以保持会阴部清洁、干燥。

(3)胎儿分娩后,及早使用宫缩剂,以预防产后大出血;对新生儿严格按高危儿处理。

5.健康教育

护士应加强对孕妇的管理和宣教。指导围孕期妇女避免吸烟、酗酒等不良行为,避免多次刮宫、引产或宫内感染,防止多产,减少子宫内膜损伤或子宫内膜炎。对妊娠期出血,无论出血量多少均应就医,做到及时诊断、正确处理。

(五)护理评价

(1)接受期待疗法的孕妇胎龄接近(或达到)足月时终止妊娠。

(2)产妇产后未出现产后出血和感染。

(王秀云)

第五节　胎 盘 早 剥

妊娠20周以后或分娩期正常位置的胎盘在胎儿娩出前部分或全部从子宫壁剥离,称为胎盘早剥。胎盘早剥是妊娠晚期严重并发症,具有起病急、发展快特点,若处理不及时可危及母儿生命。胎盘早剥的发病率:国外1‰～2‰,国内0.46‰～2.1‰。

一、病因

胎盘早剥确切的病因及发病机制尚不清楚,可能与下述因素有关。

(一)孕妇血管病变

孕妇患严重妊娠期高血压疾病、慢性高血压、慢性肾脏疾病或全身血管病变时,胎盘早剥的发生率增高。妊娠合并上述疾病时,底蜕膜螺旋小动脉痉挛或硬化,引起远端毛细血管变性坏死甚至破裂出血,血液流至底蜕膜层,与胎盘之间形成胎盘后血肿,致使胎盘与子宫壁分离。

(二)机械性因素

外伤,尤其是腹部直接受到撞击或挤压;脐带过短(<30 cm)或脐带围绕颈、绕体,分娩过程中胎儿下降会牵拉脐带造成胎盘剥离;羊膜穿刺时刺破前壁胎盘附着处,血管破裂出血引起胎盘剥离。

(三)宫腔内压力骤减

双胎妊娠分娩时,第一胎儿娩出过速;羊水过多时,人工破膜后羊水流出过快,均可使宫腔内压力骤减,子宫骤然收缩,胎盘与子宫壁发生错位剥离。

(四)子宫静脉压突然升高

妊娠晚期或临产后,孕妇长时间取仰卧位,巨大妊娠子宫压迫下腔静脉,回心血量减少,血压下降。此时子宫静脉淤血、静脉压增高、蜕膜静脉床淤血或破裂,形成胎盘后血肿,导致部分或全部胎盘剥离。

(五)其他高危因素

其他高危因素,如高龄、吸烟、可卡因滥用、代谢异常、血栓形成倾向、子宫肌瘤(尤其是胎盘附着部位肌瘤)等与胎盘早剥发生有关。有胎盘早剥史的孕妇再次发生胎盘早剥的危险性比无胎盘早剥史者高 10 倍。

二、分类及病理变化

胎盘早剥的主要病理改变是底蜕膜出血并形成血肿,使胎盘从附着处分离。根据病理类型,胎盘早剥可分为显性、隐性及混合性 3 种。若底蜕膜出血量少,出血很快停止,多无明显的临床表现,仅在产后检查胎盘时发现胎盘母体面有凝血块及压迹。若底蜕膜继续出血,形成胎盘后血肿,胎盘剥离面随之扩大,血液冲开胎盘边缘并沿胎膜与子宫壁之间经颈管向外流出,称为显性剥离或外出血。若胎盘边缘仍附着于子宫壁或由于胎先露部固定于骨盆入口,使血液积聚于胎盘与子宫壁之间,称为隐性剥离或内出血。由于子宫内有妊娠产物存在,子宫肌不能有效收缩,以压迫破裂的血窦而止血,血液不能外流,胎盘后血肿越积越大,子宫底随之升高。当出血达到一定程度时,血液终会冲开胎盘边缘及胎膜外流,称为混合型出血。偶有血液穿破胎膜溢入羊水中成为血性羊水。

胎盘早剥发生内出血时,血液积聚于胎盘与子宫壁之间,随着胎盘后血肿压力的增加,血液浸入子宫肌层,引起肌纤维分离、断裂甚至变性,当血液渗透至子宫浆膜层时,子宫表面现紫蓝色淤斑,称为子宫胎盘卒中,又称为库弗莱尔子。有时血液还可渗入输卵管系膜、卵巢生发上皮下、阔韧带内。子宫肌层由于血液浸润、收缩力减弱,造成产后出血。

严重的胎盘早剥可以引发一系列病理生理改变。剥离处的胎盘绒毛和蜕膜会释放大量组织凝血活酶,进入母体血循环,激活凝血系统,导致弥散性血管内凝血(DIC),肺、肾等脏器的毛细血管内形成微血栓,造成脏器缺血和功能障碍。胎盘早剥持续时间长,促凝物质不断进入母血,激活纤维蛋白溶解系统,产生大量的纤维蛋白原降解产物(FDP),引起继发性纤溶亢进。发生胎盘早剥后,消耗大量凝血因子,并产生高浓度 FDP,最终导致凝血功能障碍。

三、临床表现

根据病情严重程度,谢尔(Sher)将胎盘早剥分为三度。

（一）Ⅰ度

Ⅰ度胎盘早剥多见于分娩期,胎盘剥离面积小,患者常无腹痛或腹痛轻微,贫血体征不明显。腹部检查见子宫软,大小与妊娠周数相符,胎位清楚,胎心率正常。产后检查见胎盘母体面有凝血块及压迹即可诊断。

（二）Ⅱ度

Ⅱ度胎盘早剥的胎盘剥离面为胎盘面积1/3左右,主要症状为突然发生持续性腹痛、腰酸或腰背痛,疼痛程度与胎盘后积血量成正比,无阴道流血或流血量不多,贫血程度与阴道流血量不相符。腹部检查见子宫大于妊娠周数,子宫底随胎盘后血肿增大而升高。胎盘附着处压痛明显(胎盘位于后壁则不明显),宫缩有间歇,胎位可扪及,胎儿存活。

（三）Ⅲ度

Ⅲ度胎盘早剥的胎盘剥离面超过胎盘面积1/2,临床表现较Ⅱ度重。患者可出现恶心、呕吐、面色苍白、四肢湿冷、脉搏细数、血压下降等休克症状,且休克程度大多与阴道流血量不成正比。腹部检查见子宫硬如板状,宫缩间歇时不能松弛,胎位扪不清,胎心消失。

四、处理原则

纠正休克、及时终止妊娠是处理胎盘早剥的原则。患者入院时,情况危重、处于休克状态,应积极补充血容量,及时输入新鲜血液,尽快改善患者状况。胎盘早剥一旦确诊,必须及时终止妊娠。终止妊娠的方法根据胎次、早剥的严重程度、胎儿宫内状况及宫口开大等情况而定。此外,对并发症,如凝血功能障碍、产后出血和急性肾衰竭等进行紧急处理。

五、护理

（一）护理评估

1.病史

若孕妇在妊娠晚期或临产时突然发生腹部剧痛,有急性贫血或休克现象,应引起高度重视。护士需结合有无妊娠期高血压疾病或高血压病史、胎盘早剥史、慢性肾炎史、仰卧位低血压综合征史及外伤史,进行全面评估。

2.身心状况

胎盘早剥孕妇发生内出血时,严重者常表现为急性贫血和休克症状,而无阴道流血或有少量阴道流血。因此,对胎盘早剥孕妇,除进行阴道流血的量、色评估外,应重点评估腹痛的程度、性质,孕妇的生命体征和一般情况,以及时、准确地了解孕妇的身体状况。胎盘早剥孕妇入院时情况危急,孕妇及其家属常常感到高度紧张和恐惧。

3.诊断检查

(1)产科检查:通过四步触诊判断胎方位、胎心情况、宫高变化、腹部压痛范围和程度等。

(2)B型超声检查:正常胎盘B型超声图像应紧贴子宫体部后壁、前壁或侧壁,若胎盘与子宫体之间有血肿时,在胎盘后方出现液性低回声区,暗区常不止一个,并见胎盘增厚。若胎盘后血肿较大时,能见到胎盘胎儿面凸向羊膜腔,甚至能使子宫内的胎儿偏向对侧。若血液渗入羊水中,见羊水回声增强、增多,系羊水混浊所致。若胎盘边缘已与子宫壁分离,未形成胎盘后血肿,则见不到上述图像,故B型超声检查诊断胎盘早剥有一定的局限性。重型胎盘早剥时常伴胎心、胎动消失。

(3)实验室检查:主要了解患者贫血程度及凝血功能。重型胎盘早剥患者应检查肾功能与二氧化碳结合力。若并发 DIC 时进行筛选试验(血小板计数、凝血酶原时间、纤维蛋白原测定),结果可疑者可做纤溶确诊试验(凝血酶时间、优球蛋白溶解时间、血浆鱼精蛋白副凝时间)。

(二)可能的护理诊断

1.潜在并发症

弥散性血管内凝血。

2.恐惧

此与胎盘早剥起病急、进展快、易危及母儿生命的特点有关。

3.预感性悲哀

此与死产、切除子宫有关。

(三)预期目标

(1)孕妇出血性休克症状得到控制。

(2)患者未出现凝血功能障碍、产后出血和急性肾衰竭等并发症。

(四)护理措施

胎盘早剥是一种妊娠晚期严重危及母儿生命的并发症,积极预防非常重要。护士应劝说孕妇接受产前检查,预防和及时治疗妊娠期高血压疾病、慢性高血压、慢性肾病等;妊娠晚期避免仰卧位及腹部外伤;施行外倒转术时动作要轻柔;处理羊水过多和双胎者时,避免子宫腔压力下降过快等。对于已诊断为胎盘早剥的患者,其护理措施如下。

1.纠正休克

改善患者的一般情况。护士应迅速开放静脉,积极补充其血容量,及时输入新鲜血液。既能补充血容量,又可补充凝血因子。同时密切监测胎儿状态。

2.严密观察病情变化

及时发现并发症。凝血功能障碍表现为皮下、黏膜或注射部位出血,子宫出血不凝,有时有尿血、咯血及呕血等现象;急性肾衰竭可表现为尿少或无尿。护士应高度重视上述症状,一旦发现,应及时报告医生并配合处理。

3.为终止妊娠做好准备

一旦确诊,应及时终止妊娠,以孕妇病情轻重、胎儿宫内状况、产程进展、胎产式等具体状态决定分娩方式,护士需为此做好相应准备。

4.预防产后出血

胎盘早剥的产妇,胎儿娩出后易发生产后出血,因此分娩后应及时给予宫缩剂,并配合按摩子宫,必要时按医嘱做切除子宫的术前准备。未发生出血者,产后仍应加强生命体征观察,预防晚期产后出血的发生。

5.产褥期的处理

患者在产褥期应注意加强营养,纠正贫血,更换消毒会阴垫,保持会阴清洁,预防感染。根据孕妇身体情况给予母乳指导。死产者及时给予退乳措施,可在分娩后 24 小时内尽早服用大剂量雌激素,同时紧束双乳,少进汤类;水煎生麦芽当茶饮;针刺足临泣、悬钟等穴位等。

(五)护理评价

(1)母亲分娩顺利,婴儿平安出生。

(2)患者未出现并发症。

（黄　晶）

第六章 儿科护理

第一节 小儿肺炎

一、疾病概述

肺炎指不同病原体或其他因素所致的肺部炎症,以发热、咳嗽、气促、呼吸困难和肺部固定湿音为共同临床表现。该病是儿科常见疾病中能威胁生命的疾病之一。

(一)病因

小儿肺炎的病因见图6-1。

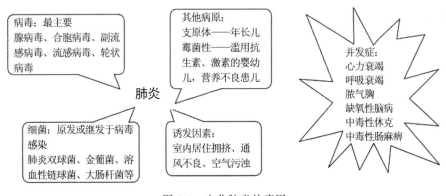

病毒:最主要
腺病毒、合胞病毒、副流感病毒、流感病毒、轮状病毒

其他病原:
支原体——年长儿
霉菌性——滥用抗生素、激素的婴幼儿,营养不良患儿

肺炎

细菌:原发或继发于病毒感染
肺炎双球菌、金葡菌、溶血性链球菌、大肠杆菌等

诱发因素:
室内居住拥挤、通风不良、空气污浊

并发症:
心力衰竭
呼吸衰竭
脓气胸
缺氧性脑病
中毒性休克
中毒性肠麻痹

图 6-1　小儿肺炎的病因

(二)分类

目前,小儿肺炎的分类尚未统一,常用方法有四种。各肺炎可单独存在,也可两种同时存在(图6-2)。

(三)疾病特点

几种不同病原体所致肺炎的特点如下。

1.呼吸道合胞病毒肺炎

呼吸道合胞病毒肺炎由呼吸道合胞病毒感染引起,多见于婴幼儿,以2～6个月婴儿多见。常于上呼吸道感染后2～3天出现,干咳、低中度发热、喘憋为突出表现。以后病情逐渐加重,出现呼吸困难和缺氧症状。体温与病情无平行关系,喘憋严重时可合并心力衰竭、呼吸衰竭。

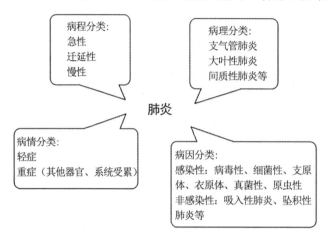

图 6-2　小儿肺炎的分类

注:临床上若病因明确,则按病因分类,否则按病理分类。

2.腺病毒肺炎

腺病毒肺炎由腺病毒感染所致,主要病理改变为支气管和肺泡间质炎。临床上多见于 6 个月至 2 岁小儿。起病急骤,呈稽留热,全身中毒症状明显,咳嗽较剧,可出现喘憋、呼吸困难、发绀等。肺部体征出现较晚,常在发热 4～5 天后出现湿啰音,以后病变融合而呈现肺实变体征。胸部 X 线改变较肺部体征出现得早,可见大小不等的片状阴影或融合成大病灶;肺气肿多见。

3.葡萄球菌肺炎

葡萄球菌肺炎包括金黄色葡萄球菌及白色葡萄球菌所致的肺炎,在冬春季发病较多,多见于新生儿及婴幼儿。临床上起病急、病情重、发展快,多呈弛张热,中毒症状明显,面色苍白、咳嗽、呻吟、呼吸困难,皮肤可见一过性猩红热样或荨麻疹样皮疹,有时可找到化脓灶,如疖肿等。肺部体征出现早,双肺可闻及中、细湿啰音,易并发脓胸、脓气胸。

4.流感嗜血杆菌肺炎

流感嗜血杆菌肺炎由流感嗜血杆菌引起。近年来,由于广泛使用广谱抗生素、免疫抑制剂,以及院内感染等因素,流感嗜血杆菌感染有上升趋势。本病多见于 4 岁以下小儿,常并发于流感病毒或葡萄球菌感染的患儿。临床起病较缓,病情较重,全身中毒症状明显,有发热、痉挛性咳嗽、呼吸困难、鼻翼扇动、三凹征、发绀等,体检肺部有湿啰音或肺实变体征。本病易并发脓胸、脑膜炎、败血症、心包炎、中耳炎等。

5.肺炎支原体肺炎

肺炎支原体肺炎由肺炎支原体引起,起病较缓慢,学龄期儿童多见,婴幼儿发病率也较高,以刺激性咳嗽为突出表现,有的酷似百日咳样咳嗽,咳出黏稠痰,甚至带血丝;常有发热,热程 1～3 周。年长儿可伴有咽痛、胸闷、胸痛等症状,肺部体征不明显,常有呼吸音粗糙,少数闻及干、湿音或实变体征。中毒症状一般不重,部分患儿出现全身多系统的临床表现,如心肌炎、心包炎、溶血性贫血、胸膜炎、肝炎等。

6.衣原体肺炎

衣原体是一种介于病毒与细菌之间的微生物,寄生于细胞内。沙眼衣原体肺炎多见于 6 个月以下的婴儿,可于产时或产后感染,起病缓,先有鼻塞、流涕,后出现气促、频繁咳嗽,有的酷似百日咳,但无回声,偶有呼吸暂停或呼气喘鸣,一般无发热。同时可患有结膜炎或有结膜炎病史。

二、治疗概述

应采取综合措施,积极控制炎症,改善肺的通气功能,防止并发症。保持室内空气流通,室温以18～20 ℃为宜,相对湿度60％。保持呼吸道通畅,及时清除上呼吸道分泌物,变换体位,以利痰液排出。加强营养,饮食应富含蛋白质和维生素,少量多餐,重症不能进食者,可给予静脉营养。感染不同病原体肺炎的患儿宜分室居住,以免交叉感染。

(一)一般治疗

按不同病原体选择药物。经肺穿刺研究资料证明,绝大多数重症肺炎是由细菌感染引起,或在病毒感染的基础上合并细菌感染,故需采用抗生素治疗。

抗生素使用的原则:①根据病原菌选用敏感药物。②早期治疗。③联合用药。④选用渗入下呼吸道浓度高的药物。⑤足量、足疗程,重症患者宜经静脉途径给药。

抗生素一般用至体温正常后5～7天,临床症状基本消失后3天。葡萄球菌性肺炎患者体温正常后应继续用药2周,总疗程6周。支原体肺炎患者至少用药2～3周。

(二)病原治疗

1.肺部革兰氏阳性球菌感染

青霉素仍为肺炎链球菌肺炎首选。一般用大剂量青霉素静脉滴注,对青霉素过敏者改为红霉素静脉滴注。葡萄球菌肺炎,首选β-内酰胺类抗生素,如新的青霉素、第一代头孢菌素或第三代头孢菌素静脉滴注。厌氧菌肺炎用氟哌嗪青霉素及甲硝唑有效。

2.肺部革兰氏阴性杆菌感染

肺部革兰氏阴性杆菌感染一般可用氨苄西林或氨基糖苷类抗生素。绿脓杆菌肺炎可用头孢他啶、头孢曲松等。

3.支原体肺炎

支原体肺炎多采用红霉素治疗,疗程2周为宜。

4.病毒感染

病毒性肺炎可选用抗病毒药物,如利巴韦林、干扰素等。

(三)对症治疗

对症治疗包括止咳、止喘、保持呼吸道通畅;纠正低氧血症、水电解质与酸碱平衡紊乱;对于中毒性肠麻痹者,应禁食、胃肠减压,皮下注射新斯的明;对有心力衰竭、感染性休克、脑水肿、呼吸衰竭者,采取相应的治疗措施。

(四)肾上腺皮质激素的应用

若中毒症状明显,或严重喘憋,或伴有脑水肿、中毒性脑病、感染性休克、呼吸衰竭等,可应用肾上腺皮质激素,常用地塞米松,每天2～3次,每次2 mg,疗程3～5天。

(五)防止并发症

对并发脓胸、脓气胸者应及时抽脓、抽气。遇到下述情况宜考虑应用胸腔闭式引流:

(1)年龄小,中毒症状重。

(2)黏液黏稠,经反复穿刺抽脓不畅者。

(3)张力性气胸。肺大疱一般可随炎症的控制而消失。

(六) 氧疗

凡低氧血症者,有呼吸困难、喘憋、口唇发绀、面色苍灰等症状时应立即给氧。一般采取鼻导管给氧,氧流量为 0.5～1 L/min,氧浓度不超过 40%,氧气应湿化,以免损伤气道纤毛上皮细胞和痰液变黏稠。若出现呼吸衰竭,则应使用人工呼吸器。

(七) 其他

(1) 肺部理疗有促进炎症消散的作用。

(2) 胸腺肽为细胞免疫调节剂,并能增强抗生素的作用。

(3) 维生素 C、维生素 E 等氧自由基清除剂能清除氧自由基,有利于疾病康复。

三、护理评估、诊断和措施

(一) 家庭基本资料

1. 居住环境

不良的居住环境,如通风不良、吸入刺激性尘埃、潮湿等,家庭卫生习惯较差等。

2. 个人病史

患儿有无过敏史,免疫系统疾病或抵抗力下降,原发性细菌或真菌感染者有无抗生素滥用史。

(二) 营养与代谢

1. 发热

(1) 相关因素和临床表现:起病急骤或迟缓,在发病前可先有轻度上呼吸道感染数天,骤发者常有发热,早期体温在 38～39 ℃,亦可高达 40 ℃,多为弛张热或不规则热。体弱婴儿大都起病迟缓,发热不明显或体温低于正常。

(2) 护理诊断:体温过高。

(3) 护理措施:患儿体温逐渐恢复正常,未发生高热惊厥;患儿家属掌握小儿高热物理降温的方法。物理降温需注意以下几点。①维持正常体温,促进舒适:呼吸系统疾病患儿常有发热,发热时帮助患儿松解衣被,及时更换汗湿衣服,并用热毛巾把汗液擦干,以免散热困难而出现高热惊厥;同时也应避免汗液吸收、皮肤热量蒸发,引起受凉加重病情。②密切观察患儿的体温变化,体温超过 38.5 ℃时给予物理降温,如酒精擦浴、冷水袋敷前额等,对营养不良、体弱的患儿,不宜服退热药或酒精擦浴,可用温水擦浴降温。必要时按医嘱给予退热药物,退热处置后30～60分钟复测体温,高热时须 1～2 小时测量体温 1 次,及时做好记录。并随时注意有无新的症状或体征出现,以防高热惊厥或体温骤降。③保证充足的水分及营养供给,保持口腔清洁,婴幼儿可在进食后喂适量开水,以清洁口腔;年长儿应在晨起、餐后、睡前漱口刷牙。

2. 营养失调

(1) 相关因素和临床表现:多见于新生儿或长期慢性肺炎或反复发作患儿。

(2) 护理诊断:不均衡的营养,即低于机体需要量。

(3) 护理措施:患儿维持适当的水分与营养。患儿营养失调得到改善,生长发育接近正常儿童;父母掌握肺炎患儿饮食护理的原则。①休息:保持并使环境清洁、舒适、宁静,空气新鲜,室温18～22 ℃、湿度 55%～60% 为宜,使患儿能安静卧床休息,以减少能量消耗。②营养和水分的补充:供给患儿高热量、高蛋白、高维生素而又较清淡、易消化的半流食、流食,防止蛋白质和热量不足而影响疾病的恢复。一方面,要多饮水,摄入足够的水分可防止发热导致的脱水并保证呼吸道黏膜的湿润和黏膜病变的修复,增加纤毛运动的能力,避免分泌物干结影响痰液排出。另一方面,静脉输液时应严格控制液体滴注速度,保持匀速滴入,防止加重心脏负担,诱发心力衰竭,对重症患儿应记录出入水量。

(三)排泄:腹泻

1.相关因素与临床表现

患者可出现食欲下降、呕吐、腹泻、腹胀等。重症肺炎常发生中毒性肠麻痹,出现明显腹胀,以致膈肌升高进一步加重呼吸困难。胃肠道出血可吐出咖啡样物、便血或柏油样便。中毒性肠麻痹表现为高度腹胀、呕吐、便秘和肛管不排气。腹胀压迫心脏和肺脏,使呼吸困难更严重。此时,面色苍白发灰,腹部叩诊呈鼓音,肠鸣音消失,呕吐物可呈咖啡色或粪便样物,X线检查发现肠管扩张,壁变薄,膈肌上升,肠腔内出现气液平面。

2.护理诊断

腹泻;潜在并发症为中毒性肠麻痹。

3.护理措施

患儿未发生腹泻,或腹泻次数明显减少,每天不足 3 次,患儿未发生中毒性肠麻痹。

进食煮熟的干净、新鲜、易消化的高热量、高营养的低脂饮食,避免腌制、生冷、辛辣、粗纤维等饮食;多饮水;少量多餐,减轻胃肠道负担,严重腹泻时禁食;遵医嘱给予抗生素或止泻药,必要时遵医嘱补充水和电解质;便后及时清洗肛周,保持肛周黏膜清洁和完整;每班监测大便的次数、色、质、量、肠鸣音,出入量,脱水症状,腹痛、呕吐等消化道症状,肛周黏膜完整性;指导患儿和家长有关进食和营养的知识,培养患儿和家长正确的洗手习惯。

观察腹胀、肠鸣音是否减弱或消失,是否有便血,以便及时发现中毒性肠麻痹,必要时给予禁食、胃肠减压,或使用新斯的明皮下注射。

(四)活动和运动

1.活动无耐力

轻者心率稍增快,重症者可出现不同程度的心功能不全或心肌炎。

(1)相关因素和临床表现:合并心衰者可参考以下诊断标准。①心率突然超过 180 次/分;②呼吸突然加快,超过 60 次/分;③突然极度烦躁不安,明显发绀,面色苍灰,指(趾)甲微循环再充盈时间延长;④肝脏迅速增大;⑤心音低钝,或有奔马律,颈静脉怒张;⑥尿少或无尿,颜面、眼睑或下肢水肿。具有前 5 项即可诊断为心力衰竭。

若并发心肌炎,则表现为面色苍白,心动过速、心音低钝、心律不齐,心电图表现为 ST 段下移,T 波低平、双向和倒置。重症患儿可发生播散性血管内凝血,表现为血压下降,四肢凉,皮肤、黏膜出血等。

(2)护理诊断:活动无耐力;潜在并发症为心力衰竭。

(3)护理措施:住院期间未发生急性心衰;患儿活动耐力逐渐恢复,醒觉和游戏时间增加,能维持正常的睡眠形态和休息。具体护理措施有以下几点。①饮食护理:给予营养丰富、易消化的流质、半流质饮食,宜少量多餐以减轻饱餐后由于膈肌上抬对心肺功能的影响,对严重心衰者予以低盐饮食,每天钠盐摄入不超过 0.5～1 g,对水肿明显的患儿可给予无盐饮食。②减轻心脏负荷:保持病室环境整洁、清洁、安静,光线柔和,重症患儿宜住单人病室,以利于休息,治疗护理相对集中进行,尽量使用静脉留置针,避免反复穿刺,根据治疗的需要随时用药。患儿可处于头高脚低头侧位或卧位,年长儿可予以半坐卧位,必要时两腿下垂减少回心血量。保持大便通畅,避免用力排便引起的腹压增大而影响心功能。③氧疗:面罩吸氧,氧流量2～3 L/min,有急性肺水肿时,将氧气湿化瓶加入30％～50％酒精间歇吸入,病情严重者予以持续气道正压通气。④病情观察:对出现心衰的患儿应予以心电监护,密切观察其各项生命体征。

2.气体交换障碍

(1)相关因素与临床表现:咳嗽较频,早期呈刺激性干咳,极期咳嗽反而略减轻,恢复期转为湿咳。剧烈咳嗽常引起呕吐。呼吸急促,呼吸频率可达 40～80 次/分。重症患儿可出现口周、鼻唇沟、指(趾)端发绀、鼻翼扇动及三凹征。肺部体征早期不明显,可有呼吸音粗糙或减弱,以后可听到中细湿音,以两肺底及脊柱旁较多,于深吸气末更明显。由于多为散在性小病灶,叩诊一般正常,当病灶融合扩大,累及部分或整个肺叶时,可出现相应的实变体征。如发现一侧肺有叩诊浊音及(或)呼吸音减弱,应考虑胸腔积液或脓胸。重症肺炎患儿可出现呼吸衰竭。

(2)护理诊断:①气体交换障碍;②清理呼吸道无效;③自主呼吸受损。

(3)潜在并发症:①呼吸衰竭;②脓胸,脓气胸。

(4)护理措施:患儿住院期间未发生呼吸衰竭、脓胸、脓气胸等并发症;患儿咳嗽咳痰症状得到缓解,肺部音逐渐减少;呼吸困难程度减低,生命体征正常,皮肤颜色正常。具体措施有以下几点。①改善呼吸功能:保持病室环境舒适,空气流通,温湿度适宜,尽量使患儿安静,以减少氧的消耗。不同病原体感染患儿应分室居住,以防交叉感染。置患儿于有利于肺扩张的体位并经常更换,或抱起患儿,以减少肺部淤血和防止肺不张。正确留取标本,以指导临床用药;遵医嘱使用抗生素治疗,以消除呼吸道炎症,促进气体交换。注意观察治疗效果。②保持呼吸道通畅:及时清除患儿口鼻分泌物,经常协助患儿转换体位,同时轻拍患者背部,边拍边鼓励患儿咳嗽,以促进肺泡及呼吸道的分泌物借助重力和震动排出;病情许可的情况下可进行体位引流。给予超声雾化吸入,以稀释痰液,利于咳出;必要时予以吸痰。给予易消化、营养丰富的流质、半流质饮食,少食多餐,避免过饱影响呼吸;哺喂时应耐心,防止呛咳引起窒息,对于重症不能进食者,给予静脉营养。保证液体的摄入量,以湿润呼吸道黏膜,防止分泌物干结,利于痰液排出;同时可以防止发热导致的脱水。③密切观察病情:小儿在病程中热度逐渐下降,精神好转、呼吸平稳、食欲增加、咳嗽减轻、面色好转都提示疾病在好转中。若在治疗中突然出现剧烈的咳嗽、气急、口周发紫、神情萎靡、高热、烦躁不安,提示病情恶化,需及时向医生反映。由于新生儿病情变化快,症状不典型,应格外注意。如患肺炎的新生儿吸吮不好、哭声低微、呼吸加快,应注意脉搏及心率的变化,如有心率增快,每分钟 140～160 次,同时伴有呼吸困难加重、烦躁不安、肝脏肿大,提示有心衰的可能,应积极配合医生治疗。如患儿病情突然加重,出现剧烈咳嗽、烦躁不安、呼吸困难、胸痛、面色青紫、患侧呼吸运动受阻等,提示并发脓胸或脓气胸,应及时配合医生进行胸穿或胸腔闭式引流。

(沙媛媛)

第二节 小儿惊厥

惊厥的病理生理基础是脑神经元的异常放电和过度兴奋,是由多种原因所致的大脑神经元暂时性功能紊乱的一种表现。发作时全身或局部肌群突然发生阵挛或强直性收缩,多伴有不同程度的意识障碍。惊厥是小儿最常见的急症,有 5%～6% 的小儿曾发生过高热惊厥。

一、病因

小儿惊厥可由众多因素引起,凡能造成脑神经元兴奋性功能紊乱的因素,如脑缺氧、缺血、低血糖、脑炎症、水肿、中毒变性、坏死等,均可导致惊厥的发生。可将其病因归纳为以下几类。

(一)感染性疾病

1.颅内感染性疾病

(1)细菌性脑膜炎、脑血管炎、颅内静脉窦炎。

(2)病毒性脑炎、脑膜脑炎。

(3)脑寄生虫病,如脑型肺吸虫病、脑型血吸虫病、脑囊虫病、脑棘球蚴病、脑型疟疾等。

(4)各种真菌性脑膜炎。

2.颅外感染性疾病

(1)呼吸系统感染性疾病。

(2)消化系统感染性疾病。

(3)泌尿系统感染性疾病。

(4)全身性感染性疾病以及某些传染病。

(5)感染性病毒性脑病,脑病合并内脏脂肪变性综合征。

(二)非感染性疾病

1.颅内非感染性疾病

(1)癫痫。

(2)颅内创伤,出血。

(3)颅内占位性病变。

(4)中枢神经系统畸形。

(5)脑血管病。

(6)神经皮肤综合征。

(7)中枢神经系统脱髓鞘病和变性疾病。

2.颅外非感染性疾病

(1)中毒:有毒动植物中毒,氰化钠、铅、汞中毒,急性酒精中毒及各种药物中毒等。

(2)缺氧:新生儿窒息,溺水,麻醉意外,一氧化碳中毒,心源性脑缺血综合征等。

(3)先天性代谢异常疾病:苯酮尿症、黏多糖病、半乳糖血症、肝豆状核变性、尼曼-匹克病等。

(4)水电解质紊乱及酸碱失衡:低血钙、低血钠、高血钠及严重代谢性酸中毒等。

(5)全身及其他系统疾病并发症:系统性红斑狼疮、风湿病、肾性高血压脑病、尿毒症、肝昏迷、糖尿病、低血糖、胆红素脑病等。

(6)维生素缺乏症:维生素 B_6 缺乏症、维生素 B_6 依赖症、维生素 B_1 缺乏性脑型脚气病等。

二、临床表现

(一)惊厥发作形式

1.强直-阵挛发作

其发作时突然意识丧失,摔倒,全身强直,呼吸暂停,角弓反张,牙关紧闭,面色青紫,持续

10~20秒,转入阵挛期;不同肌群交替收缩,致肢体及躯干有节律地抽动,口吐白沫(若咬破舌头可吐血沫);呼吸恢复,但不规则,数分钟后肌肉松弛而缓解,可有尿失禁,然后入睡,醒后可有头痛、疲乏,对发作不能回忆。

2.肌阵挛发作

肢体或躯干的某些肌群突然收缩(或称电击样抽动),表现为头、颈、躯干或某个肢体快速抽搐。

3.强直发作

强直发作表现为肌肉突然强直性收缩,肢体可固定在某种不自然的位置持续数秒钟,躯干四肢姿势可不对称,面部出现强直表情,眼及头偏向一侧,睁眼或闭眼,瞳孔散大,可伴呼吸暂停,意识丧失,发作后意识较快恢复,不出现发作后嗜睡。

4.阵挛性发作

其发作时全身性肌肉抽动,左右可不对称,肌张力可增高或减低,有短暂意识丧失。

5.局限性运动性发作

此发作时无意识丧失,常表现为下列形式。

(1)某个肢体或面部抽搐:由于口、眼、手指在脑皮层运动区所代表的面积最大,因而这些部位最易受累。

(2)杰克逊(Jackson)癫痫发作:发作时大脑皮质运动区异常放电灶逐渐扩展到相邻的皮层区。抽搐也按皮层运动区对躯干支配的顺序扩展,如从面部抽搐开始,手、前臂、上肢、躯干、下肢依次抽搐;若进一步发展,可成为全身性抽搐,此时可有意识丧失;常提示颅内有器质性病变。

(3)旋转性发作:发作时头和眼转向一侧,躯干也随之强直性旋转,或一侧上肢上举,另一侧上肢伸直,躯干扭转等。

6.新生儿轻微惊厥

这是新生儿期常见的一种惊厥形式,发作时呼吸暂停,两眼斜视,眼睑抽搐,频频有眨眼动作,伴流涎,吸吮或咀嚼样动作,有时还出现上下肢类似游泳或蹬自行车样的动作。

(二)惊厥的伴随症状及体征

1.发热

发热为小儿惊厥最常见的伴随症状,如系单纯性或复杂性高热惊厥患儿,于惊厥发作前均有38.5 ℃,甚至40 ℃以上高热。由上呼吸道感染引起者,还可有咳嗽、流涕、咽痛、咽部出血、扁桃体肿大等表现。如为其他器官或系统感染所致惊厥,绝大多数有发热及其相关的症状和体征。

2.头痛及呕吐

此为小儿惊厥常见的伴随症状之一,年长儿能正确叙述头痛的部位、性质和程度,婴儿常表现为烦躁、哭闹、摇头、抓耳或拍打头部。多伴有频繁喷射状呕吐,常见于颅内疾病及全身性疾病,如各种脑膜炎、脑炎、中毒性脑病、瑞氏综合征、颅内占位性病变等。同时还可出现程度不等的意识障碍,颈项抵抗,前囟饱满,颅神经麻痹,肌张力增高或减弱,克氏征、布鲁津斯基征及巴宾斯基征阳性等体征。

3.腹泻

如遇重度腹泻病,可致水电解质紊乱及酸碱失衡,出现严重低钠或高钠血症,低钙、低镁血症,若由于补液不当,造成水中毒也可出现惊厥。

4.黄疸

新生儿溶血症,当出现胆红素脑病时,不仅皮肤巩膜高度黄染,还可有频繁性惊厥;重症肝炎患儿,当肝功能衰竭,出现惊厥前即可见到明显黄疸;在瑞氏综合征、肝豆状核变性等病程中,均可出现不等的黄疸,此类疾病初期或中末期均能出现惊厥。

5.水肿、少尿

水肿、少尿是各类肾炎或肾病者儿童时期常见多发病,水肿、少尿为该类疾病的首起表现,当其中部分患儿出现急、慢性肾衰竭,或肾性高血压脑病时,均可有惊厥。

6.智力低下

智力低下常见于新生儿窒息所致缺氧、缺血性脑病,颅内出血患儿,病初即有频繁惊厥,其后有不同程度的智力低下。智力低下亦见于先天性代谢异常疾病,如苯酮尿症、糖尿症等氨基酸代谢异常病。

三、诊断依据

(一)病史
了解惊厥的发作形式,持续时间,有无意识丧失,伴随症状,诱发因素及有关的家族史。

(二)体检
全面的体格检查,尤其神经系统的检查,如神志、头颅、头围、囟门、颅缝、脑神经、瞳孔、眼底、颈抵抗、病理反射、肌力、肌张力、四肢活动等。

(三)实验室及其他检查
1.血、尿、粪常规

血白细胞计数显著增高,通常提示细菌感染;红细胞血色素很低,网织红细胞增高,提示急性溶血。尿蛋白及细胞数增高,提示肾炎或肾盂肾炎。粪便显微镜检查可除外痢疾。

2.血生化等检验

除常规查肝肾功能、电解质外,应根据病情选择有关检验。

3.脑脊液检查

凡疑有颅内病变的惊厥患儿,尤其是颅内感染患儿,均应做脑脊液常规、生化、培养或有关的特殊化验。

4.脑电图检查

脑电图检查阳性率可达 $80\% \sim 90\%$,小儿惊厥,尤其无热惊厥,其中不少是小儿癫痫。脑电图上可表现为阵发性棘波、尖波、棘慢波、多棘慢波等多种波型。

5.CT 检查

疑有颅内器质性病变惊厥患儿,应做颅脑 CT 扫描,高密度影见于钙化、出血、血肿及某些肿瘤;低密度影常见于水肿、脑软化、脑脓肿、脱髓鞘病变及某些肿瘤。

6.MRI 检查

MRI 对脑、脊髓结构异常反映较 CT 更敏捷,能更准确反映脑内病灶。

7.单光子发射计算机体层摄影(SPECT)

其可显示脑内不同断面的核素分布图像,为癫痫病灶、肿瘤定位及脑血管疾病提供诊断依据。

四、治疗

(一)止惊治疗

1.地西泮

地西泮用量为每次 0.25～0.5 mg/kg,最大剂量不超过 10 mg,缓慢静脉注射,1 分钟不超过 1 mg。必要时可在15～30 分钟后重复静脉注射一次,以后可口服维持。

2.苯巴比妥钠

苯巴比妥钠的新生儿首次剂量为 15～20 mg 静脉注射,维持量 3～5 mg/(kg·d),婴儿、儿童首次剂量为5～10 mg/kg,静脉注射或肌内注射,维持量为 5～8 mg/(kg·d)。

3.水合氯醛

水合氯醛的用量为每次 50 mg/kg,加水稀释成 5％～10％溶液,保留灌肠。惊厥停止后改用其他镇静剂、止惊药维持。

4.氯丙嗪

氯丙嗪的剂量为每次 1～2 mg/kg,静脉注射或肌内注射,2～3 小时后可重复一次。

5.苯妥英钠

苯妥英钠的用量为每次 5～10 mg/kg,肌内注射或静脉注射。癫痫持续状态时可给予 15～20 mg/kg,速度不超过 1 mg/(kg·min)。

6.硫苯妥钠

硫苯妥钠可催眠,大剂量有麻醉作用,每次 10～20 mg/kg,稀释成 2.5％溶液肌内注射,也可缓慢静脉注射,边注射边观察,惊厥停止即停止注射。

(二)降温处理

1.物理降温

可用 30％～50％乙醇擦浴,头部、颈、腋下、腹股沟等处可放置冰袋,亦可用冷盐水灌肠,或用低于体温 3～4 ℃的温水擦浴。

2.药物降温

一般用安乃近5～10 mg/kg,一次性肌内注射;亦可用其滴鼻,大于 3 岁患儿,每次 2～4 滴。

(三)降低颅内压

惊厥持续发作时,引起脑缺氧、缺血,易致脑水肿;如惊厥系颅内感染炎症引起,患儿本身即有脑组织充血水肿,颅内压增高,因而应及时应用脱水降颅内压治疗。常用 20％甘露醇溶液 5～10 mL/kg,静脉注射或快速静脉滴注 10 mL/min,6～8 小时重复使用。

(四)纠正酸中毒

惊厥频繁,或持续发作过久,可致代谢性酸中毒,如血气分析发现血 pH 小于 7.2、碱剩余(BE)为15 mmol/L时,可用 5％碳酸氢钠 3～5 mL/kg,稀释成 1.4％的等张液静脉滴注。

(五)病因治疗

对惊厥患儿,应了解其病史,进行全面体检及必要的化验检查,争取尽快明确病因,给予相应治疗。对可能反复发作的病例,还应制定预防复发的防治措施。

五、护理

(一)护理诊断

(1)有窒息的危险。

(2)有受伤的危险。

(3)潜在并发症:脑水肿,酸中毒,呼吸、循环衰竭。

(4)知识缺乏。

(二)护理目标

(1)不发生误吸或窒息,适当加以保护防止受伤。

(2)保护呼吸功能,预防并发症。

(3)患儿家长情绪稳定,能掌握止痉、降温等应急措施。

(三)护理措施

1.一般护理

(1)将患儿平放于床上,取头侧位。保持安静,治疗操作应尽量集中进行,动作轻柔敏捷,禁止一切不必要的刺激。

(2)保持呼吸道通畅:头侧向一边,及时清除呼吸道分泌物。对有发绀者供给氧气,窒息时施行人工呼吸。

(3)控制高热:物理降温,可用温水或冷水毛巾湿敷额头,每5～10分钟更换1次,必要时用冰袋放在额部或枕部。

(4)注意安全,预防损伤,清理好周围物品,防止坠床和碰伤。

(5)协助做好各项检查,及时明确病因。根据病情需要,于惊厥停止后,配合医生做血糖、血钙、腰椎穿刺、血气分析及血电解质等针对性检查。

(6)加强皮肤护理:保持皮肤清洁干燥,衣、被、床单清洁、干燥、平整,以防皮肤感染及褥疮。

(7)心理护理:关心体贴患儿,操作熟练、准确,以取得患儿信任,消除其恐惧心理。说服患儿及家长主动配合各项检查及治疗,使诊疗工作顺利进行。

2.临床观察内容

(1)惊厥发作时,观察惊厥患儿抽搐的时间和部位,以及有无其他伴随症状。

(2)观察病情变化,尤其随时观察患儿呼吸、面色、脉搏、血压、心音、心率、瞳孔大小、对光反射等重要的生命体征,发现异常及时通报医生,以便采取紧急抢救措施。

(3)观察体温变化,如有高热,及时做好物理降温及药物降温;如体温正常,应注意保暖。

3.药物观察内容

(1)观察止惊药物的疗效。

(2)使用地西泮、苯巴比妥钠等止惊药物时,注意观察患儿呼吸及血压的变化。

4.预见性观察

若惊厥持续时间长、发作频繁,应警惕有无脑水肿、颅内压增高的表现,如收缩压升高、脉率减慢、呼吸节律慢而不规则提示颅内压增高。如未及时处理,可进一步发生脑疝,表现为瞳孔不等大、对光反射消失、昏迷加重、呼吸节律不整甚至骤停。

六、康复与健康指导

(1)做好患儿的病情观察,准备好急救物品,教会家属正确的退热方法,提高家长的急救知识

187

和技能。

(2)加强患儿营养与体育锻炼,做好基础护理等。

(3)向家长详细交代患儿的病情、惊厥的病因和诱因,指导家长掌握预防惊厥的措施。

(沙媛媛)

第三节　小儿腹泻病

一、护理评估

(一)健康史

应详细询问患儿喂养史,是母乳喂养还是人工喂养,喂何种乳品,冲调浓度、喂哺次数及量,添加辅食及断奶情况,并了解当地有无类似疾病的流行,注意患儿有无不洁饮食史、肠道内外感染史、食物过敏史、外出旅游史和气候变化史等。询问患儿腹泻开始时间、次数、颜色、性质、量、气味,是否伴随发热、呕吐、腹胀、腹痛及里急后重等症状,既往有无腹泻史、其他疾病史和长期服用广谱抗生素史等。

(二)身体状况

观察患儿生命体征,有无腹痛、里急后重、大便性状为松散或水样,密切观察患儿生命体征、体重、出入量、尿量、神志状态、营养状态、皮肤弹性,是否有眼窝凹陷、口舌黏膜干燥、神经反射等脱水表现;并评估脱水的程度和性质,检查肛周皮肤有无发红、破损;了解大便常规、大便致病菌培养等实验室检查结果。

(三)心理、社会状况

腹泻是小儿的常见病、多发病,年龄越小发病率越高,特别是在贫困和卫生条件较差的地区,家长缺乏喂养及卫生知识是导致小儿易患腹泻的重要原因。故应了解患儿家长的心理状况,对疾病的病因、护理知识的认识程度,注意评估患儿家庭的经济状况、聚居条件、卫生习惯、家长的文化程度及家长对病因、护理知识的了解程度,认识疾病流行趋势。

(四)实验室检查

了解大便常规及致病菌培养等化验结果,分析血常规、红细胞计数、血清电解质、尿素氮、二氧化碳结合力(CO_2CP)等可了解体内酸碱平衡紊乱性质和程度。

二、护理诊断

(一)体液不足

体液不足与腹泻、呕吐丢失过多和摄入量不足有关。

(二)体温过高

体温过高与肠道感染有关。

(三)有皮肤黏膜完整性受损的危险

皮肤黏膜完整性受损与腹泻次数增多刺激臀部皮肤及尿布使用不当有关。

(四)知识缺乏(家长)

此与喂养知识、卫生知识及腹泻患儿护理知识缺乏有关。

(五)营养失调

营养失调为营养低于机体需要量、呕吐腹泻等消化功能障碍所致。

(六)腹泻

腹泻与喂养不当、感染导致胃肠道功能紊乱有关。

(七)有交叉感染的可能

交叉感染与免疫力低下有关。

(八)潜在并发症

1.酸中毒

酸中毒与腹泻丢失碱性物质及热能摄入不足有关。

2.低血钾

低血钾与腹泻、呕吐丢失过多和摄入不足有关。

三、护理目标

(1)患儿腹泻、呕吐、排便次数逐渐减少至正常,大便次数、性状、颜色恢复正常。

(2)患儿脱水、电解质紊乱纠正,体重恢复正常,尿量正常,获得足够的液体和电解质。

(3)体温逐渐恢复正常。

(4)住院期间患儿能保持皮肤的完整性,不再有红臀发生。

(5)家长能说出婴儿腹泻的病因、预防措施和喂养知识,能协助医护人员护理患儿。

(6)患儿不发生酸中毒,低血钾等并发症。

(7)避免交叉感染的发生。

(8)保证患儿营养的补充,患儿体重保持不减或有增加。

四、护理措施

新入院的患儿首先要测量体重,便于了解患儿脱水情况和计液量。以后每周测一次,了解患儿恢复和体重增长情况。

(一)体液不足的护理

1.口服补液疗法的护理

口服补液疗法适用于无脱水、轻中脱水或呕吐不严重的患儿,它能补充身体丢失的水分和盐,口服补液盐(CORS)应在 4～6 小时之内少量多次喂,同时可以随意喂水,口服补液盐一定用冷开水或温开水溶解。

(1)一般轻度脱水需 50～80 mL/kg,中度脱水需 80～100 mL/kg,于 8～12 小时内将累积损失量补足;脱水纠正后,将余量用等量水稀释,按病情需要随时口服。对无脱水患儿,可在家进行口服补液的护理,可将 ORS 溶液加等量水稀释,每天 50～100 mL/kg,少量频服,以预防脱水(新生儿慎用),有明显腹胀、休克、心功能不全或其他严重并发症者及新生儿不宜口服补液。在口服补液过程中,如呕吐频繁或腹泻、脱水加重,应改为静脉补液。服用 ORS 溶液期间,应适当增加水分,以防高钠血症。

(2)护理中的注意事项:①向家长说明和示范口服液的配制方法。②向家长示范喂服方法,

2岁以下的患儿每1~2分钟喂1小勺,约5 mL,大一点的患儿可用杯子直接喝,如有呕吐,停10分钟后再慢慢喂服(每2~3分钟喂1勺)。③对于在家进行口服补液的患儿,应指导家长病情观察方法。口服补液可直到腹泻停止,并继续喂养。如病情不见好转或加重,应及时到医院就诊。④密切观察病情,如患儿出现眼睑浮肿,应停止服用ORS液,改用白开水或母乳,水肿消退后再按无脱水的方案服用。4小时后应重新估计患儿脱水状况,然后选择上述适当的方案继续治疗护理。

2.禁食、静脉补液

禁食、静脉补液适用于中度以上脱水,呕吐、腹泻严重或腹胀的患儿。在静脉输液前协助医生取静脉血进行钾、钠、氯、二氧化碳结合力等项目的检查。

(1)第1天补液。①输液总量:遵医嘱安排24小时的液体总量(包括累积损失量、继续损失量和生理需要量),并本着"急需先补、先快后慢、见尿补钾"的原则分批输入。如患儿烦躁不安,应检查原因,必要时可遵医嘱给予适量的镇静剂,如氯丙嗪、10%水合氯醛,以防患儿因烦躁不安而影响静脉输液,一般轻度脱水为90~120 mL/kg,中度脱水为120~150 mL/kg,重度脱水为150~180 mL/kg。②溶液种类:根据脱水性质而定,若临床判断脱水困难,可先按等渗脱水处理。对于治疗前6小时内无尿的患儿,首先要在30分钟内给输入2:1液,一定要记录输液后首次排尿时间,见尿后给含钾液体。③输液速度:主要取决于脱水程度和继续损失的量与速度,遵循先快后慢原则。明确每小时的输入量,一般茂菲氏滴管14~15滴为1 mL,严格执行补液计划,保证输液量的准确性,掌握好输液速度和补液原则,注意防止输液速度过速或过缓,注意输液是否通畅,保护好输液肢体,随时观察针头有无滑脱,局部有无红肿渗液,以及有无寒战、发绀等全身输液反应。对重度脱水有明显周围循环障碍者应先快速扩容;累积损失量(扣除扩容液量)一般在前8~12小时内补完,每小时8~10 mL/kg;后12~16小时补充生理需要量和异常的损失量,每小时约5 mL/kg;若吐泻缓解,可酌情减少补液量或改为口服补液。④对于少数营养不良、新生儿及伴心、肺疾病的患儿应根据病情计算,每批液量一般减少20%,输液时间应在原有基础上减慢2~4小时,把累积丢失的液量由8小时延长到10~12小时输完。如有条件最好用输液泵,以便更精确地控制输液速度。

(2)第2天及以后的补液。脱水和电解质紊乱已基本纠正,主要补充生理需要量和继续损失量,可改为口服补液,一般生理需要量为每天60~80 mL/kg,用1/5张含钠液;继续损失量是丢多少补多少,用1/2~1/3张含钠液,将这两部分相加,于12~24小时内均匀静脉滴注。

3.准确记录出入量

准确记录出入量是医生调整患儿输液质和量的重要依据。

(1)大便次数、量(估计)、性质、气味、颜色,以及有无黏液、脓血等。检查大便常规并做培养。

(2)呕吐次数、量、颜色、气味以及呕吐与其他症状的关系,体现了患儿病情发展情况。例如,呕吐加重但无腹泻,或补液后由于呕吐次数增多而脱水纠正效果不满意,这时要及时报告医生,以及早发现肠道外感染或急腹症。

4.严密观察病情,细心做好护理

(1)注意观察生命体征,包括体温、脉搏、血压、呼吸、精神状况。若出现烦躁不安、脉率加快、呼吸加快等,应警惕是否输液速度过快,是否发生心力衰竭和肺水肿等情况。

(2)观察脱水情况:注意患儿的神志、精神、皮肤弹性、有无口渴,皮肤、黏膜干燥程度,眼窝及前囟凹陷程度,机体温度及尿量等临床表现,估计患儿脱水程度,同时要动态观察经过补充液体后脱水症状是否得到改善。如补液合理,患儿一般于补液后 3～4 小时排尿,此时说明血容量恢复,所以应注意观察和记录输液后首次排尿的时间、尿量。补液后 24 小时皮肤恢复弹性,眼窝凹陷消失,则表明脱水已被纠正。补液后眼睑出现浮肿,可能是钠盐过多;补液后尿多而脱水未能纠正,则可能是葡萄糖液补入过多,宜调整溶液中电解质比例。

(3)密切观察代谢性酸中毒的表现:中、重度脱水患儿多有不同程度的酸中毒,当 pH 下降、二氧化碳结合力在 25％ 容积以下时,酸中毒表现明显。当患儿出现呼吸深长、精神萎靡、嗜睡,严重者出现意识不清、口唇樱红、呼吸有丙酮味时,应准备碱性液,及时使用碱性药物纠正,应补充碳酸氢钠或乳酸钠。注意碱性液体有无漏出血管外,以免引起局部组织坏死。

(4)密切观察低血钾表现:低血钾表现常发现于输液后脱水纠正时,当发现患儿尿量异常增多、精神萎靡、全身乏力、不哭或哭声低下、吃奶无力、肌张力低下、反应迟钝、恶心呕吐、腹胀、肠鸣音减弱或消失、呼吸频不规整、T 波平坦或倒置、U 波明显、ST 段下移(或心律失常,提示有低血钾存在,应及时补充钾盐)等临床表现,及时报告医生,做血生化检查。如是低血钾症,应遵医嘱调整液体中钾的浓度。补充钾时应按照见尿补钾的原则,严格掌握补钾的速度,绝不可静脉推入,以免发生高血钾,引起心搏骤停。一般按每天 3～4 mmol/kg(相当于氯化钾 200～300 mg/kg)补给,缺钾明显者可增至 4～6 mmol/kg,轻度脱水时可分次口服,中、重度脱水予静脉滴入,并观察、记录好治疗效果。

(5)密切观察有无低钙、低镁、低磷血症:当脱水和酸中毒被纠正时,大多表现有钙、磷缺乏,少数可有镁缺乏。低血钙或低血镁时表现为手足搐搦、惊厥;重症低血磷时出现嗜睡,精神错乱或昏迷,肌肉、心肌收缩无力(营养不良或佝偻病活动期患儿更甚),这时要及时报告医生。静脉缓慢注射 10％ 葡萄糖酸钙或深部肌内注射 25％ 硫酸镁。

(6)低钠血症:低钠血症多见于静脉输液停止后的患儿,因患儿进食后水样便次数再次增多,主要表现为患儿前囟及眼窝凹陷、肢端凉、精神弱、尿少等,要及时报告医生,继续补充丢失液体。

(7)高钠血症:高钠血症出现在按医嘱禁食补液或口服补液后,患儿出现烦躁不安、口渴、尿少、皮肤弹性差,甚至惊厥。这时应报告医生,必要时取血查生化,待结果回报后根据具体情况调整液体的质和量。

(8)泌尿系统感染:患儿腹泻逐渐好转,但仍发热,阵阵哭闹不安,此时要报告医生,根据医嘱留尿常规,并寻找感染病灶。并发泌尿系感染的患儿多为女婴,在护理和换尿布时一定要注意女婴儿会阴部的清洁,防止上行性尿路感染。

5.计算液体出入量

24 小时液体入量包括口服液体和胃肠道外补液量。液体出量包括尿、大便和不显性失水。呼吸增快时,不显性失水增加 4～5 倍,体温每升高 1 ℃,不显性失水每小时增加 0.5 mL/kg;环境湿度可分别减少或增加不显性失水;体力活动增多时,不显性失水增加 30％。补液过程中,计算并记录 24 小时液体出入量是液体疗法护理工作的重要内容。婴幼儿大小便不易收集,可用"称尿布法"计算液体排出量。

(二)腹泻的护理

控制腹泻,防止继续失水。

1.调整饮食

根据世界卫生组织的要求,轻中度脱水的患儿不必禁食,腹泻期间和恢复期,适宜的营养对促进恢复、减少体重下降和生长停滞的程度、缩短腹泻后康复时间、预防营养不良非常重要。故腹泻脱水患儿除严重呕吐者暂禁食 4～6 小时(不禁水)外,均应继续喂养进食。但因同时存在着消化功能紊乱,故应根据患儿病情适当调整饮食,达到减轻胃肠道负担、恢复消化功能之目的。继续哺母乳喂养;人工喂养出生 6 个月以内的小儿,牛奶(或羊奶)应加米汤或水稀释,或用发酵奶(酸奶),也可用奶谷类混合物,每天 6 次,以保证足够的热量。腹泻次数减少后,出生 6 个月以上的婴儿可用平常已经习惯的饮食,选用稀粥、面条,并加些熟的植物油、蔬菜、肉末等,但需由少到多,随着病情稳定和好转,逐渐过渡到正常饮食。应给幼儿一些新鲜、味美、碎软、营养丰富的食物。病毒性肠炎患儿多有双糖酶缺乏,应限制糖量,并暂停乳类喂养,改为豆制代用品或发酵奶,对牛奶和大豆过敏者应该用其他饮食,以减轻腹泻,缩短病程。腹泻停止后,继续给予患儿营养丰富的饮食,并每天加餐 1 次,共 2 周,以赶上正常生长。双糖酶缺乏者,不宜用蔗糖,并暂停乳类。对少数严重病例、口服营养物质不能耐受者,应加强支持疗法,必要时行全静脉营养。

2.控制感染

感染是引起腹泻的重要原因,细菌性肠炎需用抗生素治疗。病毒性肠炎用饮食疗法和支持疗法常可痊愈。严格消毒隔离,防止感染传播,按肠道传染病隔离,护理患儿前后要认真洗手,防止感染,遵医嘱给予抗生素治疗。

3.观察排便情况

注意大便的变化,观察记录大便次数、颜色、性状、气味、量,及时送检,并注意采集黏液脓血部分,做好动态比较,根据大便常规检验结果,调整治疗和输液方案,为输液方案和治疗提供可靠依据。

(三)发热的护理

(1)保持室内安静、空气新鲜、通风良好,保持室温在 18～22 ℃,相对湿度在 55％～65％,衣被适度,以免影响机体散热。

(2)让患儿卧床休息,限制活动量,以利于机体康复和减少并发症的发生。多饮温开水或选择喜欢的饮料,以加快毒素排泄,带走热量和降低体温。

(3)密切观察患儿体温变化,每 4 小时测一次体温,体温骤升或骤降时要随时测量并记录降温效果。体温超过 38.5 ℃时给予物理降温:温水擦浴;用 30％～50％的乙醇擦浴;冰枕、冷毛巾敷患儿前额,或冷敷腹股沟、腋下等大血管处;冷盐水灌肠。物理降温后 30 分钟测体温,并记录于体温单上。

(4)按医嘱给予患儿抗感染药及解热药,并观察记录用药效果,药物降温后,密切观察,防止虚脱。

(5)患儿出汗后及时擦干汗液,更换衣服,并注意保暖,在严重情况下给予吸氧,以免惊厥、抽搐发生。

(6)加强口腔护理,鼓励多漱口,口唇干燥时可涂护唇油。

(四)维持皮肤完整

由于腹泻频繁,大便呈酸性或碱性,含有大量肠液及消化酶,臀部皮肤常处于被大便腐蚀的状态,容易发生肛门周围皮肤糜烂,严重者发生溃疡及感染,要注意每次换尿布后须用温水清洗臀部并肛周并吸干,局部皮肤发红处涂以 5％鞣酸软膏或 40％氧化锌油并按摩片刻,以促进血液循环。应选用消毒软棉质尿布并及时更换,避免使用不透气塑料布或橡皮布,防止尿布皮炎发生。局部有糜烂者可在便后用温水洗净后用灯泡照射,待局部渗液干燥后,再涂紫草油或 1％龙胆紫,效果更好。

（五）做好床边隔离

护理患儿前后均要认真洗手,防止交叉感染。

（六）减轻患儿的恐惧

医护人员的检查、治疗应相对集中进行,以减少患儿的哭闹,可根据患儿年龄给予不同玩具,减少其恐惧心理,若患儿哭闹不安,必要时可根据医嘱适当应用镇静药物。

（七）对症治疗

腹胀明显者用肛管排气或肌内注射新斯的明,呕吐严重者针刺足三里、内关或肌内注射氯丙嗪等。

（八）注意口腔清洁

禁食患儿每天做两次口腔护理。由于长时间应用抗生素可发生鹅口疮(口腔黏膜有乳白色分泌物附着即为鹅口疮),可涂制霉菌素;若发生溃疡性口炎,可用 3% 双氧水洗净口腔后,涂以复方龙胆紫、金霉素鱼肝油。

（九）恢复期患儿护理

(1)新入院患儿分室居住,预防交叉感染。

(2)患儿消化功能恢复时,逐渐增加奶的质和量,细心添加辅食,避免小儿腹泻再次复发。

（十）健康教育

(1)宣传母乳喂养的优点,鼓励母乳喂养,尤其是出生后最初数月及出生后每个夏天更为重要,避免在夏季断奶。按时逐步加辅食,防止过食、偏食及饮食结构突然变动。如乳制品的调剂方法,辅食添加方法,断奶时间选择方法。人工喂养儿根据具体情况选用合适的代乳品。

(2)指导患儿家长配置和使用 ORS 溶液。

(3)注意饮食卫生,培养良好的卫生习惯;注意食物新鲜、清洁,奶具、食具应定时煮沸消毒,避免肠道内感染。教育儿童养成饭前便后洗手,勤剪指甲的良好习惯。

(4)及时治疗营养不良、维生素 D 缺乏性佝偻病等,加强体格锻炼,适当进行户外活动。防止受凉、过热或营养不良,预防感冒、肺炎及中耳炎等并发症的发生,避免长期滥用广谱抗生素。

(5)气候变化时及时增减衣物,防止受凉或过热,冬天注意保暖,夏天多喝水,尤其应做好腹部的保暖。集体机构中如有腹泻的流行,应积极治疗患儿,做好消毒隔离工作,防止交叉感染。

（沙媛媛）

第四节　小儿消化性溃疡

消化性溃疡主要指胃、十二指肠黏膜及其深层组织被胃消化液所消化(自身消化)而造成的局限性组织丧失。各年龄组小儿均可发病,以学龄儿童为主。根据病变部位分为胃溃疡、十二指肠溃疡、复合性溃疡(胃和十二指肠溃疡并存)。因儿童时期黏膜再生能力强,故病变一般能较快痊愈。

一、临床特点

（一）症状

(1)腹痛:幼儿为反复脐周疼痛,时间不固定,不愿进食。年长儿疼痛局限于上腹部,有时达后背和肩胛部。胃溃疡患者大多在进食后腹痛,十二指肠溃疡患者大多在饭前和夜间腹痛,进食后常可缓解。

(2)腹胀不适或食欲缺乏,体重增加不理想。

(3)婴幼儿呈反复进食后呕吐。

(4)部分患儿可突然发生吐血、血便,甚至昏厥、休克,也有表现为慢性贫血伴大便潜血阳性。

(二)体征

(1)腹部压痛,大多在上腹部。

(2)若患者突然感到剧烈腹痛、腹胀、腹肌紧张、压痛及反跳痛,须考虑胃肠穿孔。

(三)辅助检查

(1)纤维胃镜检查:溃疡多呈圆形、椭圆形,少数呈线形,不规则形。十二指肠溃疡有时表现为一片充血黏膜上散在的白苔,形如霜斑,称"霜斑样溃疡"。必要时行活检。

(2)X线钡餐检查:若有壁龛或龛影征象可确诊溃疡。

(3)幽门螺杆菌(HP)的检测:HP是慢性胃炎的主要致病因子,与消化性溃疡密切相关。

(4)粪便潜血试验:胃及十二指肠溃疡常有少量渗血,使大便潜血试验呈阳性。

二、护理评估

(一)健康史

询问患儿的饮食习惯,既往史及其他家庭成员健康史,有无同类疾病史,评估患儿的生长发育情况。

(二)症状、体征

评估腹部症状和体征,呕吐物及大便性质,了解腹痛的节律和特点。

(三)社会、心理

评估患儿及家长对本病的认知和焦虑程度。

(四)辅助检查

了解胃镜、钡餐检查、大便潜血试验、病理切片结果。

三、常见护理问题

(一)疼痛

疼痛与胃、十二指肠溃疡有关。

(二)营养失调

营养摄入低于机体需要量,与胃十二指肠溃疡影响食物的消化吸收、胃肠道急慢性失血有关。

(三)合作性问题

消化道出血、穿孔、幽门梗阻。

四、护理措施

(1)观察腹痛出现的时间,疼痛的部位、范围、性质、程度。

(2)卧床休息,腹痛时采用屈膝侧卧位或半卧位,多与患儿交谈、讲故事等,分散患儿注意力。

(3)饮食调整:溃疡出血期间饮食以流质、易消化软食为主;恢复期在抗酸治疗同时不必过分限制饮食,以清淡为主,避免暴饮暴食。

（4）做好胃镜等检查的术前准备,告知患者术前术后禁食时间,检查中如何配合及注意事项。

（5）按医嘱正确使用制酸剂、解痉剂及胃黏膜保护剂。

（6）并发症护理。①消化道出血:本病最常见的并发症。如为少量出血,一般不需禁食,以免引起饥饿及不安,胃肠蠕动增加而加重出血;对于大量出血,患者要绝对安静、平卧、禁食,监测生命体征变化,观察呕吐物、大便的性质和颜色,呕血后应做好口腔护理,清除血迹,避免恶心诱发再出血,迅速开放静脉通道,尽快补充血容量,必要时输血。②穿孔:急性穿孔是消化性溃疡最严重的并发症,临床表现为突然发生上腹剧痛,继而出现腹膜炎的症状、体征,甚至出现休克状态。应立即禁食、胃肠减压、补液、备血,迅速做好急症术前准备,同时做好患儿的心理护理,消除患儿的紧张情绪。③幽门梗阻:十二指肠球部溃疡常见的并发症,儿科比较少见,表现为上腹部疼痛于餐后加剧,呕吐大量宿食,呕吐后症状缓解。轻者可进流质食物,重者应禁食,补充液体,纠正水与电解质紊乱,维持酸碱平衡,保证输入足够的液体量。

（7）健康教育。①通俗易懂地介绍本病的基础知识,如疾病的病因,一般护理知识等。②向患儿讲解胃镜、钡餐、呼气试验等检查的基本过程及注意事项,取得患儿及家长配合,胃镜后暂禁食 2 小时,以免由于麻醉药影响导致误吸窒息。

五、出院指导

(一)饮食

养成定时进食的良好习惯,细嚼慢咽,避免急食;少量多餐,餐间不加零食,避免过饱过饥。禁食酸辣、生冷、油炸食物,以及浓茶、咖啡、酒、汽水等刺激性食物。

(二)休息

养成规律的生活起居,鼓励适度活动。避免过分紧张,疲劳过度。合理安排学习。父母、老师不要轻易责骂孩子,减轻小儿心理压力,保证患儿充分的睡眠和休息。

(三)个人卫生

患儿,尤其是幽门螺杆菌（HP）阳性者,大小便要解在固定容器内,饭前便后要洗手,用过的餐具要定期消毒,家庭成员之间实行分餐制。家庭成员的 HP 感染者应一起治疗,避免交叉感染。

(四)合理用药

让家长及患儿了解药物的用法、作用及不良反应,如奥美拉唑胶囊宜清晨顿服;制酸剂应在饭后1～2 小时服用;H_2 受体拮抗剂每 12 小时一次或睡前服;谷氨酰胺呱仑酸钠颗粒宜饭前直接嚼服等。抗 HP 治疗需用二联、三联疗法。

(五)定期复查

定期复查,以免复发。当患儿出现黑便、头晕等不适时及时到医院就诊。

（沙媛媛）

第五节　小儿肾病综合征

一、疾病概述

肾病综合征是由于多种病因造成肾小球基底膜通透性增高,大量血浆蛋白从尿中丢失引起的一组临床综合征。

肾病综合征在小儿肾脏疾病中的发病率仅次于急性肾炎。1982 年,我国的调查结果显示,肾病综合征患儿占同期住院泌尿系疾病患儿的 21%,男女比例为 3.7∶1,发病者多为学龄前儿童,3～5 岁为发病高峰,按病因分为原发性、继发性和先天性三种类型。小儿肾病综合征绝大多数(90% 以上)为原发性肾病综合征,本节主要叙述原发性肾病综合征。

原发性肾病综合征分为单纯性肾病和肾炎性肾病,单纯性肾病多见于 2～7 岁儿童,临床上具有四大特征,水肿非常重,可伴有胸腔积液、腹水及阴囊水肿,重者有少尿,病理多见微小病变。肾炎性肾病多见于 7 岁以上儿童,水肿不如单纯性肾病重,但伴有持续性高血压或血尿或血补体下降,肾功能不全,病理多见微小病变。

(一)病因

目前病因尚未明确,多认为与机体的免疫功能异常有关(如急性肾炎引起肾小球滤过膜损伤等)。患儿起病或复发前常有前驱期的感染症状,尤其是呼吸道感染,有学者曾做前瞻性研究,发现近 70% 患儿复发前有上呼吸道感染。

(二)发病机制

发病机制见图 6-3。

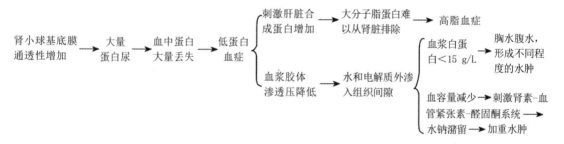

图 6-3　肾病综合征发病机制

二、治疗概述

治疗原则:利尿治疗、激素治疗、免疫抑制剂治疗、抗凝治疗、中药治疗。

(一)利尿药物

一般不用利尿剂治疗,只有在发生高度水肿、严重胸腔积液、腹水等时使用,以改善全身症状,如呋塞米、氢氯噻嗪以及低分子右旋糖酐(提高血浆胶体渗透压)等。必要时按医嘱用清蛋白。

(二)激素治疗

尽管应用激素有某些不良反应,且尚未解决复发问题,临床实践证明,激素治疗仍是目前能诱导蛋白消失的有效药物,并为肾病治疗的首选药。故肾上腺皮质激素为治疗肾病综合征较有效的首选药物,常用泼尼松,口服给药。在尿蛋白消失以前,每天 2.0 mg/kg,分 3～4 次服用;尿蛋白转阴后,改为隔天给药一次,早餐后一次顿服,不能擅自停药。

1.泼尼松中长程疗法

国内较多采用泼尼松中长程疗法。

2.泼尼松短程治疗

欧美等国多采用此法。

3.疗效判断

用药后 8 周进行评价,评价的要点是水肿情况,尿蛋白 2 项指标。激素分泌有晨高夜低的昼夜波动规律,护理要点是正确准时执行药疗,并注意观察激素的不良反应。

4.复发

尿蛋白转阴,停用激素 4 周以上,尿蛋白不低于(＋＋)。①反复:治疗过程中,尿蛋白转阴后出现复发蛋白尿变化。②频繁复发:初次反复后,6 月内反复 2 次,1 年内反复超过 3 次。③激素依赖:停用或减量皮质激素 2 周内,复发或反复且重复超过 3 次。④激素耐药:治疗满 8 周尿蛋白(＋＋)以上。⑤激素敏感:正规治疗 8 周内尿蛋白转阴,水肿消退。⑥激素部分敏感:治疗 8 周内水肿消退,尿蛋白(＋)至(＋＋)。

(三)免疫抑制剂治疗

难治性肾病和(或)激素不良反应严重者,可加用或换用免疫抑制剂,用药有环磷酰胺、雷公藤多苷等。

(四)抗凝治疗

抗凝治疗的药物有肝素、双嘧达莫、活血化瘀中药丹参等。

三、护理评估

询问患者感染病史、水肿血尿情况、尿量情况,观察患儿有无严重并发症,了解患儿及家长对本病的认知程度。

(一)健康史

询问患儿病前 1～3 周有无上呼吸道或皮肤感染史;若主要症状为水肿或蛋白尿,应了解水肿开始时间、持续时间、发生部位、发展顺序及程度。了解患儿 24 小时排尿次数、尿量、尿色,有无泡沫。询问目前药物治疗情况,用药的种类、剂量、疗效及不良反应等。

(二)身体状况

重点评估患儿目前的体征及有无并发症发生,检查水肿的部位、程度及指压迹,是否为凹陷性水肿,有无凝血状态和血栓形成(如最常见的肾静脉血栓形成,发生突然腰痛或腹痛)、感染、电解质紊乱、生长延迟等并发症。

临床四大特点:水肿(常为主诉,最常见)、大量蛋白尿[尿蛋白定性超过(＋＋＋),24 小时定量超过 50 mg/kg,为最根本的病理生理改变,是引起其他三大症状的基本原因]、低清蛋白血症和高胆固醇血症。

1.全身水肿

几乎所有肾病综合征患儿均出现程度不同的凹陷性水肿,水肿可持续数周或数月,或于整个病程中时肿时消。检查水肿的部位、程度及指压迹,是否为凹陷性水肿。在肾病综合征患儿感染

(特别是链球菌感染)后,水肿常复发或加重,甚至可出现氮质血症。

2.消化道症状

因胃肠道水肿,肾病综合征患儿常有不思饮食、恶心、呕吐、腹胀等消化道功能紊乱症状。当肾病综合征患儿出现氮质血症时,上述症状加重。

3.高血压

高血压并非肾病综合征的重要症状,但有水钠潴留、血容量增多,可出现一时性高血压,而Ⅱ型原发性肾病综合征可伴有高血压症状。

4.蛋白尿

大量蛋白尿是诊断肾病综合征的最主要症状。

5.低蛋白血症

肾病综合征患儿血浆蛋白下降,其程度与蛋白尿的程度有明显关系。

6.高脂血症

肾病综合征患儿血中甘油三酯明显增高。

(三)心理、社会状况

了解患儿及家长的心态及对本病的认识程度。年长儿因受到来自医院、家庭、社会多方面的压力,而产生抑郁、焦虑、烦躁、隐瞒、否认等情绪,再加上患儿应用激素会引起的体型改变,产生自卑心理;而年龄小的患儿会因医院检查治疗及医疗性限制等造成患儿情绪异常。

(四)辅助检查指标

1.尿

尿常规镜下可见大量的红细胞、白细胞和多种细胞或颗粒管型。在过敏性间质性肾炎患儿尿中可见嗜酸性细胞。尿钠浓度为 $10\sim40$ mmol/L,尿蛋白明显增多,定性(＋＋＋)~(＋＋＋＋),24 小时尿蛋白定量不低于 0.05 g/kg。

2.血

血浆总蛋白和清蛋白明显减少,血清胆固醇明显增高。在免疫复合物沉积期间,血清补体成分减少。在某些条件下,可检出循环免疫复合物。其他测定可发现红斑狼疮和血栓性血小板减少性紫癜等全身性疾病。

3.X 线检查

静脉尿路造影或同位素肾扫描可以表现为显影不良。因为造影剂有肾毒性作用,因此应避免进行常规的静脉尿路造影。超声检查是排除尿路梗阻的最佳手段。

四、护理措施

(1)护理方法执行儿科一般护理常规。

(2)适当休息,无高度水肿、低血容量及感染的患儿无须卧床,即使卧床也应在床上经常变换体位,以防血管栓塞等并发症,但不要过劳,以防复发,严重水肿或高血压患儿须卧床休息,并遵医嘱使用利尿剂及降压药,一般无须严格限制活动。

(3)饮食治疗的目的是保证营养供应,减轻肾脏的工作负担,减少水钠潴留及代谢产物的积聚。严格按照医嘱给予必要的饮食治疗,有高血压、水肿时,应限制盐的摄入。肾功能减退、明显少尿时,严格限水;氮质血症时应限制患儿蛋白质的入量,并给予含有必需氨基酸的优质蛋白;激素治疗阶段,适当增加蛋白质、钙剂和维生素 D。

（4）患儿应与感染性疾病患儿分室居住，防止交叉感染。病室温度适宜，注意随气候变化增减衣服，防止受凉感冒使病情加重或复发。

（5）准确记录出入量，观察尿色、性质、尿量等。

（6）及时收集尿标本，收集早晨第一次尿，行尿常规检查，每周送检两次。留取尿培养标本时遵守无菌操作，争取于治疗前送检。留 24 小时或 12 小时尿标本，在尿盆内加入 0.8% 硼酸 10 mL。尿标本内不要混入大便，准确测量尿量并做记录。

（7）每周测两次体重（每周二、周六早餐前），水肿严重、少尿患儿每天测一次体重。

（8）加强皮肤护理，保持皮肤清洁、干燥，预防皮肤感染及褥疮。阴囊肿大时，可用阴囊托带托起。

（9）密切观察生命体征及病情变化，如发现烦躁、头痛、心律失常等，应及时报告医生。①肾衰竭：少尿或无尿、恶心、呕吐、食欲缺乏、头痛、呼吸深长等。②高血压脑病：血压增高、头痛眼花、呕吐、呼吸急促、烦躁、神志不清、惊厥等。③心力衰竭：患儿烦躁不安、胸闷、气促、咳嗽、脉快、尿少、肝大等。

（10）注意观察有无水、电解质平衡紊乱症状，及时报告医生处置。①低钾血症：心律减慢、心音低钝、无力。②低钠血症：面色苍白、无力、食欲低下、水肿加重。③低钙血症：出现手足抽搐。

（11）血压高者，根据病情每天测量血压 1～3 次。

（12）肾病患儿用激素治疗时，易有骨质疏松，要避免剧烈活动，防止发生骨折。

（沙媛媛）

第六节　小儿营养性贫血

贫血是指单位容积中红细胞数、血红蛋白量低于正常或其中一项明显低于正常。营养性贫血是由于各种原因导致造血物质缺乏而引起的贫血，如缺铁引起营养性缺铁性贫血，缺乏叶酸、维生素 B_{12} 引起营养性巨幼红细胞贫血等。

一、临床特点

(一)营养性缺铁性贫血
营养性缺铁性贫血是体内铁缺乏致使血红蛋白合成减少而发生的一种小细胞低色素性贫血。临床上除出现贫血症状外，还可因含铁酶活性降低而出现消化道功能紊乱、循环功能障碍、免疫功能低下，出现精神神经症状以及皮肤黏膜病变等一系列非血液系统的表现。可由早产、喂养不当、摄入不足、偏食、吸收障碍、失血等原因引起。

1.症状和体征

发病高峰年龄在 6 个月至 2 周岁，贫血呈渐进性，患儿逐渐出现面色苍白，不爱活动，食欲缺乏症状，甚至出现异食癖。新生儿或小婴儿可有屏气发作；年长儿童可诉头晕、目眩、耳鸣、乏力等，易患各种感染。患儿毛发干枯，缺乏光泽，脉搏加快，心前区可有收缩期吹风样杂音，贫血严重时可有心脏扩大和心功能不全，肝脾淋巴结可轻度肿大。

2.辅助检查

(1)血常规:红细胞、血红蛋白低于正常,血红蛋白减少比红细胞减少更明显。红细胞体积小、含色素低。白细胞和血小板正常或稍低。

(2)骨髓常规:涂片可见幼红细胞内、外的可染铁明显减少或消失。幼红细胞比例增多,有核细胞增生活跃。

(3)其他:血清铁蛋白减少(<12 μg/L),血清铁减低(<50 μg/dL),总铁结合力增高(>62.7 μmol/L),运铁蛋白饱和度降低(<15%),红细胞游离原卟啉增高(>9 μmol/L)。

(二)营养性巨幼红细胞性贫血

营养性巨幼红细胞性贫血又称大细胞性贫血,主要由叶酸和(或)维生素 B_{12} 直接或间接缺乏所致,大多因长期单一母乳喂养而导致直接缺乏引起。临床除有贫血表现外还常伴有精神、神经症状。

1.症状、体征

小儿营养性贫血好发于 6 个月至 2 周岁的婴幼儿,病程进展缓慢,逐渐出现贫血,面部水肿,常有厌食、恶心、呕吐、腹泻,偶有吞咽困难、声音嘶哑。患儿面色蜡黄,烦躁不安,表情呆滞,舌、肢体颤抖,食欲差,疲乏无力,呼吸、脉搏快,舌面光滑,头发稀黄。肝脾淋巴结及心脏病变症状同缺铁性贫血。维生素 B_{12} 缺乏可出现明显的精神神经症状及智力障碍。

2.辅助检查

(1)血常规:红细胞较血红蛋白降低得更明显,红细胞体积增大,中央淡染区缩小。粒细胞及血小板数量减少,出血时间延长。

(2)骨髓常规:骨髓细胞大多数代偿性增生旺盛,均有红细胞巨幼变。

(3)其他:血清叶酸及维生素 B_{12} 含量减低,胃酸常减低,个别内因子缺乏。

二、护理评估

(一)健康史

询问母亲怀孕时期的营养状况,患儿出生后的喂养方法及饮食习惯,有无饮食结构不合理或患儿偏食导致铁、叶酸、维生素 B_{12} 长期摄入不足。对小婴儿则应询问有无早产、多胎、胎儿失血等引起先天储铁不足的因素,了解有无因生长发育过快造成的铁相对不足,有无慢性疾病如慢性腹泻、肠道寄生虫、反复感染致铁丢失、消耗过多或吸收减少等现象。了解患儿乏力、面色苍白出现的时间。

(二)症状、体征

评估贫血程度,注意患儿面色、皮肤、毛发色泽,评估有无肝、脾大等其他系统受累的表现。

(三)社会、心理

了解家长对本病相关知识的熟知程度,评估家长的焦虑水平及患儿对疾病的承受能力。

(四)辅助检查

了解各项相关检查如血红蛋白值、红细胞数量及形态变化、骨髓变化等。

三、常见护理问题

(一)活动无耐力

活动无耐力与贫血致组织缺氧有关。

(二)营养失调

营养摄入低于机体需要量,与相关元素供应不足、吸收不良、丢失过多或消耗增加有关。

(三)有感染的危险

感染与营养失调、免疫功能低下有关。

(四)知识缺乏

缺乏营养知识。

四、护理措施

(一)注意休息,适当活动

应根据患儿的病情制定适合个体的运动方案;贫血较轻者,对日常活动均可耐受,但应避免剧烈运动,以免疲乏而致头晕目眩;严重贫血或因贫血已引起心功能不全者应注意休息,减少活动,有缺氧者酌情吸氧。

(二)饮食护理

应予高蛋白、高维生素、适量脂肪饮食,营养搭配应均衡,纠正患儿偏食、挑食等不良饮食习惯,多吃含铁、叶酸、维生素 B_{12} 丰富的食物。积极治疗原发病,如胃炎、腹泻、感染等,促进营养物质的吸收和利用。巨幼红细胞性贫血患儿若伴有吞咽困难,要耐心喂养,防止窒息。

(三)铁剂应用的注意事项

(1)铁剂对胃肠道有刺激,可引起胃肠道反应,故口服铁剂应从小剂量开始,在两餐之间服药。

(2)铁剂可与稀盐酸和(或)维生素 C 同时服用以利吸收,禁忌与抑制铁吸收的食品同服,如茶、咖啡、牛奶等。

(3)注射铁剂时应精确计算剂量,分次深部肌内注射,每次应更换注射部位,以免引起组织坏死。首次注射后应观察 1 小时,以免个别患儿因应用右旋糖酐铁引起过敏性休克。

(4)疗效的观察:铁剂治疗 1 周后可见血红蛋白逐渐上升,血红蛋白正常后继续服用铁剂 2 个月,以增加储存铁,但需防止铁中毒。如用药 3~4 周无效,应查找原因。

(四)安全护理

巨幼红细胞性贫血若患儿伴有精神、神经症状,要做好安全防护工作,防止摔伤、跌伤、烫伤等;对智障者要有同情心和耐心,积极争取患儿配合治疗和护理。

(五)输血护理

严重贫血(Hb<70 g/L)或因贫血引起心功能不全者,应少量多次输血,以减轻慢性缺氧。输血时注意点滴速度要缓慢(<20 滴/分),并注意观察输血不良反应。

(六)健康教育

1.疾病相关知识

疾病确诊后应向家长讲解引起营养性贫血的各种因素,积极查找和治疗原发病,宣教合理饮食的重要性,纠正不良饮食习惯。

2.治疗与用药相关知识

向家长详细说明骨髓穿刺的重要性,使家长积极配合,尽快明确病因。说明应用铁剂可能会出现的不良反应,如胃肠道反应、便秘、腹泻、牙齿黑染、大便呈黑色等,以消除患儿及家长的顾虑,积极配合治疗。告知减轻或避免不良反应的措施,如餐后服、用吸管吸取、避免与牙齿接触。

3.教育和培训

对于智力低下、身材矮小、行为异常的患儿,应耐心教育和培训,不应歧视和谩骂,帮助患儿提高学习成绩,过正常儿童的生活,养成良好的性格和行为。

五、出院指导

(一)饮食指导

遵守饮食护理原则,多吃含铁丰富的食物,如红枣、花生、黑木耳、猪肝、各种动物蛋白、豆类等,以促进造血。维生素 C、氨基酸、果糖、脂肪酸可促进铁吸收,可与铁剂或含铁食品同时进食,忌与抑制铁吸收的食物,如茶、咖啡、牛奶、蛋类等同服。应指导婴幼儿及时添加含铁丰富的辅食,提倡母乳喂养。富含叶酸及维生素 B_{12} 的食物有红苋菜、龙须菜、菠菜、芦笋、豆类、酵母发酵食物、苹果、柑橘等,应用叶酸时需补充铁剂及含钾丰富的食物。

(二)运动指导

适当运动,劳逸结合,增强机体抵抗力,促进骨髓血循环,促进造血。

(三)环境及温度

居室及周边环境应空气新鲜,温度适宜,定时通风换气。不去公共场所,注意冷暖,及时增减衣服,防止感冒、发热。

(四)用药就医指导

定时复查血常规,如有异常及时就医。按医嘱定时服药,正确掌握服药的方法,不随意增加药量,以防铁中毒。巨幼红细胞性贫血者须每 3 天肌内注射维生素 B_{12} 一次,共注射 2～3 周,伴有神经系统症状者可加用维生素 B_6,适当加服铁剂以供制造红细胞所用,多食含钾丰富的食物,如香蕉、橘子、含钾饮料等。用药过程如出现较严重的不良反应,应及时来院咨询。

(李雪雅)

第七节　小儿再生障碍性贫血

再生障碍性贫血简称再障,是一种由多种原因引起的骨髓造血功能代偿不全,临床上出现全血细胞减少,而肝、脾、淋巴结大多不肿大的一组综合征。再障可继发于药物、化学品、物理或病毒感染等因素。按病程长短及症状轻重可分为急性再障和慢性再障。其发病机制可归纳为造血干细胞缺陷、造血微环境损害及免疫性造血抑制等。

一、临床特点

(一)症状

急性再障起病急,病程短,一般为 1～7 个月,贫血呈进行性加重,感染时症状严重,皮肤黏膜广泛出血,重者内脏出血。慢性再障起病缓慢,病程长,达一年以上,贫血症状轻,感染轻,皮肤黏膜散在出血,内脏出血少见。

(二)体征

1/3 急性再障患儿可有肝轻度肿大(肋下 1～2 cm),脾、淋巴结不肿大,慢性再障患儿肝、脾、淋巴结均不肿大。

(三)辅助检查

(1)血常规:急性再障除血红蛋白下降较快外,还具备以下 3 项之中的 2 项。①网织红细胞不足 1‰,绝对值小于 $15×10^9$/L。②白细胞总数明显减少,中性粒细胞绝对值小于 $0.5×10^9$/L。③血小板不足 $20×10^9$/L。慢性再障血红蛋白下降速度较慢,网织红细胞、白细胞、中性粒细胞及血小板常较急性型为多。

(2)骨髓常规:急性型多部位增生减低,慢性型至少一个部位增生不良,巨核细胞减少,两型均有三系血细胞不同程度减少。

(3)其他:骨髓造血干细胞减少。淋巴细胞亚群改变,出现 $CD4^+$ 细胞/$CD8^+$ 细胞比值下降或倒置($CD4^+$ 细胞减少,$CD8^+$ 细胞增多),慢性型主要累及 B 淋巴细胞。

二、护理评估

(一)健康史

询问患儿家族史,了解母亲怀孕时期和患儿出生后服用过的各种药物,暴露过的环境,感染情况等。询问患儿乏力、面色苍白出现的时间,高热时的体温,鼻出血的程度及其他部位出血的伴随症状。

(二)症状、体征

测量患儿生命体征,评估患儿贫血程度,皮肤、黏膜出血情况及有无内脏出血征象。

(三)社会、心理

评估患儿对疾病的耐受状况,评估患儿家长对本病的了解程度和焦虑程度,评估家庭经济状况及社会支持系统的情况。

(四)辅助检查

了解血常规、骨髓等各项检查结果,判断疾病的种类及严重程度。

三、常见护理问题

(一)活动无耐力

活动无耐力与骨髓造血功能不良、贫血有关。

(二)有出血的危险

出血与血小板减少有关。

(三)有感染的危险

感染与白细胞低下,机体抵抗力差有关。

(四)焦虑

焦虑与疾病预后有关。

(五)知识缺乏

缺乏疾病相关知识。

(六)自我形象紊乱

自我形象紊乱与服用雄性激素及环孢霉素引起容貌改变有关。

四、护理措施

(一)一般护理

(1)护理方法同出血性疾病护理常规。

(2)做好保护性隔离,保持床单、衣服清洁、干燥,白细胞计数低时应戴口罩,减少探视,避免交叉感染,有条件者进层流室。

(二)特殊药物的应用及观察

1.环孢霉素 A(CsA)

CsA 的总疗程至少 3 个月,应用时应注意以下几点:①密切监测肝肾功能情况,并及时反馈给医生;②减轻药物胃肠道反应,大孩子可于饭后服药,对于婴幼儿,可将 CsA 滴剂掺入牛奶、饼干、果汁内摇匀服用;③正确抽取血液以检测血药浓度:应在清晨未服药前抽取 2 mL 血液,盛于特殊试管内摇匀及时送检;④服药期间应避免进食高钾食物、含钾药物及保钾利尿剂,以防高血钾发生;⑤密切监测血压变化,注意有无头痛、恶心、痉挛、抽搐、惊厥等,以防发生高血压脑病。

2.抗胸腺细胞免疫球蛋白(ATG)

本制剂适用于血小板高于 10×10^9/L 的病例,常见的不良反应有变态反应和血清病样反应。在应用 ATG 时应注意以下几点。①静脉输注 ATG 前,应遵医嘱先用日需要量的皮质醇和静脉抗组织胺类药物,如氢化可的松、异丙嗪等。②选择大静脉缓慢滴注,开始时速度宜慢,根据患儿对药物的反应情况调节速度,使总的滴注时间不短于 4 小时。③密切观察患儿面色、生命体征变化,观察有无寒战、高热、心跳过速、呕吐、胸闷、气急、血压下降等,如有不适应及时通知医生,减慢滴速或暂停输液,必要时予心肺监护、吸氧、降温等。一般这些反应经对症处理后会逐渐好转。④输液过程中应注意局部有无肿胀外渗,一旦渗出应重新穿刺,局部用 25% 的硫酸镁湿敷,尽量选择粗大的静脉,以避免血栓性静脉炎的发生。⑤观察是否有血清病样反应发生:初次用药后 7~15 天,患儿若出现发热、瘙痒、皮疹、关节痛、淋巴结肿大,严重者出现面部及四肢水肿、少尿、喉头水肿、哮喘、神经末梢炎、头痛、谵妄,甚至惊厥,应考虑血清病样反应。一旦发生,应立即报告医生,及时处理。

3.健康教育

(1)疾病相关知识宣教:疾病确诊后应向家长讲解引起再障的各种可能因素,尽可能找到致病原因,避免再次接触,向家长宣传再障治疗的新进展,树立战胜疾病的信心。

(2)宣传做好各种自我防护的必要性:如白细胞低时能使患儿自觉戴上口罩或进层流室隔离,血小板降至 50×10^9/L 以下时减少活动,卧床休息。

(3)做好各种治疗、用药必要性的宣教:向家长详细说明使用免疫抑制剂及雄激素等药物可能会出现的各种并发症及应对措施,以减轻患儿及家长的顾虑,积极配合治疗。

五、出院指导

(1)饮食指导:除遵守饮食护理原则外,可吃些红枣、带衣花生、黑木耳等补血食物以促进造血;多食菌类食物及大蒜等,增强机体抵抗力;应用激素时需补充钙剂及含钙丰富的食物。

(2)运动指导:适当运动,劳逸结合,促进骨髓血循环,促进造血。

(3)环境及温度:保持居室及周边环境空气新鲜,温度适宜,定时通风换气,不去公共场所,注意冷暖,及时增减衣服,防止感冒、发热。

（4）卫生指导：注意个人卫生，勤换内衣，勤剪指甲，不用手指甲挖鼻，不用力搔抓皮肤。

（5）就医指导：定时复查血常规，如有异常及时就医。按医嘱定时服药，正确掌握服药的方法，不随意增减药量，用药过程如出现较严重的不良反应，应及时到医院咨询。

（6）告知药物不良反应：长期应用环孢霉素及雄激素类药物会出现容貌改变、多毛、皮肤色素沉着、牙龈肿胀、乳腺增生、水钠潴留、手足烧灼感、震颤、肌肉痉挛、抽搐、高血压、头痛等，告知家长，药物引起的体形及容貌方面的改变会于停药后会逐渐恢复，不必为此担忧而擅自停药，其他不良反应严重时应及时到医院就诊。

（7）病情稳定时可予中医中药调理。

（李雪雅）

第八节　小儿血友病

一、概述

血友病是一种 X 染色体连锁的遗传性出血性疾病，其遗传基因定位于 X 染色体上，由女性传递，男性发病。病理机制为凝血因子基因缺陷导致其水平和功能减低而使血液不能正常地凝固，临床主要表现为自发性关节和组织出血，以及出血所致的畸形。根据患儿所缺乏凝血因子的种类，可分为血友病 A（也称血友病甲，Ⅷ因子缺乏）、血友病 B（也称血友病乙，Ⅸ因子缺乏）。临床上所见的血友病 A 约 70％有家族史，约 30％无家族史，其可能因基因突变所致。血友病可发生于全世界所有种族或地区人群，患病率为(5～10)/10 万，我国有 7 万～10 万病例。其中血友病 A 最多见，占 80％～85％，血友病 B 占 15％～20％。

虽然血友病目前还是不可治愈的遗传性疾病，但通过及时或预防性补充因子、防治出血并发症和其他综合关怀的治疗原则，可使患儿获得接近正常人的生活质量与生存期。

二、护理评估

（一）临床症状评估与观察

1.询问患儿病史及家族史

多数患儿有全身各部位的自发性出血史或损伤后出血不止。可询问患儿是否有自幼轻微外伤时较难止血史，或反复膝关节、肘关节出血肿痛史，结合母亲家族中男性成员异常出血疾病史（30％患儿可无家族遗传史）。询问有无外伤、碰撞等诱发因素。

2.评估患儿的出血情况

自发性出血或轻微损伤、手术时出血不只是血友病的表现特征。出血可发生在任何部位，以关节、软组织、肌肉、皮肤黏膜和血尿最为常见。危及生命的出血为中枢神经系统、咽喉和胸腹内脏的出血。

（1）评估有无关节出血情况：关节出血是血友病最主要特征，各关节出血频度按其承重及活动强度排序，依次是膝关节、肘关节、踝关节、肩关节、腕关节和髋关节。关节出血急性期开始时患儿往往有关节轻微不适、酸胀等"先兆"症状，然后逐渐出现关节疼痛、肿胀发热及活动受限。

一般关节出血量可呈自限性或经补充凝血因子治疗后停止,关节腔内出血经数天或数周逐渐吸收。

(2)评估有无肌肉出血:肌肉及软组织是仅次于关节的常见出血部位。重型血友病可自发出血,而轻型和中型血友病只有在外伤的情况下才发生肌肉出血。出血部位常见于屈伸的肌肉群,尤其是髂腰肌、腓肠肌、前臂肌等。肌肉出血常引起肌肉肿痛甚至剧烈的疼痛,可引起肌肉保护性痉挛、相连关节屈曲及活动受限。

(3)评估有无泌尿道出血:血友病患儿还可出现泌尿道出血,一般年龄多大于5岁,出血部位包括肾、输尿管和膀胱。血尿分为镜下血尿和肉眼血尿,有一定的自限性。肉眼血尿呈洗肉水样,甚至鲜红色,有的患儿可伴有腰背痛、尿痛、尿频等症状。根据排尿过程中血尿出现的不同时间,分为初始血尿、终末血尿和全程血尿。初始血尿仅在排尿开始时出现,表示前尿道有出血;终末血尿是排尿终末时出现的血尿,提示后尿道、膀胱颈部或膀胱三角区有出血;全程血尿者排尿全过程都有尿血,提示病变在膀胱、输尿管或肾脏。

(4)评估有无口腔出血:患儿主要以口腔创口出血不止为主要表现,亦可有因口腔渗血吞咽到胃部引起胃部不适及黑粪等表现,出血时间由数小时到数天不等。出血原因主要为外伤及牙源性出血两种。

(5)评估有无鼻腔出血:鼻出血多为一侧出血,也有的为双侧,量多少不定,轻者仅为从鼻孔滴血,重者出血如注。出血量超过500 mL者,会出现头昏、口渴、乏力、面色苍白;出血量超过100 mL者,可出现胸闷、心慌、脉速无力、血压下降、出冷汗等休克症状。

(6)评估患儿是否出现假肿瘤:血友病假肿瘤又称血友病性血囊肿,发生率低,但愈后很差。假肿瘤是在骨膜下或肌腱筋膜下形成的囊性血肿,由于囊内反复出血而体积渐大,并出现压迫及腐蚀周围组织,常见部位是大腿和骨盆。

(7)评估患儿出血后是否经过止血处理,其方法及效果如何,既往检查、治疗经过和疗效。

(二)辅助检查评估

1.活化部分凝血酶时间(APTT)

APTT是内源性凝血系统较为敏感的筛选试验,血友病患儿APTT延长。

2.硅化凝血时间(SCT)和活化凝血时间(ACT)

SCT和ACT是内源性凝血系统敏感的筛选试验,两者均延长。

(三)体格检查评估

(1)评估发生出血的部位、范围、持续时间、量及性状,以便估计出血量、速度及性质。

(2)评估有无关节畸形及关节畸形程度。

三、护理问题

(一)组织完整性受损:出血

出血与凝血因子缺乏有关。

(二)疼痛

疼痛与关节、肌肉出血有关。

(三)躯体移动障碍

躯体移动障碍与治疗性制动、关节畸形有关。

(四)潜在并发症:颅内出血

颅内出血与凝血因子缺乏有关。

四、护理目标

(1)患儿出血情况停止或减轻。

(2)患儿主诉疼痛减轻,表现为放松和舒适感。

(3)患儿表现为最佳的躯体活动,活动范围正常。

(4)患儿住院期间不发生颅内出血或发生时能及时发现并处理。

(5)患儿或家属能够辨识出血的征象,说出疾病过程及治疗、护理、预防的方法。

五、护理措施

(一)急性出血的观察与处理

1.关节、肌肉出血

"RICE"法。

(1)"R",休息:关节、肌肉出血时,根据出血的程度,患侧应该休息12～24小时或更长,可用夹板制动,或使用辅助器械,如拐杖、轮椅等帮助肢体休息。夹板可以用石膏或热塑料来制作。

(2)"I",冰敷:对活动性出血的关节或肌肉采用冰敷以帮助控制肿胀、减轻疼痛、减少炎症的发生。冰敷时间一般为10～15分钟,每2小时一次。

"RICE"中的"I"也代表固定:用石膏托或夹板来固定关节以保持其静止。固定的时间不能过长,一般为2～3天;固定关节不可过紧,固定后注意观察远端肢体血运情况,是否出现肿胀、发暗和变冷。

(3)"C",加压:于出血部位施压可以帮助收缩血管和减缓出血,可以用弹性绷带对出血的关节进行压迫。在受伤部位用"十"字形(或"8"字形)包扎。包扎后注意观察远端手指、脚趾有无发冷、发麻或肤色改变。如果有上述症状发生,应松开绷带,重新包扎。

(4)"E",抬高:将受伤的肢体放在高于心脏的位置有助于降低血管内压力、减缓出血。可以用枕头垫高患儿出血的手臂或小腿。

2.鼻出血

首先应让患儿采取坐位或半卧位,以降低鼻部的血压。前额部或鼻部冷敷,冷的刺激可使鼻内小血管收缩而有利于止血。指导孩子尽量不要吞咽流到咽部的血,以免刺激胃部引起恶心呕吐。常用止血方法如下。

(1)指压法:用拇指、食指捏紧两侧鼻翼5～10分钟,压迫鼻中隔前下方达到止血目的。

(2)冷敷法:用冷水袋或湿毛巾在额部、颈部或后颈部冷敷,收缩血管,减少出血。

(3)收敛法:用1%麻黄碱或肾上腺素棉片塞入前鼻腔,收缩血管止血。

(4)填塞法:上述方法无效或出血量较大时,请专科医生做后鼻孔填塞。

3.口腔出血

(1)口腔软组织损伤:配合医生采用细针线严密分层缝合,局部加压包扎,严禁创口放置引流。

(2)腭部黏膜损伤:可采用黏膜创口缝合,创缘周围用碘酚棉球止血,然后在整个腭部覆盖碘仿纱条,牙间结扎丝固定。

(3)自发性牙龈出血:先对出血处牙齿进行牙周清洁,冲洗牙周后,用注射器将六氨基己酸液、凝血酶、肾上腺素的混合液注入牙周袋或牙龈沟内,再压迫牙龈止血,止血后用塞治剂外敷,压迫保护创面。

(二)输注凝血因子的护理

血友病患儿发生出血是由于缺乏因子Ⅷ(FⅧ)或因子Ⅸ(FⅨ)所致,故替代疗法,即静脉输注含有FⅧ或FⅨ的制剂,将血浆中FⅧ或FⅨ的含量提高到止血所需的水平仍是现今治疗和预防血友病患者出血的最有效的措施。

1.配置药液

(1)将稀释液和浓缩剂置于室温下,如急需可用温水浸泡,但水温不能高于 37 ℃。

(2)取下稀释液和浓缩剂瓶的塑胶帽,消毒。

(3)取下双头针的一端的针帽,将该末端插入稀释液瓶的瓶塞中心。再取下双头针另一端的针帽,插入因子浓缩剂瓶的瓶塞中心。为了减少泡沫的产生,插入时应将稀释液瓶倒置,注意要让稀释液瓶子在浓缩剂瓶子的上方,针头插入的角度要能使稀释液顺着浓缩剂瓶的瓶壁流下,可调整稀释液瓶塞上的针头,以保证所有的稀释液都能进入装有因子冻干粉的瓶子内。

(4)拔出双针头。

(5)不要剧烈摇晃瓶体,可轻轻地旋转瓶体,使所有干粉都溶解。

(6)浓缩剂应现用现配,如遇特殊情况需冷藏,时间不要超过 2 小时。

2.推注药液

(1)取出带滤过器的专用针头,去除保护帽。缓慢抽吸配置好的药液,排尽针管的空气。

(2)另外取 10 mL 注射器 1 支,抽吸生理盐水,排空空气连接静脉穿刺针(头皮针),静脉穿刺。

(3)推注少量生理盐水,确保静脉穿刺成功后,更换已抽吸好药液的注射器,缓慢给药。推注药物完毕后,再推少量的生理盐水,将头皮针内的药液推入,避免浪费。

(4)拔出针头,避免血管和组织不必要损伤,压迫静脉穿刺点 2～5 分钟。

3.观察药物的不良反应

输注因子浓缩剂可能会导致变态反应,如麻疹、皮肤瘙痒、鼻塞、胸痛、头昏、气短、发热、头痛、心悸、轻度寒战、恶心和输液部位的疼痛。对于有变态反应病史者,可预防性地给予抗组胺药物。

(三)消除出血的诱发因素

大多数患儿在出血发生之前都可能存在一些诱发因素,如跌、摔、挫、扭伤等外力可引起出血。要加强看护,避免意外伤害,教育孩子了解和认识这些危险因素,并在日常生活中注意排除,选择适宜活动,避免参加各种剧烈运动,尽可能减少和避免出血的发生。尽量避免有创性操作,注意避免深部肌内注射。

(四)血友病患儿预防注射的方法

血友病患儿应从出生开始按时进行预防接种以抵抗传染性疾病。在注射时应选用小号的注射器针头,在三角肌进行皮下注射。预防注射一般不会引起进行性出血,如发现注射处有肿、痛及发热感,可局部冰敷以减轻肿痛。按压穿刺部位 5～10 分钟,或使用弹力绷带包扎 24 小时,以减少出血。如注射部位发生血肿,应立即与专业医生联系。

(五)饮食指导

血友患儿童饮食应以清淡易消化为主,少食或忌食辛辣刺激性食品,多饮水,多吃富含维生素 C 的蔬菜和水果,保持排便通畅。注意营养搭配,尽量避免过热食物,以免损伤牙龈或烫伤黏膜;避免食用坚硬、油炸食品,如麻花、锅巴等;小儿食用肉、鱼、虾制品应尽量去骨、刺、皮,以防硬物刺伤口腔黏膜,导致口腔出血。

六、健康教育

(1)护士应主动对年长患儿及患儿家长传授血友病相关知识,教会家长如何判断出血的程度、范围,基本的止血方法,讲解预防及恢复期的注意事项。

(2)指导患儿家长保持环境的舒适、安全。加强看护,避免外伤发生,教育孩子不玩利器。告诉家长洗澡是检查孩子是否出血的最好时机。

(3)培养患儿养成良好生活习惯,避免挖鼻子,如有鼻腔血痂应让其自行脱落。气候干燥时可用液体石蜡涂抹鼻腔,或用温湿毛巾捂住鼻子,保持鼻腔湿润。保持口腔清洁卫生,以免因牙周疾病引起出血。不使用牙签,使用软毛牙刷刷牙,进餐后清水漱口,婴幼儿由家长帮助完成口腔护理,可购买指套式婴儿牙刷或用纱布、清洁软布裹在手指上每天早晚擦拭牙齿,喂奶后再喂少许温开水,以便及时清除牙面堆积的污垢和食物残渣,减少龋齿和牙周疾病的发生,防止造成牙周刺伤。

(4)合理饮食,加强营养,避免进食过热、过硬或带刺食物。

(5)终身禁用抗凝药物及抑制血小板功能的药物,如阿司匹林、吲哚美辛、保泰松、双嘧达莫等。

(6)就医时应将本病病史告知医生,并告知可联系的血友病医生电话,以便沟通。

(7)若出血超过 10～30 分钟或反复出血,应立即注射因子,并请求专业医生或护士帮助。

(李雪雅)

第九节　小儿白血病

一、概况

白血病是造血系统的恶性疾病,主要是造血器官内白血病细胞恶性增生和非造血器官内的白血病细胞浸润。白血病是儿童时期最常见的恶性肿瘤,日本及欧美研究者统计 18 岁以下小儿白血病发病率,男性为(9～47)/100 万,女性为(7～43)/100 万,其中儿童急性淋巴细胞白血病(ALL)占 75%～80%。

临床上白血病常以发热、出血、贫血,肝、脾、淋巴结肿大为特点。在分类方面,根据细胞的来源分为淋巴细胞白血病(占 75%左右)和非淋巴细胞白血病(占 25%左右)。在儿童中,迄今没有慢性淋巴细胞白血病,慢性粒细胞白血病约占 5%。在分型方面,目前采用形态学、免疫学、细胞遗传学和分子学分型(MICM)。白血病的分类和分型是指导临床选用治疗方案和提示预后的基础。

急性白血病的病因尚不明确,但研究认为白血病是一组异质性疾病,是遗传与环境相互作用的结果。目前认为白血病的发生与病毒、电离辐射、化学药物及遗传因素有关。

随着科学技术的发展,目前儿童急性淋巴细胞白血病患儿的 5 年无病生存率在发达国家已达 82%。白血病的治疗主要是杀灭体内癌细胞,降低其浸润症状,在使用化疗药物的同时,加强支持治疗,减少并发症的发生。目前治疗儿童急性淋巴细胞白血病的主要方法是化学药物治疗。根据正确的诊断、分型,选择治疗方案,采用多药强烈诱导化疗方案,包括诱导缓解、巩固治疗、庇护所预防、早期强化治疗及维持治疗。提倡早期、足量、联合、注意预防髓外白血病及个体化的治疗原则,疗程为 2.5～3 年。

二、护理评估

(一)临床症状评估与观察

1.评估白血病细胞浸润影响正常造血细胞生成的表现

(1)发热:本病常见症状。急性白血病的首发症状也多为发热,一般为低热,继发感染可致高热。感染发生的部位通常为口腔、呼吸道、泌尿道、肛周及皮肤,多见呼吸道感染。

(2)出血:约有半数患儿有出血表现。可发生在身体任何部位的皮肤与黏膜,以皮肤、黏膜出血、瘀斑多见,严重者可出现内脏大出血,甚至发生颅内出血。

(3)贫血:绝大多数患儿有不同程度的贫血。早期即可出现进行性苍白,皮肤、黏膜较明显,随着贫血的加重可出现活动后气促、无力、心慌。

2.评估白血病细胞浸润骨髓以外器官出现的体征

(1)肝、脾、淋巴结肿大:肝、脾大是本病较常见的体征,约占 50%,淋巴结肿大可高达 90%,以急性淋巴细胞白血病为多见。

(2)骨、关节疼痛:约有 25% 的患儿以骨、关节痛为起病症状,胸骨压痛是对本病有诊断意义的体征,疼痛的部位多发生在四肢骨及关节,呈游走性,局部无红、肿、热现象。

(3)皮肤可见斑丘疹、结节、肿块、皮炎等,还可见齿龈肿胀出血、口腔溃疡和咽痛表现。

(4)眼部:髓性白血病细胞在骨膜(尤其是眼眶骨膜)下或软组织内浸润,患儿可以出现绿色瘤,可引起眼球突出、复视、失明。

(5)中枢神经系统由于浸润及出血等可出现脑内压增高及脑神经损害,如头痛、恶心、呕吐、嗜睡,甚至昏迷。

(6)睾丸:睾丸受浸润时表现为无痛性肿大,大多为一侧性。

(7)外周神经也可受累。心包膜、心肌、心内膜、支气管及肺均可被白血病细胞浸润。

(二)辅助检查评估

(1)血常规可见红细胞和血小板减少,白细胞可以增高、也可以减低,有时外周血可以见到幼稚血细胞。

(2)骨髓穿刺或活检骨髓涂片显示相应类型的幼稚细胞明显增生,但有少数患儿骨髓增生低下。骨髓穿刺液可进一步做免疫学、细胞遗传学和分子学检查。

(3)细胞化学染色:组织化学染色检测细胞内糖原、过氧化酶、脂酶等,协助区分不同类型的白血病。

三、护理问题

(一)活动无耐力
活动无耐力与发热、长期化疗、贫血有关。

(二)口腔黏膜改变
口腔黏膜改变与化疗药物的不良反应有关。

(三)有感染的危险
感染与粒细胞减少、化疗引起机体抵抗力下降有关。

(四)潜在并发症:出血
出血与化疗药物不良反应、白血病细胞浸润有关。

(五)营养不足
营养不良与化疗后胃肠道反应、应用甲氨蝶呤(MTX)后口腔黏膜改变有关。

(六)恐惧
恐惧与白血病治疗的有创操作、感受死亡威胁有关。

四、护理目标

(1)患儿活动量增加,活动时无明显心悸、气促、无力等不适感觉。
(2)患儿口腔黏膜恢复正常,表现为溃疡愈合、疼痛消失、正常进食。
(3)患儿(或家长)能说出预防感染的重要性,减少或避免感染的发生。
(4)患儿住院期间不发生出血或发生出血时能及时发现、处理。
(5)患儿食欲增加,进食量能满足机体需要,体重无明显减轻。

五、护理措施

(一)预防感染
感染是导致白血病患儿死亡的重要原因之一。白血病患儿免疫功能减低,应用化疗药物的主要不良反应是骨髓受到抑制,导致中性粒细胞减少或缺乏,使免疫功能下降。粒细胞减少或缺乏、免疫功能下降是发生感染的危险因素,最常见的是呼吸道感染。

(二)基础护理
1.休息

急性白血病患儿在疾病早期有乏力、贫血、血小板低时需卧床休息,病情好转后逐渐增加活动量。对长期卧床者,应注意加强皮肤护理,定时更换体位、预防压疮发生。

2.口腔护理

保持口腔清洁卫生,晨起、睡前用软毛刷刷牙或用棉球轻轻擦洗口腔,避免出血及损伤。进食后嘱患儿用生理盐水漱口。口腔黏膜炎发生后,遵医嘱每天给予口腔护理2～3次,根据口腔pH值及具体情况选用碳酸氢钠、过氧化氢、甲硝唑等交替漱口。遵医嘱选用有针对性药物,如制霉菌素鱼肝油、金霉素鱼肝油、金因肽、扶剂复等涂口,涂药前应先轻轻除去坏死组织,反复冲洗再将药膏涂抹于患处。当口腔出现假膜时,应用过氧化氯溶液漱口,不可强行撕拉,以免发生出血和感染。如有黏膜真菌感染,可用氟康唑或伊曲康唑涂擦患处。口腔溃疡疼痛时可用2%利多卡因喷雾,或将其加入漱口水中含漱止痛。护士应密切观察患儿口腔情况,注意有无口腔黏膜颜色改变、充血、破溃等情况,详细记录口腔黏膜破损程度、范围及治疗护理后的反应。

3.外阴、肛周护理

注意个人卫生,勤换内衣裤,每天清洁皮肤有利于汗液排泄,减少毛囊炎和皮肤疖肿的发生。女性患儿要注意经期卫生。协助患儿多饮水,每天晨起饮温开水可预防便秘,避免直肠黏膜的损伤。每次便后用柔软的便纸,用清水清洁肛周皮肤,以免损伤皮肤。对患儿进行健康宣教,避免其搔抓皮肤。

护士每天评估患儿肛周皮肤的颜色及状况,在应用可引起黏膜损伤的化疗药期间,给予患儿硼酸粉坐浴,预防感染,如肛周皮肤发生破溃,应遵医嘱给予肛周护理,清洁肛周皮肤后,给予远红外线灯照射20分钟后用制霉菌素鱼肝油、金霉素鱼肝油、金因肽等涂肛周皮肤,也可选用雷夫诺尔湿敷。如果形成肛周脓肿,应请外科医生行切开引流,术后要注意观察伤口情况。

(三)出血的预防与护理

出血是白血病患儿常见的症状,是引起死亡的主要原因之一。除疾病本身的因素外,大剂量化疗后骨髓抑制引起血小板减少、凝血因子异常、感染,也常导致出血。因此,做好出血的预防和护理尤为重要。

1.健康宣教

让患儿不要剧烈运动,减少磕碰,避免外伤。病室内不留水果刀等可引起患儿损伤的利器。经常修剪其指甲,嘱其不要挖耳、鼻,禁止剔牙,每天用液状石蜡棉签湿润鼻腔2~3次,防止鼻腔黏膜干燥出血。避免应用阿司匹林或含有阿司匹林的药品,非激素类药物及抗凝药。

2.观察生命体征变化及皮肤黏膜情况

对有出血倾向的患者,要注意观察其有无新鲜出血点,鼻腔、牙龈出血等,对女性患儿应注意有无月经过多和非月经性阴道出血。观察尿、粪、呕吐物的颜色有无异常,注意有无突然剧烈头痛、呕吐伴视物模糊等颅内压升高的表现。如发现异常应详细记录,及时处理。

3.出血的处理

血小板低于$20×10^9/L$时,尽量避免肌内注射,不可避免时应在注射后用无菌棉球压迫针眼3~5分钟。静脉注射、骨穿后压迫注射部位10~15分钟。鼻腔少量出血时可用头部冷敷、肾上腺素棉球填塞压迫止血,出血较多时可用凡士林纱条填塞,填塞物留置时间不应超过72小时,填塞后要注意观察止血效果。牙龈出血时可用冷盐水含漱,或用无菌纱布、吸收性明胶海绵压迫出血。消化道出血易引起失血性休克,应密切监测血压、心率、呼吸,迅速建立双静脉通路,保证液体输入的液量及速度。对于颅内出血患者,还要注意观察其神志、瞳孔变化,要保持安静、绝对卧床、避免搬动。准备好各种抢救物品、药品,积极配合医生进行抢救。

(四)用药期间的护理

化疗是儿童急性淋巴细胞白血病最主要的治疗手段,大剂量联合化疗可以提高白血病患儿的缓解率、延长生存期。然而大剂量化疗药物也给患儿带来了一定的不良反应,预防、减轻化疗不良反应是我们努力的方向。

(1)熟悉化疗药物的毒副作用及注意事项,密切观察药物的毒性反应。长春新碱可引起周围神经炎,药物渗漏会引起局部疼痛、红肿及组织坏死。护士要注意观察患儿有无四肢感觉障碍,手足麻木感,给药时要确保针头在血管内,边推药边回抽血,防止药物外渗;环磷酰胺可引起脱发、出血性膀胱炎,应用期间应注意给予水化和碱化,并嘱患儿多饮水,详细记录出入量,促使代谢产物尽快排出体外,减少对脏器的毒性。应用大剂量环磷酰胺时,在治疗前和治疗中遵医嘱给予美司那解救;应用蒽环类药物时用药速度宜慢,护士要注意观察药物的心脏毒性,包括急性心肌损伤和慢性心功能损害,在用药期间要监测心率(律),并定期复查心电图。急性胰腺炎是门冬酰胺酶最严重的不良反应之一,它还可以引起变态反应,因此在使用之前必须做过敏试验,若皮试阳性,应在密切监测下给予脱敏治疗,如仍有变态反应,应立即停药;甲氨蝶呤可引起口腔、肛周黏膜溃疡,应加强口腔、肛周皮肤的护理,水化、碱化,以减轻药物对黏膜的毒性刺激,遵医嘱按时按量给予四氢叶酸钙拮抗,以减少毒副反应,准时抽血测甲氨蝶呤血浓度。静脉滴注甲氨蝶呤时需注意用黑纸包裹,使用避光输液器,以免药物分解。

(2)掌握化疗方案、给药途径、给药时间。治疗白血病的化疗药物以静脉途径给药多见,并有严格的给药时间、维持时间、解救时间,应准确计算液量,使用输液泵控制液速,合理安排输液顺序,详细记录每班次输入液体的量、时间及剩余液体量,并要注意观察输液泵运转情况,防止输液管道扭曲、打折,如输液泵报警,要及时查找原因,立即处理。做好床头交接班,保证药物准确、按时、按量输入。泼尼松、地塞米松等激素类药物多为口服给药,部分患儿因为害怕出现库欣综合征等不良反应会将药物暗地丢弃,这样会严重影响治疗效果,因此,在发药时,护士一定要看到患儿把药服下后方可离去。

(3)为防止胃肠道反应,可在化疗前30分钟使用止吐药,在化疗过程中密切观察患儿胃肠道反应情况。患儿不能进食或存在电解质紊乱时,予以静脉高营养并纠正电解质紊乱。

(4)静脉的护理化疗。药物可刺激和破坏小静脉,应制订静脉使用计划,合理选择静脉。由远端开始,交替使用左右静脉,一般情况下选择粗、直的大血管进行穿刺,成功后应检查,若回血良好,穿刺部位无疼痛,才能进行化疗药物的输注。输注化疗药物过程中,应勤巡视,一旦发现患儿注射部位肿胀、疼痛等情况时,应立即停止输液,拔除针头。推注药物时应证实静脉穿刺成功,先推注10~20 mL生理盐水,顺利后方可用化疗药,推注化疗药物后,再推注20 mL生理盐水。

静脉炎的发生率与药物浓度成正比,要尽可能稀释药物的浓度。一旦发生化疗药物外渗,立即通知值班医生及护士长,遵医嘱进行相应处理:立即用硫酸镁或利多卡因局部封闭;外渗部位还可用硫酸镁进行局部湿敷,浸入硫酸镁的纱布以不滴水为宜,湿敷面积应超过外渗面积2~3 cm,如在手部,可给患儿戴上一次性塑料手套保持湿度,湿敷时间应在24小时以上;早期也可以穿刺部位为起点沿血管走向用冰袋冷敷;若为长春新碱外渗,暂不拔除针头,先抽出余药后,用地塞米松做局部封闭处理,并可外擦京万红,严密观察局部皮肤变化,必要时做理疗。

(五)饮食护理

1.提倡合理平衡的膳食

注意膳食结构的合理搭配,给予患儿高蛋白、高维生素、多纤维素、适合患儿口味的饮食,如禽蛋、奶类、鱼虾、瘦肉、动物内脏、豆腐、豆浆、骨头汤等。多吃蔬菜和水果,忌食过辣、过热及生冷刺激性食物。注意饮食卫生,食具应消毒。新鲜水果应洗净、去皮后再食用。不要食用隔夜或变质食品。

避免食用坚硬、油炸食品,如麻花、锅巴等,肉、鱼、虾制品应尽量去骨、刺、皮,以防硬物刺伤口腔黏膜,导致口腔溃疡,造成继发感染。

2.化疗期间的饮食

在化疗过程中,患儿往往会出现恶心、呕吐、腹泻等症状,可采取少食多餐的进食方法,给予其清淡易消化的饮食。血细胞下降时可选用红枣、花生、动物血、甲鱼、鸡蛋、河蟹、黄鳝、黑鱼、牛肉等。补脾益气、健脾开胃的食物有马铃薯、鸡肉、大豆、葱、番茄、大麦、卷心菜等。恶心、呕吐时可选用芦根、扁豆等食物。含维生素 C 丰富的食物有油菜、西红柿、小白菜、荠菜、山楂、柑橘、鲜枣、猕猴桃、沙棘及柠檬等。

在应用门冬酰胺酶化疗期间,应给予患儿低脂饮食。但应当注意的是,低脂饮食并非无脂、低蛋白饮食,一些家长担心患儿发生胰腺炎,只让患儿吃无油的青菜、面条、馒头,造成患儿水肿、营养不良。而门冬酰胺酶本身可通过减少门冬酰胺和谷氨酰的产量,抑制蛋白质的合成,产生低蛋白血症,应注意蛋白质的摄入。患儿服用低脂饮食期间会感到饥饿,要防止其暴饮暴食。

鼓励患儿多饮水,特别是在诱导缓解期间及应用大剂量甲氨蝶呤、环磷酰胺期间,保证患儿有足够的入量,促进尿酸排出,预防由大量白细胞破坏引起的高尿酸血症,也有利于药物毒素的排泄,同时有软化大便的作用,以防便秘诱发肛裂,增加局部感染的风险。

消化道出血的患儿应禁食,出血停止后,可给予患儿温凉的流食或半流食,避免使用刺激性、有渣食物。

(六)心理护理

尽可能帮助新入院的白血病患儿及其家长适应医院的环境,用微笑、亲切问候语或拥抱拉近与患儿之间的距离,热情帮助、关心患儿,让其感到温暖。

调查显示,小年龄患儿对白血病的认知能力较差,心理负担及压力相对成人低,他们对疾病的恐惧更多是由于各种有创穿刺的疼痛造成,化疗药物所致的胃肠道反应、与家长同学的分离等因素引起,应在病房开展各种活动丰富孩子们的生活,让患儿忘记或转移对疼痛、不适的注意力。

向年长患儿介绍有关白血病的知识,宣传儿童白血病的预后已有很大改善,让患儿认识生命的意义,建立起战胜疾病的信心。请已康复的白血患儿童到医院看望患儿,以身说法增强他们战胜疾病的信心;建立白血病患儿与大学生志愿者的通信交流,使其结交朋友。

家长的心态影响孩子,也直接关系着治疗效果。定期召开家长座谈会,让家长之间交流配合护理、治疗的经验。

定期召开联欢会,让新老患儿家长交流体会,让治疗者看到已治愈者的健康状况,从而增加治愈的信心。

(七)健康教育

(1)化疗期间保持居室内空气新鲜,避免在居室内饲养宠物,减少家庭聚会。

(2)患儿血白细胞计数低于正常时,避免到人多的室内公共场合,外出时须戴口罩。注意保暖,以免感冒或感染其他疾病。经常进行口腔、皮肤黏膜的检查,预防各种意外伤害。

(3)注意均衡饮食,可摄入高蛋白、高维生素、易消化的食物。调整心态,保持轻松、愉快的心情。保证充足的睡眠。

(4)适当进行身体锻炼,循序渐进地增加活动量,以恢复体力,增强抵抗力,尽早回归学校。

(5)指导患儿及家长根据医嘱按时服药,说明坚持服药的意义。遵医嘱定期到医院复查血常规、生化及骨髓常规检查。如果有不适要及时到医院就诊。

(郭　莉)

第七章　老年科护理

第一节　上呼吸道感染

一、疾病概述

上呼吸道感染是由多种病毒引起的一种呼吸道常见病,亦是老年人的常见病,俗称感冒。其中,30%～50%的上呼吸道感染是由某种血清型的鼻病毒引起。普通感冒虽多发于初冬,但任何季节,如春天、夏天也可发生,不同季节的感冒的致病病毒并非完全一样。感冒病例分布是散发性的,不引起流行,常易合并细菌感染。普通感冒起病较急,早期症状有咽部干痒、灼热、喷嚏、鼻塞、流涕,开始为清水样鼻涕,2～3 天后变稠;可伴有咽痛;一般无发热及全身症状,或仅有低热、头痛。一般经 5～7 天痊愈。

二、主要表现

该病起病急,以全身症状为主,局部症状较轻,可出现、鼻塞、流涕、轻咳、食欲缺乏、呕吐、腹泻等。全身症状较轻,无热或轻度发热,自诉头痛、全身不适、乏力。极轻者仅鼻塞、流稀涕、喷嚏、轻微咳嗽、咽部不适等,多于 3～4 天内自愈。

三、治疗要点

(一)对症治疗

病情较重或发热者或年老体弱者应卧床休息,忌烟,多饮水,室内保持空气流通。如有发热、头痛,可选用解热止痛片如复方阿司匹林、索米痛片等口服。咽痛者可用消炎喉片含服,局部雾化治疗。鼻塞、流鼻涕者可用 1% 麻黄碱滴鼻。

(二)抗菌药物治疗

如有细菌感染,可选用适合的抗生素,如青霉素、红霉素、螺旋霉素、氧氟沙星。单纯的病毒感染一般可不用抗生素。

化学药物治疗病毒感染尚不成熟。吗啉胍对流感病毒和呼吸道病毒有一定疗效,阿糖腺苷对腺病毒感染有一定效果,利福平能选择性抑制病毒 RNA 聚合酶,对流感病毒和腺病毒有一定的疗效。近年发现一种人工合成的、强有力的干扰素诱导剂——聚肌苷酸-聚胞苷酸可使人体产生干扰素,能抑制病毒的繁殖。

四、护理措施

(一)病情观察

(1)注意体温的变化及呼吸道症状。

(2)注意有无并发症症状,如头痛、耳鸣等。

(二)护理要点

(1)保持室内空气新鲜,每天通风两次,每次 15～30 分钟。

(2)保证患者适当休息,病情较重或年老者应卧床休息。

(3)多饮水,饮水量视患者体温,出汗及气候情况而异。给予患者清淡、易消化、含丰富维生素、高热量、高蛋白的饮食。

(4)对体温超过 38.5 ℃者给予物理降温,高热时按医嘱使用解热镇痛片。出汗多的患者要及时更换衣物,做好皮肤的清洁护理。

(5)寒战时,要注意保暖。

(6)按医嘱用药。

(7)注意呼吸道隔离,预防交叉感染。

(三)健康教育

(1)嘱患者忌烟。

(2)指导患者保持充足的营养、休息、锻炼,增加机体抵抗力。

(3)指导患者坚持冷水洗脸,提高机体对寒冷的适应能力。

(王　璐)

第二节　慢性支气管炎

一、疾病概述

慢性支气管炎是指支气管黏液分泌过度增加,至少连续 2 年,每年咳痰 3 个月或更长时间,而没有其他可以引起咳痰的疾病存在。它是一种常见病、多发病,尤以老年人为多见。主要致病因素与长期吸烟有密切关系,吸烟时间愈长,吸烟量愈大,慢性支气管炎的患病率愈高,戒烟可使病情减轻。长期反复感染是慢性支气管炎发生和加重的重要因素。另外,大气污染、过敏体质、自主神经紊乱,反复受凉,过度疲劳,年老体弱都可以是本病的诱因。

二、主要表现

(一)咳嗽

慢性咳嗽是最常见的症状,初起时往往为清晨起床时咳嗽,以后发展为晚上也有明显咳嗽,当吸烟,接触冷空气或其他刺激性烟雾、粉尘时更易发生咳嗽。

(二)咳痰

初起咳痰量少,且多为黏液性痰,随着病情加重,痰量亦可能渐多;合并感染时,痰变为脓性。

(三)气促或喘息

初起病时并无呼吸困难的感觉,可能仅有胸闷、呼吸费力、容易产生疲劳感。随着病情的发展,出现活动后呼吸困难,严重者静坐时亦会气喘吁吁。少数患者亦可有阵发性喘息,伴胸闷不适,并能听到哮鸣音。

(四)炎症

慢性支气管炎患者容易反复发生急性呼吸道感染,尤其在气候多变寒冷季节,表现为发热、咳脓痰和喘促加重等急性全身和呼吸道症状。

三、治疗要点

(一)急性发作期

1.抗菌治疗

慢性支气管炎之所以急性发作,主要原因是继发呼吸道感染。尽管有不少患者的发病起源于病毒感染,但由于呼吸道黏膜的受损,紧接着即是继发细菌感染。在急性发作时,患者咳嗽和气急,痰量增多或痰少不易咳出,喘息型患者则喘息加重,此时需用抗菌药物,轻者可口服,较重者用肌内注射或静脉滴注,疗程一般为 7～10 天。

2.支气管扩张剂

支气管扩张剂:常选用氨茶碱、特布他林等药物口服或用特布他林吸入剂,以减轻支气管平滑肌的痉挛。

3.糖皮质激素

如喘息较重,应用支气管扩张剂后,气急仍未减轻,则在继续使用抗生素的同时加用糖皮质激素如甲强龙等。

4.祛痰、镇咳

用祛痰剂可使痰液稀化、容易咳出,老年人的常用药物有氨溴索等。要鼓励患者多饮水或做雾化吸入,使气道湿化,有助于咳痰。但要避免应用强镇咳剂,如可待因等,以免抑制中枢,加重呼吸道阻塞,导致病情恶化。

5.氧疗

用双侧鼻导管或用面罩给氧。

(二)稳定期

1.停止吸烟

患有慢性支气管炎的患者必须戒烟,包括尽量避免被动吸烟。

2.抗生素的应用

慢性支气管炎患者的黏液痰是由于病变支气管黏膜增生和分泌增多所形成。因此,咳痰不一定是急性炎症的症状,无须应用抗菌药物。盲目使用抗生素,非但无效,反而导致耐药性,使治疗更加困难。

3.祛痰药

慢性支气管炎患者痰液增多,且不易咳出,容易继发感染,影响气道通畅。祛痰药主要有两类:黏液溶解剂可使黏蛋白破坏;痰液调节剂通过减少黏蛋白合成以减少黏稠度。祛痰药可使痰液易于咳出,常用的祛痰药有乙酰半胱氨酸和氨溴索等。

4.长期氧疗

长期氧疗对具有低氧血症的患者有延年益寿的作用。吸氧时间每天需达 15 小时左右,流量为 2 L/min,吸氧时间包括睡眠时间。

5.康复治疗

康复治疗包括呼吸生理治疗、肌肉训练、营养支持和精神治疗教育等多方面措施。

6.预防急性呼吸道感染

感染包括病毒、支原体或细菌感染。在秋冬季进行肺炎链球菌疫苗或流感病毒疫苗预防接种,对预防急性呼吸道感染有积极意义。其他如转移因子、气管炎疫苗、卡介苗核酸注射液对提高机体对呼吸道感染的抵抗力,预防和减轻呼吸道感染亦有很好的效果,应在医生指导下合理应用。

四、护理措施

(一)急性发作期

1.病情观察

要注意患者的痰量、颜色、是否黏稠不易咳出,患者的意识状态、呼吸频率、体温、血压、脉搏、有无发绀,患者突然发生憋气时要注意有无痰栓阻塞,若有剧烈疼痛应警惕气胸发生。

2.卧床休息

注意多变动体位,以利于痰液排出,可间断床边端坐或室内走动。憋气时应鼓励患者采取坐直或半坐卧位的姿势,使膈肌容易下降,利于呼吸。

3.饮食

老年患者急性期发热、咳痰、体内消耗较大,而消化能力又减弱,故保证营养摄入极为重要,要求患者进食高热量、高蛋白、高维生素饮食,少量多餐,多饮水,每天饮水量超过 2 000 mL,可促使痰液变稀薄,易于咳出。

4.吸氧

低流量持续吸氧。

5.药物护理

给予有效抗生素,注意药物不良反应及静脉滴注速度,老年人补液速度宜慢,以免诱发心力衰竭。

6.协助排痰

(1)雾化吸入:吸入液内应加入庆大霉素、γ-糜蛋白酶、地塞米松,如患者出现吸入时憋气,可能是冷刺激所致的支气管痉挛,应在吸入前先喷入特布他林再行雾化吸入。

(2)老年患者无能力咳嗽时,做呼吸练习前可先做胸部叩击。护士或家属两手手指并拢,拱成杯状,腕部放松,有规律地在患者背部进行 10 分钟左右自下而上的拍背叩击。在餐前进行扣击,患者宜穿单层布衣。叩击时注意患者感受,叩击力量应适中,不可使患者有疼痛感。

(3)咳嗽练习:有助于患者排痰。协助患者坐起,做深而慢的呼吸,做第 2 次深呼吸时,吸气后屏住呼吸,进行 2 次短而有力的咳嗽,从胸部咳出痰液。

(二)慢性迁延期

迁延期仍应继续用药,如抗生素、祛痰剂、止喘药等,注意保暖,多休息,少活动,保证营养。

（三）缓解期

1.建立规律养病生活方式

坚持每天适量活动,情绪稳定,防寒保暖,保证营养,对吸烟者一定说服患者戒烟。

2.呼吸训练

（1）腹式呼吸:目的是加强腹肌、膈肌训练,以提高呼吸效率。体位以卧位或半卧位,双膝半屈曲为宜,用鼻吸气用口呼气,呼吸要慢且均匀,吸气时腹部鼓起,呼气时腹部下陷,可将一手放在腹部,可感到腹部起伏,呼与吸时间比例为(2～3)∶1,每天训练2次,每次10～15分钟。熟练后可增加训练次数,且各种体位均可练习。

（2）缩唇呼吸:目的是使患者呼气时提高支气管内压,防止小气道过早隐闭,有利于肺泡气体的排出。具体方法为患者用鼻吸气,然后通过缩拢嘴唇慢慢呼气,边呼边数数,开始患者可以数到第4、第5次时做出一个"扑"的声音,经过训练,可以慢慢加长呼气时间,患者可数到第7、8次时发出"扑"的声音,呼出最后一口气。呼气时间长可使小气道陷闭延迟,肺泡排出更多气体。

（四）健康教育

（1）老年患者抵抗力下降,生活中一定要注意保暖勿受凉,室内定时通风,避开室内打扫时的粉尘及油烟,必须戒烟,同时家中吸烟者也应避开老年患者。

（2）老年患者避免到人群多的地方,少接触灰尘、烟雾及刺激性气体,户外活动多到空气新鲜、人少花草树木多的地方。

（3）老年人要增强体质,首先保证营养,以高蛋白、高维生素、高热量饮食为主。试用冷水洗脸以增强耐寒锻炼,坚持运动如散步、太极拳、保健操等,有利于提高心肺功能。活动量及运动时间均应从小量开始,自觉呼吸困难,呼吸较活动前明显加重时应即停止活动。

（4）坚持腹式呼吸及缩唇呼吸训练,最好每天3～4次,每次15～20分钟。

（5）有条件者应做家庭氧疗,每天吸氧不少于15小时,包括睡眠时吸氧,有利于延长寿命。

（王　璐）

第三节　肺　炎

一、疾病概述

老年人感染性疾病中,肺部感染最为常见,是老年人的重要死亡原因之一。老年人由于机体抵抗力降低及患慢性支气管炎、肺气肿、糖尿病等基础疾病者较多,肺炎的发生率和病死率较一般人群为高。

老年人肺炎绝大多数由微生物引起,其中以细菌性肺炎最为多见,如肺炎球菌、金黄色葡萄球菌、革兰氏阴性菌、真菌等。病毒、支原体也是老年肺炎的常见病原体,这些病原体常常是复合致病。近年来,革兰氏阴性菌所致的老年人肺炎的发病率有所增加,其中以铜绿假单胞菌、克雷伯杆菌为多见。此外,放射、物理、化学等因素也可引起肺炎。老年人解剖结构有生理功能变化,上呼吸道保护性反射减弱,病原体易进入下呼吸道;免疫功能下降;口咽部细菌寄生增加,也更易进入下呼吸道发生肺炎。临床中常遇到的无明显诱因的吸入性肺炎患者,多为年老体弱、各系统及器官功能下降、行动障碍或长期卧床及吞咽动作不协调者,易误吸而致肺部感染。

二、主要表现

大多数患者,特别是老年患者症状不典型,起病多缓慢而隐袭。发热不显著或有中度不规则发热,很少畏寒或寒战。全身症状较重,乏力倦怠、食欲锐减。轻度咳嗽,痰多黏稠,咳出困难,量不大,有些患者的起始症状是嗜睡、意识模糊、腹泻。脉速、呼吸急促、肺部体征不典型,常发现呼吸音减低、肺底部啰音。

本病可并发心力衰竭和休克,严重者可出现弥散性血管内凝血(DIC)、急性肾衰竭等并发症。

三、治疗要点

(一)控制感染

细菌性肺炎合理的治疗:痰培养及药敏试验。痰培养是哪种细菌,对哪种抗菌药敏感,就选用哪种抗生素,这样在治疗上才有针对性。但在痰培养结果未出现以前或因某些因素的影响,培养不出阳性结果时,经验治疗也很重要。临床上,一般将细菌性肺炎分为革兰氏阳性球菌肺炎和革兰氏阴性杆菌肺炎。若起病急剧,血白细胞计数明显增高,中性粒细胞计数增高,再结合临床表现,一般可考虑为革兰氏阳性球菌肺炎,可选用哌拉西林钠、头孢唑林钠、阿米卡星、环丙沙星等药物治疗。年老体弱,久病卧床,白细胞计数不增高或略增高者,一般患革兰氏阴性杆菌肺炎的可能性大,选用氨基苷类加第二代头孢菌素或第三代头孢菌素等药物治疗。

(二)支持疗法

患者应卧床休息。鼓励其翻身、咳嗽、咳痰,对痰黏稠不易咳出者加用止咳化痰药。对缺氧及呼吸困难症状者给予吸氧,给予高热量、高蛋白、高维生素饮食,酌情静脉给予清蛋白、血浆、氨基酸等。

(三)并发症治疗

老年肺炎并发症有时可引起严重后果,积极治疗并发症极为重要。呼吸衰竭发病率较高,应加强氧疗,如症状仍不改善,可行气管插管,机械通气。心力衰竭是肺炎死亡的重要原因,一旦发生心力衰竭,应立即给予患者强心、利尿治疗。休克多为低血容量休克和感染性休克,应补充血容量,并合理选用血管活性药物。

四、护理措施

在老年肺炎整个过程中,精心护理极为重要。

(一)病情观察

严密观察病情变化,注意患者的神志改变,警惕感染性休克的发生。定时测生命体征,记出入量,注意出入量平衡。

(二)护理要点

(1)急性期应多卧床休息,活动困难者应定时翻身,急性期后应加强活动。

(2)给予患者高蛋白、高维生素、高热量流质饮食,适当食用高纤维蔬菜、水果,以保持大便通畅,鼓励患者多饮水。

(3)对急性期患者,应加强氧疗,给予低流量持续吸氧。

（4）高热者应给予物理降温,如酒精擦浴、冰袋,使患者体温控制在38 ℃以下,必要时可给予药物降温。

（5）鼓励患者咳嗽,咯出痰液。房间空气湿化,给予祛痰药或雾化吸入,定时进行叩背、做咳嗽练习,以利排痰。

（6）留取痰标本:尽量在使用抗生素前或停止使用抗生素2天以上后留取痰标本,患者晨起用白开水漱口3～4次,用力从肺深部咳出痰液,留置在消毒后的痰盒中,及时送检。

(三)健康教育

（1）嘱患者避免受寒、过度疲劳、酗酒等诱发因素。

（2）老年人应重视合理饮食,保证充足营养,坚持户外活动,并学会心理调节,对增强体质、预防呼吸道感染都非常重要。

（3）对于易感人群,如慢性肺疾病、糖尿病慢性肝病患者,以及年老体弱者,应使用多价肺炎球菌疫苗、流感病毒疫苗,对提高免疫力,预防或减轻疾病的发生,都会产生积极的效果。

（王　璐）

第四节　肺　　癌

一、疾病概述

肺癌的发病率随着年龄的增长而提高,近年来,恶性肿瘤中死亡率上升最快的是肺癌。因此,肺癌是威胁老年人生命的一个重要疾病,应引起足够的重视。其主要致病因素与长期大量吸烟有关,且患病率随吸烟年限、吸烟量的增长而增加,同时,也与空气污染、职业因素、病毒感染,以及家庭遗传因素有关。

二、主要表现

(一)呼吸系统症状

1.咳嗽

肺癌常以阵发性、刺激性干咳为首发症状,当支气管阻塞,继发感染时痰量增多,变为脓性痰。

2.咯血或血痰

肺癌症状多为间断或持续性痰中带血,偶有大咯血。

3.胸痛

常见轻度胸痛,当胸膜或胸壁受侵犯时常出现严重持续、剧烈的疼痛。

(二)全身症状

全身症状包括发热及恶病质,当合并阻塞性肺炎或肺不张时常有发热,肺部炎症可以反复发生,可因肿瘤组织坏死出现癌性发热。晚期肺癌可以出现疲乏、无力、消瘦、贫血和食欲缺乏。

(三)肺外表现

肺外表现指与肺癌有关的内分泌、神经肌肉、结缔组织、血液、血管异常改变,又称副癌综合征。

(四)转移的表现

当肺癌出现转移,可出现相应的表现,如声音嘶哑、咽下困难、胸腔积液、胸闷、憋气等。

三、治疗要点

(一)手术治疗

手术仍为非小细胞肺癌的首选治疗方式,因为手术治疗可为患者提供最大的治愈可能性。凡是肿瘤无远处转移,不侵犯胸内主要脏器,或胸膜腔、心肺功能可以耐受手术者,都应采取手术治疗。

(二)化疗

化疗仍是当今小细胞肺癌的首选治疗方式。

(三)放射治疗

放射治疗是一种局部治疗手段,主要起辅助治疗作用。

(四)免疫治疗

免疫治疗是继手术、化疗和放疗三大治疗措施之后的一种新的治疗方法,主要有干扰素、白细胞介素-2、植物多糖等治疗方法,可与任何治疗措施配合应用。

(五)中药治疗

中药可改善临床症状和生存质量,提高生存率,减轻对化、放疗的不良反应,预防肿瘤复发转移。

(六)介入治疗

介入治疗是指在 X 线设备的监视下,将抗肿瘤药物和(或)栓塞剂经动脉导管注入,对肿瘤病变进行直接治疗。

四、护理措施

老年患者患病后的身心变化与青壮年不同,尤需重视下列措施。

(一)饮食

给予患者高蛋白、高维生素、高热量、易消化饮食,少量多餐,向患者说明保证营养的重要性,鼓励其主动进餐。

(二)休息与活动

保证患者身心休息,以降低基础代谢率,间断起床活动,到室内或室外空气新鲜、人群稀少的地方,活动量以自觉无疲劳为度,少量多次活动为好。

(三)症状护理

若因肿瘤压迫出现呼吸困难、肺炎、疼痛,均应及时吸氧,姑息放疗,止痛。

(四)化疗、放疗护理

(1)化疗药物静脉注射速度要慢,以减轻对血管的刺激。若有血管外渗应即刻停止静脉注射,并予以局部普鲁卡因封闭。

(2)化疗前注射止吐药以减轻恶心、呕吐反应,化疗期间,若患者出现心悸、胸闷,应及时听心率,做心电图;化疗、放疗者均应定时查白细胞、血小板。

(3)患者均可能脱发,使患者有思想准备,并解除思想顾虑。

(4)若放疗中患者出现咳嗽、呼吸困难加重,应考虑放射性肺炎的可能,应及时吸氧,保持呼吸道通畅;吞咽不适者有可能发生放射性食管炎,应给予其流质饮食。

(五)健康教育

(1)吸烟与肺癌的发生有一定关系,首先应嘱患者忌烟。我国已重视"三废"的处理,严格控制工业和机动车所产生的废气,对预防肺癌有重要的意义。

(2)肺癌的关键在于早期发现,早期治疗,因此要定期查体,特别是 40 岁以上长期吸烟者要每半年或一年做 X 线胸部检查,以便早期发现,及时手术,取得好的效果。

(王　璐)

第五节　阻塞性肺气肿

一、疾病概述

阻塞性肺气肿是终末细支气管远端部分(包括呼吸性细支气管、肺泡管、肺泡囊和肺泡)膨胀,并伴有气腔壁的破坏。近数十年来,阻塞性肺气肿的发病率显著增高。阻塞性肺气肿病因极为复杂,简述如下。

(一)吸烟

纸烟含有多种有害成分,如焦油、尼古丁和一氧化碳等。吸烟者黏液腺岩藻糖及神经氨酸含量增多,可抑制支气管黏膜纤毛活动,反射性引起支气管痉挛,减弱肺泡巨噬细胞的作用。吸烟者并发肺气肿或慢性支气管炎,以及死于呼吸衰竭或肺源性心脏病者远较不吸烟者为多。

(二)大气污染

尸检材料证明,气候和经济条件相似情况下,大气污染严重地区的肺气肿发病率比污染较轻地区为高。

(三)感染

呼吸道病毒和细菌感染与肺气肿的发生有一定关系。反复感染可引起支气管黏膜充血、水肿,腺体增生、肥大,分泌功能亢进,管壁增厚狭窄,导致气道阻塞。肺部感染时,蛋白酶活性增高与肺气肿形成也可能有关。

(四)蛋白酶-抗蛋白酶平衡失调

体内的一些蛋白水解酶对肺组织有消化作用,而抗蛋白酶对于弹力蛋白酶等多种蛋白酶有抑制作用。蛋白酶和抗蛋白酶的平衡是维持肺组织正常结构免于破坏的重要因素。消化肺组织的蛋白酶有两种来源,外源性蛋白酶来自细菌和真菌等病原体,内源性蛋白酶来自中性粒细胞和肺泡巨噬细胞。吸烟使弹性蛋白酶活性增加,并使抗蛋白酶失活。

二、主要表现

阻塞性肺气肿的临床表现可分为两种类型——支气管炎型(BB 型)和气肿型(PP 型)。当然还有不少患者并不符合某一种类型的典型表现。

(一)支气管炎型

支气管炎型亦称发绀臃肿型(BB 型)。支气管病变较重,黏膜肿胀,黏液腺增生,肺气肿病变轻微。患者常有多年吸烟史及慢性咳嗽、咳痰史。肥胖、发绀、颈静脉怒张、下肢浮肿,两肺底闻及啰音。胸部 X 线检查示肺充血,肺纹理增粗,未见明显肺气肿征。肺功能检测示通气功能明显受损,气体分布不匀,功能残气及肺总量增加,弥散功能正常,动脉血氧分压降低,二氧化碳分压升高,血细胞比容增高,易发展为呼吸衰竭和(或)右心衰竭。

(二)肺气肿型

肺气肿型亦称无绀喘息型(PP 型)。肺气肿较严重,但支气管病变不严重。多见于老年、体质消瘦、呼吸困难明显、无发绀者。患者常取特殊的姿态,如两肩高耸、双臂扶床、呼气时两颊鼓起和缩唇。胸部 X 线检查示两肺透明度增加。通气功能虽亦有损害,但不如支气管炎型那样严重,气体分布均匀,残气占肺总量比值增大,肺泡通气量正常甚至有通气过度,因此动脉血氧分压降低不明显,二氧化碳分压正常或降低。

三、治疗要点

(一)改善患者一般状况

肺气肿患者每因呼吸道感染而症状进一步加重,肺功能也更趋减损。因此提高机体抵抗力对防止感冒和下呼吸道感染至关重要,可采取耐寒锻炼、肌内注射核酪或卡介苗素等。

阻塞性肺气肿患者由于呼吸负荷加重,呼吸功能增加,能量消耗增高。但摄入由于气急、缺氧、右心衰竭或使用药物等原因不能相应增加甚至反而减低,因此常常合并营养不良。营养不良不仅损害肺功能和呼吸肌功能,也能削弱机体免疫机制。故应重视营养素的摄入,改善营养状况。全身运动,如步行、踏车、活动平板、广播操、太极拳等不仅增加肌肉活动度,而且也锻炼呼吸循环功能。

(二)呼吸训练

指导患者做深而慢的腹式呼吸和缩唇呼气。

1.腹式呼吸

肺气肿患者常呈浅速呼吸,呼吸效率差。指导患者做深而缓的腹式呼吸,使呼吸阻力减低,潮气量增大,无效腔通气比率减少,气体分布均匀,通气/血液比例失调改善。

2.缩唇呼气

肺气肿患者因肺泡弹性回缩力减低,小气道阻力增高,等压点向末梢小气道移动,呼气时小气道提早闭合,致使气体滞留在肺内,加重通气/血流比例失调。缩唇呼气增加气道外口段阻力,使等压点移向中央大气道,可防止气道过早闭合。

(三)呼吸肌锻炼

肺气肿患者因肺过度充气、营养不良和缺氧等因素,对呼吸肌产生不良影响。在肺部感染等情况下,呼吸负荷进一步加重,可引起呼吸肌疲劳,是呼吸衰竭的诱因之一。通过阻力呼吸或二氧化碳过度通气等锻炼,可改善呼吸肌功能。

(四)家庭氧疗

经过抗感染、祛痰和支气管解痉剂治疗,缓解期动脉血氧分压仍在 7.33 kPa (55 mmHg)以下者应进行家庭氧疗。对于那些继发性红细胞增多症或顽固性右心衰竭的肺气肿患者可适当放宽氧疗指征。氧疗可以改善患者症状,提高工作效率,增加活动强度,扩大活动范围。每天坚持 15 小时吸氧,效果比间断吸氧为好。为防止高浓度吸氧对通气的抑制作用,应采用低流量吸氧。

(五)其他

非创伤性机械通气的开展为阻塞性肺气肿患者家庭机械通气提供了条件。一般经鼻罩或口鼻罩或呼吸机连接,也可应用负压通气机。家庭间断机械通气可以使呼吸肌休息,缓解呼吸肌疲劳,改善呼吸肌功能。

四、护理措施

(一)病情观察

(1)观察患者生命体征,呼吸形态。

(2)观察患者咳痰的颜色、性状、黏稠度、气味及量的变化。

(3)观察患者脱水状况:皮肤饱满度、弹性、黏膜的干燥程度。

(二)护理要点

(1)协助患者取端坐位或半坐位,利于呼吸。

(2)鼓励患者咳嗽,指导患者正确咳嗽,促进排痰。痰液较多不易咳出时,遵医嘱使用祛痰剂或超声雾化吸入,必要时吸痰。

(3)合理用氧,采用低流量给氧,流量为 $1\sim2$ L/min,吸入前湿化。

(4)遵医嘱给予抗感染治疗,有效地控制呼吸道感染。

(5)嘱患者多饮水,给予其高热量、高蛋白质、高维生素的流质、半流质软食,少量多餐,少吃产气食品,防止产气影响膈肌运动。

(6)护士应聆听患者的叙述,疏导其心理压力,必要时请心理医生协助诊治。

(7)按医嘱定期使用双水平气道正压通气(BiPAP)呼吸机:①使用前用通俗易懂的语言向患者介绍机器的性能,使用方法,使患者了解其优越性,安全性,必要性。②根据患者脸型选择密闭程度好的面罩,气囊充气后,以手感有弹性感为宜,用尼龙头带固定,密闭扣在口鼻区。③遵医嘱调节呼吸模式及参数。④调节面罩至松紧度适宜,鼻梁,颧骨处用纱布、海绵衬垫,连续使用者每 2 个小时放松 1 次,每次 $10\sim15$ 分钟。⑤严防鼻梁根部漏气,预防刺激性角膜炎,使用抗生素眼药水滴眼。⑥湿化气道,协助患者翻身,拍背,及时排痰,确保呼吸道通畅。⑦备好吸引器及抢救器材。

(8)呼吸训练:腹式呼吸(仰卧位,一手放在胸部,一手放在腹部,经口缓慢吸气,腹部升高顶住手,缩唇缓慢呼气,同时收缩腹部肌肉,并收腹)和缩唇呼吸。

(9)咳嗽的技巧:身体向前倾,采用缩唇式呼吸方法做几次深呼吸,最后 1 次深呼吸后,张嘴呼气期间用力咳嗽,同时顶住腹部肌肉。

(10)指导患者全身运动锻炼结合呼吸锻炼,可进行步行、骑自行车、气功、太极拳、家庭劳动等锻炼方式,锻炼时速度、距离根据患者身体状况决定。

(三)健康教育

(1)嘱患者首先戒除吸烟习惯。

(2)注意环境卫生,加强劳动保护,消除烟雾、粉尘和刺激性气体对呼吸道的影响。

(3)加强体育锻炼,提高身体耐寒抗病能力,在寒冷季节或气候骤变时,注意保暖,避免受凉。

(4)积极防治各种呼吸道疾病。

(5)对缓解期的患者,给予预防复发的治疗,如选用气管炎菌苗、核酸注射等。

(王 璐)

第六节 呼 吸 衰 竭

一、疾病概述

任何原因引起的呼吸功能严重损害,导致机体缺氧,伴有或不伴有二氧化碳潴留,从而发生一系列病理、生理变化和临床表现的综合,称为呼吸衰竭。

二、主要表现

除引起慢性呼吸衰竭的原发症状外,主要表现是缺氧和二氧化碳潴留所致的多脏器功能紊乱。

(一)呼吸困难

呼吸困难表现为频率、节律和幅度的改变。如中枢性呼吸衰竭呈潮式、间歇或抽泣样呼吸;慢性阻塞性肺疾病是由慢而深的呼吸转为浅而快呼吸,辅助呼吸肌活动加强,呈点头或提肩呼吸。中枢神经药物中毒表现为呼吸匀缓、昏睡;严重肺源性心脏病并发呼吸衰竭、二氧化碳麻醉时,则出现浅慢呼吸。

(二)发绀

发绀是缺氧的典型症状。当动脉血氧饱和度低于85%时,可在血流量较大的口唇、指甲出现发绀;另应注意红细胞增多者发绀更明显,贫血者则发绀不明显或不出现发绀;严重休克、末梢循环差的患者,即使动脉血氧分压尚正常,也可出现发绀。发绀还受皮肤色素及心功能的影响。

(三)精神、神经症状

急性呼吸衰竭患者的精神症状较慢性为明显,急性缺氧患者可出现精神错乱、狂躁、昏迷、抽搐等症状。慢性缺氧患者多有智力或定向功能障碍。二氧化碳潴留导致中枢抑制之前的兴奋症状,如失眠、烦躁、躁动,但此时切忌用镇静或安眠药,以免加重二氧化碳潴留,发生肺性脑病,表现为神志淡漠、肌肉震颤、间歇抽搐、昏睡,甚至昏迷等。

(四)血液循环系统症状

严重缺氧和二氧化碳潴留引起肺动脉高压,可发生右心衰竭,伴有体循环淤血体征。二氧化碳潴留使外周体表静脉充盈、皮肤红润、湿暖多汗、血压升高、心搏量增多而致脉搏洪大;因脑血管扩张,产生搏动性头痛。晚期由于严重缺氧、酸中毒引起心肌损害,出现周围循环衰竭、血压下降、心律失常、心跳停搏。

(五)消化和泌尿系统症状

严重呼吸衰竭对肝、肾功能都有影响,如谷丙转氨酶与非蛋白氮升高、蛋白尿、尿中出现红细胞和管型。常因胃肠道黏膜充血水肿、糜烂渗血,或应激性溃疡引起上消化道出血。以上这些症状均可随缺氧和二氧化碳潴留的纠正而消失。

三、治疗要点

(一)分型

呼吸衰竭按照动脉血气分析分为以下两型。

1. Ⅰ型呼吸衰竭

Ⅰ型呼吸衰竭即缺氧型呼吸衰竭,PaO_2小于8.0 kPa(60 mmHg),$PaCO_2$正常或降低,主要见于换气障碍疾病。

2. Ⅱ型呼吸衰竭

Ⅱ型呼吸衰竭即高碳酸呼吸衰竭,PaO_2小于8.0 kPa(60 mmHg),$PaCO_2$大于6.7 kPa(50 mmHg),系肺泡通气不足所致。

(二)治疗

治疗包括:①保持呼吸道通畅;②氧疗;③增加通气量,减少二氧化碳潴留;④纠正酸碱失衡和电解质紊乱;⑤抗感染治疗;⑥防治消化道出血;⑦病因治疗。

四、护理措施

(一)病情观察

(1)观察患者神志、血压、呼吸、脉搏、体温、皮肤色泽等。

(2)观察患者有无肺性脑病症状及休克。

(3)观察患者尿量及粪便颜色,有无上消化道出血。

(4)观察各类药物作用和不良反应(尤其是呼吸兴奋剂)。

(5)观察动脉血气分析和各项化验指数变化。

(二)护理要点

(1)饮食护理:鼓励患者多进高蛋白、高维生素食物。

(2)保持呼吸道通畅:①鼓励患者咳嗽、咳痰,更换体位和多饮水;②危重患者每2~3小时翻身拍背1次,帮助其排痰,如建立人工气道患者,应加强气道管理,必要时行机械吸痰;③神志清醒者可做雾化吸入,每天2~3次,每次10~20分钟。

(3)合理用氧:对Ⅱ型呼吸衰竭患者应给予低浓度(25%~29%)、低流量(1~2 L/min)鼻导管持续吸氧。如配合使用呼吸机和呼吸中枢兴奋剂可稍提高给氧浓度。

(4)危重患者或使用机械通气者应做好特护记录,并保持床单位平整、干燥,预防发生压疮。

(5)使用鼻罩或口鼻面罩加压辅助机械通气者,应做好该项护理有关事项。

(6)病情危重、建立人工气道(气管插管或气管切开)者应按人工气道护理要求。

(7)建立人工气道接呼吸机进行机械通气时应按机械通气护理要求。

(8)用药护理:①遵医嘱选择有效的抗生素控制呼吸道感染。②遵医嘱使用呼吸兴奋剂,必须保持呼吸道通畅;注意观察用药后反应,以防药物过量;对烦躁不安、夜间失眠患者,慎用镇静剂,以防引起呼吸抑制。

(三)健康教育

(1)教会患者做缩唇腹式呼吸,以改善通气。

（2）鼓励患者适当参与家务活动,尽可能下床活动。

（3）预防上呼吸道感染,保暖,季节交换和流感季节少外出,少去公共场所。

（4）劝告患者戒烟,如有感冒尽量就医,避免感染加重。

（5）严格控制陪客和家属探望。

（李丽琴）

第七节 高 血 压

一、疾病概述

高血压是老年常见病,其患病率随年龄增长而增长。西医已证明,心、脑血管病是老年人主要的致死、致残原因,两者均与高血压有密切关系。因此,控制、治疗老年高血压对于增进健康,延长寿命至关重要。其发病原因与遗传、饮食、职业、环境、吸烟、肥胖程度有关。

2011 年美国心脏病学院基金会(ACCF)发布的老年高血压专家共识及 2010 年我国发布的《中国高血压发布防治指南》中已明确将老年人年龄定义为 65 岁及以上,其与一般成人的高血压诊断标准相同,即持续 3 次以上(非同日)收缩压大于等于 18.7 kPa(140 mmHg)和(或)舒张压大于等于 12.0 kPa(90 mmHg)。若收缩压大于等于 18.7 kPa(140 mmHg)、舒张压小于12.0 kPa(90 mmHg),则定义为老年单纯收缩期高血压(ISH)。

老年高血压中,除一部分是从老年前期的舒张期高血压演变而来,大部分是由于血管内膜和中层变厚,大动脉弹性减退导致的。这些改变可使收缩压增高,舒张压减低,脉压增大。老年性高血压有以下特点:①收缩压升高为主;②血压波动较大;③容易有直立性低血压,尤其是在降压治疗过程中;④容易发生心力衰竭。

二、主要表现

(一)症状

高血压起病隐匿,病程长,可有头晕、头痛、颈项部板紧感、耳鸣、眼花、健忘、注意力不集中、失眠、烦闷、乏力、四肢麻木、心悸等症状。这些症状并非都是由高血压直接引起,无临床特异性。此外,尚可出现身体不同部位的反复出血,如眼结膜下出血、鼻出血等。约 1/5 患者无症状,仅在测量血压时或发生心脑肾并发症时才被发现。

(二)体征

患者血压随季节、昼夜、情绪等因素有较大波动。冬季白昼血压较高,夜间较低,清晨起床活动后血压迅速升高,形成清晨高峰期。患者在家中的自测血压值往往低于诊所血压值。听诊主动脉瓣区第二心音亢进,收缩期有杂音,收缩早期有喀喇音,少数患者可在颈部或腹部听到血管杂音。

(三)恶化或急性型高血压

少数患者急骤发病,舒张压多持续在 17.3～18.7 kPa(130～140 mmHg)或更高。头痛等症状明显,可伴有视物模糊、眼底出血、视盘水肿、肾损害等,病情严重,进展迅速,如不及时治疗,常于数月至 1～2 年内出现严重的脑、心、肾损害,发生脑血管意外、心力衰竭和尿毒症。最后多因尿毒症而死亡,但也可死于脑血管意外或心力衰竭。病理上以肾小动脉纤维样坏死为特征。发病机制不明,部分患者继发于严重肾动脉狭窄。

三、治疗要点

(一)非药物治疗

非药物治疗是治疗高血压的重要方法。它适用于初发高血压而又无明显症状的老年人,患者血压略高于临界水平。

(1)饮食治疗:限制钠盐的摄入,增加钙、钾、镁的摄入,可使大多数轻度高血压,早期高血压患者的血压降至正常。富含钙、钾、镁的食物有蔬菜、水果、奶制品、豆制品、海产品、木耳、香菇、瘦肉等。

(2)纠正不良生活方式,避免精神刺激,保持良好的心理状态,劳逸结合,保证充足的睡眠。

(3)适当参加体育锻炼,从事力所能及的体力劳动。

(4)控制体重,适度减肥。

(5)正规治疗与高血压有关的疾病,如高脂血症、糖尿病、肾病等。

(二)药物治疗

1.药物分类

目前,高血压药物可分为五大类。

(1)钙离子拮抗剂:较常用硝基地辛、硫草氨酮、氨氯地平等。

(2)血管紧张素转换酶抑制剂:卡托普利、依那普利等。

(3)利尿剂:氢氯噻嗪、呋塞米、螺内酯等。

(4)β受体阻滞剂:普萘洛尔、阿替洛尔、美托洛尔等。

(5)α₁受体阻滞剂:哌唑嗪、特拉唑嗪等。

2.使用降压药应遵循的原则

(1)治疗初期应从小剂量开始,治疗效果不显著时,逐步加大剂量。应以最小的剂量达到治疗的目的,达到高效后应用合理剂量维持治疗。

(2)有条件者,应监测24小时血压动态变化,测得血压的高峰时刻,在血压高峰出现前半小时至1小时服用药物。

(3)老年人最好用一日仅服一次的长效、缓释降压药。

四、护理措施

(一)病情观察

(1)密切观察患者生命体征,定时测量血压并做好记录,尽量做到同一人、同一血压计、同一体位测量,以保证所测数量的准确性,并注意每次测血压前应保持患者处于安静状态。

(2)观察并督促患者按时服药,并注意药物的不良反应。

(3)注意观察有无其他脏器损伤的征象,如心绞痛、头晕、黑矇、恶心呕吐、视力模糊、尿量减少、心悸气短等。

(二)护理要点

(1)做好一般护理,保持患者有一个安静舒适的环境,避免一切不必要的精神刺激,保证患者有充足的睡眠时间。

229

(2)指导患者做适量的运动,避免突然剧烈活动,防止摔倒。

(3)给予清淡、低盐饮食,保证足够入量,保持大便通畅。

(4)发生高血压时的护理:①加强监测,密切观察患者病情变化,特别是神志的变化;②保护患者安全,防止坠床,开放静脉通道,以便及时给药;③如有恶心呕吐,应将头偏向一侧,防止误吸;④当患者出现胸闷等心力衰竭症状时,应及时抬高床头,给予吸氧;⑤血压较高时,不要使血压下降幅度过大,下降速度过快,否则可导致心、脑、肾供血不足而加重损害或出现意外。不要在临睡前服降压药,以免夜间血压过低而发生不测;⑥不要自行减少用药剂量或停药,否则致血压"反跳"而出现心、脑、肾的急危症状,后果严重;⑦服药期间注意观察血压变化,自行测血压可一日数次,及时与医生联系,以便调整用药。

(三)健康教育

(1)要广泛宣教有关高血压的知识,合理安排生活,注意劳逸结合,定期测量血压。

(2)向患者或家属说明高血压需坚持长期规则治疗和保健护理的重要性,保持血压接近正常水平,防止对脏器的进一步损害。

(3)提高患者的社会适应能力,维持心理平衡,避免各种不良刺激的影响。

(4)注意饮食控制与调节,减少钠盐、动物脂肪的摄入,忌烟、酒。

(5)保持大便通畅,必要时服用缓泻剂。

(6)适当参与运动。

(7)定期随访,血压持续升高或出现头晕、头痛、恶心等症状时,应及时就医。

(李丽琴)

第八节　心律失常

一、室性期前收缩

(一)疾病概述

室性期前收缩是一种常见的心律失常,在老年人中也最为常见。室性期前收缩可发生于健康人,与精神、疲劳、情绪、吸烟、饮酒有关,故属生理性期前收缩。但各种心脏病,如冠心病、风湿性心脏病、心肌炎、心肌病、二尖瓣脱垂常可引起室性期前收缩,故属病理性期前收缩。

(二)主要表现

患者可感心悸不适,如发生频繁或连续出现时可出现乏力、心绞痛、胸闷憋气等症状,并可有心脏漏跳感,听诊时呈心律不齐。

(三)治疗要点

(1)先单独用药,然后联合用药。

(2)以最小的剂量取得满意的治疗效果。

(3)先考虑降低危险性,再考虑缓解症状。

(4)充分注意药物的不良反应及致心律失常的作用。

(四)护理措施

1.病情观察

(1)心律:当心电图或心电示波监护中发现以下任何一种心律失常时,应及时与医生联系,并准备急救处理。①频发室性期前收缩(每分钟5次以上)或室性期前收缩呈二联律。②连续出现2个以上多源性室性期前收缩或反复发作的短阵室上性心动过速。③室性期前收缩落在前一搏动的T波之上。④心室颤动或不同程度房室传导阻滞。

(2)心率:当听心率、测脉搏1分钟以上,发现心音、脉搏消失,心率低于每分钟40次或心率大于每分钟160次的情况时,应及时报告医生并做出及时处理。

(3)血压:如患者血压低于10.6 kPa(79.5 mmHg),脉压小于2.6 kPa(19.5 mmHg),面色苍白,脉搏细速,出冷汗,神志不清,四肢厥冷,尿量减少,应立即进行抗休克处理。

(4)阿-斯综合征:患者意识丧失,昏迷或抽搐,此时大动脉搏动消失,心音消失,测不到血压,呼吸停止或发绀,瞳孔放大。

(5)心脏骤停:患者突然意识丧失、昏迷或抽搐,此时大动脉搏动消失,心音消失,血压为0,呼吸停止或发绀,瞳孔放大。

2.护理要点

(1)休息:对于偶发、无器质性心脏病的心律失常,不需卧床休息,注意劳逸结合;对有血流动力学改变的轻度心律失常,应适当休息,避免劳累。严重心律失常者应卧床休息,直至病情好转后再逐渐起床活动。

(2)饮食:宜给予高维生素、易消化饮食,少量多餐,避免刺激;还应限制钠盐食物。

(3)心理护理:护理人员应保持良好工作情绪,关心、体贴、鼓励患者,做好充分的解释、安慰工作,避免谈论任何使患者烦恼、激动的事,协助患者克服各种不利于疾病治疗的生活习惯和嗜好。

(4)药疗护理:根据不同抗心律失常药物的作用及不良反应,给予相应的护理,如利多卡因可致头晕、嗜睡、视力模糊、抽搐和呼吸抑制,因此静脉注射累积不宜超过300 mg/2h;苯妥英钠可引起皮疹、白细胞减少,故用药期间应定期复查白细胞计数;普罗帕酮易致恶心、口干、头痛等,故宜饭后服用;奎尼丁可出现神经系统方面改变,同时可致血压下降、QRS增宽、QT延长,故给药时须定期测心电图、血压、心率,若血压下降,心率慢或不规则应暂时停药。

3.健康教育

(1)积极治疗各种器质性心脏病,调整自主神经功能失调。

(2)避免情绪波动,戒烟、酒,不宜饮浓茶、咖啡。

(3)坚持服药,不得随意增减或中断治疗。

(4)加强锻炼,预防感染。

(5)定期随访,检测心电图,随时调整治疗方案。

(6)安装人工心脏起搏器的患者应随身携带诊断卡和异丙肾上腺素或阿托品药物。

二、心房颤动

(一)疾病概述

心房颤动简称房颤,是一种十分常见的心律失常,其发生率随年龄的增长而增加。阵发性房颤可见于正常人,在情绪波动、手术后、运动或急性酒精中毒时发生,但绝大多数见于器质性心脏病,如风湿性心脏病、冠心病、心肌病,还常见于甲状腺功能亢进、洋地黄中毒等。

(二)主要表现

心房颤动的症状受心室率快慢的影响。心室率 60～80 次/分的患者可无明显症状或仅有易疲劳、乏力感;心率超过 100 次/分时,患者感到心悸、气短、胸闷、头昏等,也可诱发心绞痛、心力衰竭,并出现相应的症状。听诊时可发现心室率绝对不齐,心音强弱不等,呈短绌脉。

(三)治疗要点

(1)对原发病要积极正规治疗,如治疗冠心病、高血压、肺源性心脏病、风湿性心脏病、甲状腺功能亢进症等。

(2)阵发性房颤发作时,患者要保持冷静、安静休息,必要时服用小剂量镇静剂。有的很快可恢复窦性心律。如果心率快、发作时间长,应及时就医。

(3)慢性持续性房颤者,在医生指导下服用洋地黄维持治疗,控制休息状态下心率在 60～70 次/分,同时遵医嘱服用阿司匹林,防止心房内血栓形成。

(四)护理措施

(1)一般心律失常者无症状或仅有轻微症状,应做好患者的心理治疗,帮助患者解除思想顾虑,教会患者合理安排生活节律,正确用药。

(2)按医嘱给予抗心律失常药物,密切观察药物有可能出现的不良反应。静脉给药时严格控制给药速度及总量,用药过程中出现新的心律失常应及时处理。

(3)对严重心律失常者,应认真严格对待:①嘱患者卧床休息,减少一切不必要的体力及精神负担,稳定患者情绪,做好基础护理;②出现心、脑供氧不足者,应及时给予吸氧,最好采用面罩给氧;③严格心电、血压、呼吸、血氧饱和度的监测;④开放静脉通路,保证抢救用药时有通畅的给药通路;⑤准备好抢救药品,特别是抗心律失常药物,如胺碘酮、利多卡因、溴卞胺、苯妥英钠等;⑥所有抢救器材保持备战状态,如除颤器、临时起搏器、气管插管、喉镜等;⑦如突发心室颤动,患者出现抽搐或意识丧失时,应立即电除颤或心外按摩、气管插管,以争取抢救时间。

(4)健康教育:①一般生理性心律失常无特殊危险性,应注意劳逸结合,生活规律化,避免过分激动,适当参加体育锻炼,平衡心态,无须服用过多的药物治疗;②注意生活方式,戒烟,限酒,避免刺激性食物及饮料,如浓茶、咖啡等;③对原发病要积极正规治疗,如冠心病、高血压、肺源性心脏病、风湿性心脏病、甲状腺功能亢进等;④心律失常患者家庭康复期要在医生指导下服药,不可随意增减,并了解可能出现的不良反应及自我处理方法,患者要学会自己测量脉搏,心率过慢时应先停药,并立即到医院复查;⑤患者家中应备有必要的急救药品及正确使用方法说明,患者亲属应掌握如何进行最简单的心肺复苏。

(李丽琴)

第九节　心　绞　痛

一、疾病概述

心绞痛是老年人的常见疾病,是以由冠状动脉供血不足,心肌急剧和暂时的缺血与缺氧而致的阵发性前胸压榨感或疼痛为特点的临床症候,常由劳累或情绪激动诱发,持续数分钟,经休息或使用硝酸酯制剂后完全缓解。

二、主要表现

心绞痛是患者自觉症状,典型病史诊断率达90%。因此,仔细询问病史是诊断心绞痛的主要手段,任何实验室检查均不能替代。心绞痛症状包括以下5个方面。

(一)疼痛部位

典型部位位于胸骨后或左胸前区,每次发作部位相对固定,有手掌大小范围,甚至横贯全胸,界限不很清楚,可放射至左肩、左臂内侧,达无名指和小指,或放射至咽、牙龈、下颌、面颊。

(二)疼痛性质

疼痛为一种钝痛,常为压迫、发闷、紧缩、烧灼等不适感,重症发作时常伴出汗。

(三)诱因

劳力性心绞痛发生在劳力时或情绪激动时,饱餐、排便均可诱发;卧位心绞痛常在平卧后1~3小时内发生,严重者平卧数十分钟发生;自发心绞痛发作常无诱因;变异心绞痛常在午间或凌晨睡眠中定时发作。

(四)持续时间

心绞痛一般持续3~5分钟,重度可达10~15分钟,极少数超过30分钟,超过者需与心肌梗死鉴别。

(五)缓解方式

劳力性心绞痛发作时,被迫停止动作或自行停止活动数分钟即可完全缓解;或舌下含硝酸甘油1~3分钟即完全缓解,一般不超过5分钟;卧位心绞痛需立即坐起或站立才可逐渐缓解。

三、治疗要点

心绞痛的治疗原则是降低心肌耗氧量、增加心肌供血、改善侧支循环。

(一)纠正冠心病易患因素

治疗高血压、高血脂、糖尿病、戒烟、减轻体重等;纠正贫血、甲状腺功能亢进症、心力衰竭等增加心肌氧耗的因素。

(二)调整生活方式

减轻或避免心肌缺血的发生。对于心绞痛患者,应养成良好的生活习惯,消除各种诱发因素,如避免劳累、情绪激动、饱餐、寒冷、大量吸烟等。

(三)药物治疗

1.硝酸酯类

硝酸酯类为重要的抗心绞痛药物。硝酸酯类药物系静脉和动脉扩张剂,在低剂量下以静脉扩张为主,大剂量时同时扩张动、静脉。

2.β受体阻滞剂

β受体阻滞剂治疗心绞痛的机制是通过降低心率、心肌收缩力和心室壁张力而使心肌耗氧量降低,故适用于劳力性心绞痛。

3.钙离子拮抗剂

(1)阻滞钙离子细胞内流,使心肌收缩力降低,血管扩张。

(2)解除冠状动脉痉挛。

(3)减慢心率。

(4)对抗缺血引起的心肌细胞内钙超负荷。

4.抗血小板药物

常用抗血小板药物为阿司匹林 50～150 mg,每天一次;双嘧达莫 25 mg,每天三次。

(四)手术和介入治疗

对于心绞痛患者,待临床症状得到控制以后,有条件者应行冠脉造影检查,根据造影结果,视病变的范围、程度、特点,选择行冠状动脉腔内成形术(PTCA)或冠状动脉搭桥术。

四、护理措施

(一)病情观察

(1)症状观察。①部位:常见于胸骨中段或上段之后,其次为心前区,可放射至颈、咽部,左肩与左臂内侧,直至环指和小指。②性质:突然发作的胸痛,常呈压榨、紧闷、窒息感,常迫使患者停止原有动作。③持续时间:多在 1～5 分钟内,很少超过 15 分钟。④诱因因素:疼痛多发生于体力劳动、情绪激动、饱餐、受寒等情况下。⑤缓解方式:休息或含服硝酸甘油后几分钟内缓解。

(2)体征:发作时患者面色苍白、冷汗、气短或有濒死恐惧感,有时可出现血压波动或心律、心率的改变。

(3)密切观察脉搏、血压、呼吸的变化情况;密切观察疼痛的部位、性质、范围、放射性、持续时间、诱因及缓解方式,以利于及时正确地判断、处理。在有条件的情况下,应进行心电监护,无条件时,应对心绞痛发作者定期检测心电图,观察其改变。

(二)护理要点

(1)患者心绞痛发作时主要表现为疼痛,应即刻给予休息、停止活动、舌下含服硝酸甘油,必要时给予适量镇静剂,如地西泮等,发作期可给予吸氧。

(2)饮食:给予高维生素、低热量、低动物脂肪、低胆固醇、适量蛋白质、易消化的清淡饮食,少量多餐,避免过饱及刺激性食物与饮料,禁烟酒,多吃蔬菜、水果。

(3)保持大便通畅。

(4)心理护理:护理人员应关心、体贴、鼓励患者,做好充分的解释、安慰工作。

(三)健康教育

(1)指导患者合理安排工作和生活,急性发作期间应就地休息,缓解期注意劳逸结合。

(2)消除紧张、焦虑、恐惧情绪,避免各种诱发因素。

(3)指导患者正确使用心绞痛发作期及预防心绞痛的药物。

(4)宣传饮食保健的重要性,让患者主动配合。

(5)嘱患者定期复查。

(李丽琴)

第十节　急性心肌梗死

一、疾病概述

急性心肌梗死是冠心病四种类型中最严重的一种,也是危害老年人最严重的疾病之一,由于冠状动脉分支完全梗死,引起心肌坏死。本病多发生于安静状态或夜间睡眠时,尽管其发作突然,但它在发作之前大多有些征兆,如原来没有心绞痛者,突然发作心绞痛,或者原来有心绞痛发作者,发作越加频繁,时间延长,服硝酸甘油效果不佳甚至无效,或者原来有高血压者,心绞痛发作时血压反而下降,并出现晕厥等情况,此时均应警惕急性心肌梗死的发生。

二、主要表现

(一)先兆

据统计,15%～65%的患者有各种先兆症状,表现为发作性肌无力,以四肢最为明显,或乏力、体力下降、消化不良、呕吐等,或由稳定型心绞痛突然演变为恶性心绞痛,或临床表现为梗死前心绞痛,均提示心肌梗死随时可能发生。

(二)疼痛

最常见的是原有的稳定型心绞痛变为不稳定型,或继往无心绞痛,突然出现长时间心绞痛。典型的心肌梗死症状包括突然发作剧烈持久的胸骨后压榨性疼痛,休息和含硝酸甘油不能缓解,常伴烦躁不安、出汗、恐惧或濒死感;少数患者无疼痛,一开始即表现为休克或急性心力衰竭。

(三)胃肠症状

部分患者的疼痛位于上腹部,被误认为胃穿孔、急性胰腺炎等急腹症,脑卒中样发作可见于年龄大的患者。

(四)全身症状

全身症状包括发热、白细胞计数增高、血沉增快;胃肠道症状多见于下壁梗死患者;心律失常见于75%～95%患者,发生在起病的1～2周内,而以24小时内多见,前壁心肌梗死易发生室性心律失常,下壁心肌梗死易发生房室传导阻滞;心力衰竭主要是急性左心衰竭,在起病的最初几小时内发生,发生率为32%～48%,表现为呼吸困难、咳嗽、发绀、烦躁等。

(五)体征

心界可轻到中度增大,心率增快或减慢,心音减弱,可出现第四心音或第三心音,10%～20%患者在发病2～3天出现心尖部收缩期杂音,提示乳头肌功能不全,但要除外室间隔穿孔,此时常伴有心包摩擦音,若合并心衰与休克会出现相应体征。

三、治疗要点

及早发现,及早住院,并加强入院前就地处理。治疗原则为挽救濒死的心肌,缩小梗死面积,保护心脏功能,及时处理各种并发症。

(一)监护和一般治疗

急性期绝对卧床1～3天;吸氧;持续心电监护观察心率、心律变化,以及血压、呼吸,监护3～5天;对于低血压和休克患者必要时监测肺毛楔入压和静脉压;低盐、低脂、少量多餐、保持大便通畅,1周下床活动,2周在走廊内活动,3周出院,严重者适当延长卧床与住院时间。

(二)镇静止痛

用吗啡或哌替啶肌内注射,4～6小时可重复一次。烦躁不安者用哌替啶和异丙嗪肌内注射或静脉注射。

(三)调整血容量

入院后尽快建立静脉通道,前3天缓慢补液,注意出入平衡。

(四)溶栓治疗

溶栓治疗可缩小梗死面积,可使血运重建,心肌再灌注。发病 6 小时内有持续胸痛,ST 段抬高,且无溶栓禁忌证者,可选用尿激酶或链激酶加入 0.9％氯化钠溶液中,30 分钟内滴入,继而用肝素抗凝治疗 3～5 天。

(五)抗心律失常

利多卡因预防性用于易产生心室颤动、发病 6 小时内的初发年轻患者。

(六)急性心肌梗死二期预防

出院前利用 24 小时动态心电监测、超声心动图、放射性同位素运动试验,发现有症状或无症状性心肌缺血和严重心律失常,了解心功能,从而估计预后,决定并实行冠状动脉造影、经皮腔内冠状动脉成形术或冠状动脉搭桥术,以预防再梗死或猝死。

四、护理措施

(一)病情观察

1.急性心肌梗死的早期发现

(1)突然发作严重的心绞痛或原有心绞痛程度加重,发作频繁,时间延长或含服硝酸甘油无效并伴有胃肠道症状者,应立即通知医生,并加以严密观察。

(2)心电图检查见 ST 段一时性上升或明显下降,T 波倒置或增高。

2.三大并发症观察

(1)心律失常:室性期前收缩,即期前收缩出现在前一心搏的 T 波上;频发室性期前收缩,每分钟超过 5 次;多源性室性期前收缩或室性期前收缩呈二联律。以上情况有可能发展为室性心动过速或心室颤动,必须及时给予处理。

(2)心源性休克:患者早期可以出现烦躁不安,呼吸加快,脉搏细速,皮肤湿冷,继之血压下降、脉压变小。

(3)心力衰竭:心衰早期患者突然出现呼吸困难、咳嗽、心率加快、舒张早期奔马律,严重时可出现急性肺水肿,易发展为心源性休克。

(二)护理要点

(1)疼痛患者绝对卧床休息,注意保暖,并遵医嘱给予解除疼痛的药物,如硝酸异山梨酯,严重者可选用吗啡等。

(2)应将心源性休克患者头部及下肢分别抬高 30°～40°,高流量吸氧,密切观察生命体征、神志、尿量,必要时留置导尿管观察每小时尿量,保证静脉输液通畅,有条件者可通过中心静脉或肺动脉楔压进行监测。应做好患者的皮肤护理、口腔护理、按时翻身,预防肺炎等并发症,做好 24 小时监测记录。

(3)密切观察患者生命体征的变化,预防并发症,如乳头肌功能失调或断裂、心脏破裂、室壁瘤、栓塞等。

(三)健康教育

(1)积极治疗高血压、高脂血症、糖尿病等疾病。

(2)合理调整饮食,适当控制进食量,禁忌刺激性食物及烟、酒,少吃动物脂肪及胆固醇较高的食物。

(3)避免各种诱发因素,如紧张、劳累、情绪激动、便秘、感染等。

(4)注意劳逸结合,当病程进入康复期后可适当进行康复锻炼,锻炼过程中应注意观察有否胸痛、呼吸困难、脉搏增快,甚至心律、血压及心电图的改变,一旦出现应停止活动,并及时就诊。

(5)按医嘱服药,随身常备硝酸甘油等扩张冠状动脉的药物,并定期门诊、随访。

(6)指导患者及家属,当病情突然变化时应采取简易应急措施。

(李丽琴)

第十一节　肺源性心脏病

一、疾病概述

肺源性心脏病是老年常见病。慢性支气管炎反复发作,支气管黏膜充血、水肿,大量黏液性渗出物阻塞小气道,气道不通畅,造成肺泡间隔断裂,影响气体交换功能,就会出现肺气肿。由于支气管炎不断发作,甚至引起支气管周围炎和肺炎,炎症波及附近的肺动脉和支气管动脉,致使这些动脉的管壁增厚、管腔狭窄,就会引起肺动脉压力增高,进而引起右心室和右心房肥大,发展成为阻塞性肺气肿,最后导致肺源性心脏病。支气管炎、肺气肿、肺源性心脏病,这就是本病演变的 3 个阶段。

二、主要表现

(一)原有肺部疾病的表现

患者有长期的咳嗽、咳痰、气促和哮喘等症状和肺气肿体征,如桶状胸,肺部叩诊呈高清音,肺下界下移。听诊呼吸音减弱或有干湿性啰音,心浊音界不易叩出,心音遥远,某些患者可伴有杵状指。

(二)心脏受累的表现

肺部疾病累及心脏的过程是逐渐的、长期的,早期仅为疲劳后感到心悸气短,以及肺动脉高压及右心室肥大,如肺动脉第二心音亢进,剑突下有较明显的心脏搏动。叩诊可能肺动脉及心浊音界扩大,但多数患者因伴有肺气肿而不易查出,随病程进展逐渐出现心悸,气急加重,或有发绀。后期可出现右心衰竭的表现,如颈静脉怒张、肝大和压痛、下肢浮肿、腹水。心悸发作的频率增加,可有相对性二尖瓣关闭不全,在三尖瓣区或剑突下可闻及收缩期吹风样杂音,或心前区奔马律。

(三)呼吸衰竭的表现

病变后期如继发感染,往往出现严重的呼吸困难,咳喘加重,白黏痰增多或吐黄绿色脓痰,发绀明显,头痛,有时烦躁不安,有时神志模糊,或嗜睡,或谵语,四肢肌肉抖动,即所谓"肺性脑病";其原因是血氧减少,二氧化碳潴留中毒,酸碱平衡失调,电解质紊乱及脑组织 pH 值下降等一系列内环境紊乱。

三、治疗要点

(一)基础疾病和发病诱因的治疗

在治疗肺实质性疾病引起的肺源性心脏病时,应积极有效地控制感染。根据临床表现、痰细菌培养及药物敏感试验结果,合理选用抗生素。感染细菌不明确时应使用兼顾球菌和杆菌的抗菌药物。保持呼吸道通畅,鼓励患者咳痰,气道局部湿化或用祛痰药排痰,应用支气管扩张药,包括 β 受体激动药、茶碱及抗胆碱药物等。合理实施氧疗,合并呼吸衰竭伴中度以上二氧化碳潴留的患者宜用持续性控制性给氧,以达到既能将血氧含量提高到生命安全水平,又能避免二氧化碳过度升高抑制呼吸的目的。氧流量通常控制在 0.8～1.5 L/min,使氧分压控制在 6.65～8.0 kPa(50～60 mmHg);往往病情愈重,氧流量控制愈严格。若在前述治疗过程中神志状态恶化,呼吸明显抑制,咳嗽反射减弱,二氧化碳分压超过 9.3～10.6 kPa(70～80 mmHg)时,可试用呼吸兴奋药,研究者对其效果尚有不同的看法。常用药物按疗效排序依次为多沙普仑、香草酸二乙胺、氨苯噻唑、巴豆丙酰胺及尼可刹米。重症呼吸衰竭患者经保守治疗 12～24 小时无效时,应及时实施机械通气治疗。经鼻腔插管相比于经口腔或气管切开有更多的优点,已被普遍应用。在治疗肺血管病引起的肺源性心脏病时,对肺血栓形成或栓塞患者宜应用口服抗凝药(如华法林)或肺动脉血栓摘除术治疗;活动性肺血管炎需抗炎或服用肾上腺皮质激素。

(二)肺动脉高压的降压治疗

降低肺动脉压为辅助治疗手段,常用的血管扩张药有钙离子拮抗剂(硝苯地平)、肼屈嗪、肾上腺能受体阻断药(酚苄明、酚妥拉明、妥拉唑林、哌唑嗪)、硝酸盐制剂及血管紧张素转换酶抑制剂(后者只用于缺氧性肺源性心脏病)。血管扩张药可产生某些不良反应,特别在重症患者,可引起低血压、低氧加重、矛盾性肺动脉压升高,甚至猝死,因此,应在密切监护下使用。

(三)心力衰竭的治疗

该病与一般心力衰竭的治疗基本相同,可慎用地高辛,使用利尿药、血管扩张药和血管紧张素转换酶抑制剂(卡托普利、依那普利)等。当并存有重度呼吸衰竭时,应侧重于使呼吸通畅,注意防止过度利尿引起排痰困难。

(四)稳定期的康复治疗

康复治疗的目的是稳定患者情绪,逆转患者的心理和病理状态,并尽可能提高心肺功能和生活质量。常用的疗法如下。

1.教育

对患者及其家庭成员进行有关肺源性心脏病的卫生常识教育和医护指导,以调动战胜疾病的主动精神。

2.长期家庭氧疗

每天吸氧至少 15 小时以上,长期坚持,这不仅能降低肺动脉压力,增加心排血量,缓解症状,增强体质,改善预后,甚至可使增厚的肺血管改变逆转。

3.预防感冒、及时控制肺部感染

可用肺炎球菌疫苗和流感病毒疫苗预防肺内感染,也可试服黄芪或间歇注射核酸以提高机体的免疫功能。继发于病毒感染的呼吸道细菌感染以流感嗜血杆菌、肺炎链球菌及部分革兰氏阴性杆菌感染最为常见,因此,应及时选用对这些细菌比较敏感的抗生素进行治疗。

4.改善心肺功能

改善心肺功能常用的药物有肾上腺能受体激动药和茶碱类药物,部分患者可试用皮质激素,其他尚有气功疗法、呼吸治疗及物理治疗等。

四、护理措施

(一)心理护理

患者因长期患病,对治疗失去信心,护士应经常与患者谈心,解除对疾病的忧虑和恐惧,增强与疾病斗争的信心;同时要解决患者实际困难,使其安心治疗。

(二)生活护理

患者心肺功能代偿良好时,可让患者适当参加体能锻炼,但不易过度活动,还应注意休息。当患者出现呼吸困难、发绀、浮肿等症状,心肺功能失代偿时,应绝对卧床休息或取半坐卧位,抬高床头减轻呼吸困难,给低流量持续氧气吸入,生活上满足患者需求,做好生活护理,加强巡视病情。

(三)基础护理

病室保持整洁,光线充足,空气对流,温湿度适宜。对长期卧床患者,应预防压疮发生,保持皮肤清洁,每4小时按摩受压部位或给予气垫床,骨突部位给棉垫圈或气垫圈,每天早晚用温水擦洗臀部,经常为患者翻身,更换衣服。保证营养供给,做好口腔护理,防止口腔溃疡、细菌侵入,必要时用复方硼砂溶液漱口。减少院内感染,提高护理质量。

(四)饮食指导

肺源性心脏病是慢性疾病,应限制钠盐摄入,鼓励患者进高蛋白、高热量、多维生素饮食,同时忌辛辣刺激性食物,戒烟、酒,出汗多时应给予钾盐类食物,不能进食者可行静脉补液,速度不宜过快,以减轻心脏负担。

(五)控制感染

控制呼吸道感染是治疗肺源性心脏病的重要措施。应保持患者呼吸道通畅,可给予氧气吸入,痰多时可行雾化吸入,无力排痰者及时吸痰,协助患者翻身;按医嘱给予抗生素,注意给药方法和用药时间,输液时应现用现配,以免失去疗效;做好24小时出入量记录,对于全身浮肿患者,应压迫注射针眼处片刻,以防感染。用利尿剂时,需观察有无水电解质紊乱及给药效果。

(六)密切观察病情

要认真观察患者神志,是否发绀,注意体温、脉搏、呼吸、血压及心率变化,输液速度不宜过快,一般以20～30滴/分为宜,以减轻心脏负担。护士夜间加强巡视,因肺源性心脏病患者的死亡多发生在夜间。询问病情要详细,观察有无上消化道出血及肺性脑病的征象,警惕晚期合并弥散性血管内凝血,发现情况及时报告医生,所以护士在抢救肺源性心脏病患者中起着重要作用。

(七)健康教育

(1)严寒到来时,要及时增添衣服,尽量避免着凉,不能让自己有畏寒感,外出时更要注意保暖。因一旦受凉,支气管黏膜血管收缩,加之肺源性心脏病患者免疫功能低下,很容易引起病毒和细菌感染。一般先是上呼吸道,而后蔓延至下呼吸道,引起肺炎或支气管肺炎。此外,脚的保暖对肺源性心脏病患者也十分重要,不可忽视。

(2)患者应多参加一些户外活动,接触太阳光。天气晴朗时,早上可到空气新鲜处如公园或树林里散散步,做一些力所能及的运动,如打太极拳、做腹式呼吸运动,以锻炼膈肌功能,并要持之以恒。出了汗及时用干毛巾擦干,并及时更换内衣,研究结果表明,长期坚持力所能及的运动可提高机体免疫功能、改善肺功能。运动量以不产生气促或其他不适为前提。避免到空气污浊的地方去。

（3）保持室内空气流通：早上应打开窗户，以换进新鲜空气。在卧室里烧炭火或煤火（尤其是缺乏排气管时）对肺源性心脏病患者不利，应尽量避免。

（4）生活要有规律：每天几点钟起床，几点钟睡觉，何时进餐，何时大便，何时外出散步，都要有规律，中午最好睡午觉。心情要舒畅，家庭成员要和睦相处。肺源性心脏病患者由于长期受疾病折磨，难免火气大，应尽量克制，不要发脾气。

（5）吸烟者要彻底戒烟，甚至不要和吸烟者一起叙谈、下棋、玩牌等，因被动吸烟对肺源性心脏病患者同样有害。有痰要及时咳出，以保持气道清洁。

（6）要补充营养：肺源性心脏病患者多有营养障碍，消瘦者较多，但又往往食欲不好。原则上应少食多餐，还可适当服一些健胃或助消化药，不宜进食太咸的食品。

（7）肺源性心脏病并发下呼吸道感染的表现往往很不典型，发热、咳嗽等症状可能不明显，有时仅表现为气促加重、痰量增多或痰色变浓。应及时到医院就诊。

（8）不要自己滥用强心、利尿和普萘洛尔类药物。因用药不当可加重病情，甚至发生意外。

（9）有条件者可进行家庭氧疗，这对改善缺氧、提高生活质量和延长寿命都有所裨益。

（10）为提高机体免疫功能，在严寒到来之前可肌内注射卡介苗注射液，每次 1 mL，每周两次，共 3 个月。这样可减少感冒和上呼吸道感染发生。

（王林娟）

第十二节　心力衰竭

一、疾病概述

心力衰竭是由于心肌收缩力减弱，不能将静脉回流的血液等量地排入动脉，造成静脉系统淤血，动脉系统供血不足，全身重要器官如心、脑、肺、肾、肝、胃、肠等严重缺血和缺氧，而引起的一系列病象。心力衰竭按照发生及发展的速度可分为急性和慢性两大类。心力衰竭按涉及的部位不同可分为左心室衰竭、右心室衰竭和全心衰竭。其发病原因：一是心脏本身的疾病，如冠心病、高血压性心脏病、肺源性心脏病、风湿性心脏病、老年性心脏瓣膜病等；二是心脏以外的疾病，常见于甲状腺功能亢进症、贫血等。而老年人发生心力衰竭大多可找到诱因，多见于呼吸道感染、过度疲劳、心律失常、精神紧张、输液速度过快以及药物使用不当等。

二、主要表现

（一）左心衰竭

1.呼吸困难

呼吸困难为最早症状，开始多在劳累后出现，休息后可缓解。随着病情加重，呼吸困难可在轻微活动时，甚至在休息时出现，并可发生夜间阵发性呼吸困难，以此为典型的左心衰竭表现，严重者可出现端坐呼吸。但老年人有时已处于中度心力衰竭，还无明显呼吸困难症状，仅感觉重度疲劳。

2.咳嗽、咳痰、咯血

咳嗽常同时伴有呼吸困难，坐位时可稍有缓解，咳痰常为白色泡沫浆液性，严重时可在痰中带血丝或咳粉红色泡沫样痰。

3.其他

乏力,活动能力明显下降,头晕,失眠,尿少,心悸等。

(二)右心衰竭

右心衰竭主要为体循环淤血,表现为脏器淤血的症状,如上腹部胀满伴食欲缺乏、恶心、呕吐、尿少、浮肿。浮肿一般首先出现在身体的最低部位,如双下肢足、踝部,随病情加重,水肿可逐渐向上发展到双小腿、大腿、腰骶部,甚至全身。

(三)全心衰竭

心力衰竭早期常从单侧开始,一般多是先左心衰竭,而后波及右心,从而出现全心衰竭。

三、治疗要点

对老年人而言,要完全驱除导致心力衰竭的病因几乎是不可能的,但应争取积极措施防止心脏进一步受到损害。

(一)减轻心脏负荷

1.休息

解除体力疲劳及精神紧张,必要时给予镇静剂,严重者需卧床休息,病情好转后应及时鼓励患者早做适量活动。

2.饮食

控制钠的摄入,但对使用利尿剂的患者,应及时调整钠的摄入量。

3.利尿剂的应用

利尿剂可排出体内过多的水分及钠盐,减少循环血容量,减轻心脏的前负荷,如氢氯噻嗪、螺内酯。

4.血管扩张剂的应用

血管扩张剂通过扩张静脉及动脉,减轻心的前后负荷,如硝酸甘油、卡托普利、硝普钠等。

(二)加强心肌收缩力

洋地黄类药物可加强心肌收缩力,减慢心室率,增加排血量,但应注意洋地黄中毒反应,并及时处理。

(三)治疗及预防各种诱因

控制感染尤为重要,老年人肺部感染是导致心力衰竭发生及发展的重要因素,几乎绝大多数老年人都伴有肺部感染,合理选用抗生素非常重要。此外,老年人调节水、电解质平衡的能力下降,容易发生紊乱,尤其是长期或过量使用利尿剂时,因此,必须监控患者的出入量,保持平衡。

四、护理措施

(一)病情观察

(1)严密观察病情变化:注意呼吸困难的程度,呼吸节律、频率、湿度,有无发绀、咳嗽、咳痰症状的变化,注意痰量、性质,有无咯血或粉红色泡沫样痰。测量心率、心律、血压、体温是否正常。观察心衰的变化,水肿情况等。

(2)注意及时发现可能出现的药物不良反应或毒性反应,患者有无食欲减退、恶心、呕吐、头痛、黄绿视等。服药前先测心率,如心率低于 60 次/分,应停止服药。

(二)护理要点

(1)根据心衰程度,采取半卧位或高枕卧床休息。

(2)应及时给予精神紧张或过分焦虑的患者心理护理,令其安静休息,配合治疗,随时了解其心理状况,并及时给予疏导。

(3)给予持续或间断吸氧,最好用双侧鼻导管法或面罩法。

(4)严格记录出入量,准确测量体重。

(5)严格控制输液的速度,防止加重心衰。

(6)老年卧床患者,应注意继发感染的可能,尽量鼓励患者多翻身、咳嗽,必要时采取辅助方法帮助其排痰,适当在床上活动,做好口腔及外阴部的护理。

(三)健康教育

(1)患者及亲属都应了解低盐饮食的重要性,食用清淡、易消化食品,控制患者的摄入量。

(2)嘱患者如有不适,应立即到医院检查。

(王林娟)

第十三节　消化性溃疡

一、疾病概述

消化性溃疡主要指发生在胃和十二指肠的慢性溃疡,是老年人的一种常见病,但多发胃溃疡。其发病原因:①幽门螺杆菌感染是慢性胃窦炎的主要病因,老年人中幽门螺杆菌感染率非常高,幽门螺杆菌可破坏胃及十二指肠黏膜,引起十二指肠球炎,削弱黏膜抵抗力,从而引起溃疡。②老年人大多有各种慢性病,如冠心病、高血压、关节炎等,需要长期服用各种药物,如阿司匹林、利福平、保泰松和激素等,这些药物为胃黏膜的攻击因子。③老年人随年龄的增加,胃黏膜逐渐萎缩,腺体减少、黏液分泌减少,导致胃黏膜抵抗力下降。④遗传、应激和心理因素,长期大量吸烟都可促使消化性溃疡的发生。

二、主要表现

(一)消化性溃疡的特点

1.慢性过程

反复发作,一般少则几年,多则十余年,甚至几十年。

2.周期性反复发作

发作与缓解相互交替,即间隔数周到数月可复发。复发与以下因素有关:季节性消化性溃疡多于秋季和冬季发作,精神紧张,情绪波动,饮食不调或服用与溃疡发病有关的药物等。

3.节律性疼痛

胃溃疡的疼痛多位于剑突下正中或偏左,疼痛多在餐后1~2小时出现;十二指肠溃疡则位于上腹正中或偏右,疼痛在进食后可减轻或完全消失,故亦称饥饿痛或夜间痛。

（二）症状

上腹痛为消化性溃疡的主要症状,可为钝痛、灼痛或剧痛;也有部分人可无腹痛或症状不明显,即使有疼痛也失去节律性,表现有上腹部饱胀、嗳气、胃灼烧、恶心和食欲缺乏;一部分老年溃疡患者以黑便为主。

（三）体征

消化性溃疡发作时,于剑突下有一固定而局限的压痛点,缓解时无明显体征。

（四）并发症

消化性溃疡最常见的并发症是上消化道出血,其次有幽门梗阻、穿孔和胃溃疡癌变。老年人消化性溃疡出血的发病率和胃溃疡恶变的概率都高于青年人,而且死亡率高。

三、治疗要点

(1)服用抗酸剂:可首选氢氧化铝凝胶及硫糖铝,但肾功能减退的老年人应慎用。胃酸分泌高者可选用西咪替丁、雷尼替丁等。西咪替丁于进餐时服用疗效较好,但应服用至溃疡愈合。老年人长期服用西咪替丁可出现瘙痒、皮疹、血清转氨酶升高等不良反应。另外,质子泵抑制剂、奥美拉唑是强力制酸剂,效果较好。

(2)提高胃黏膜抵抗力,可使用铋剂或吉法酯。但长期使用铋剂对肾功能减退的老年人不利。

(3)定时进餐和进食易消化的食物对消化性溃疡的治疗至关重要。

(4)没有并发症的消化性溃疡绝大多数无须手术治疗。手术治疗的指征包括大出血、急性穿孔、器质性幽门狭窄、胃溃疡疑有癌变或其他方法不能鉴别是良性或恶性者。

四、护理措施

（一）休息

溃疡活动者或便潜血阳性患者应以卧床休息为主。溃疡恢复期可适当活动,不可过劳及紧张。

（二）饮食护理

老年患者进食要规律、定时、少量多餐。进食易消化食物,且食物需充分咀嚼,不食粗糙、辛辣等刺激性食物,可减轻胃黏膜负担,有利于溃疡恢复,每次进餐前漱口,以减少口腔细菌进入胃。

（三）药物护理

定时服药,抗酸药在餐后1小时服用,如硫糖铝、氢氧化铝,使药效延长。抗胆碱药在餐前1小时服用,抗分泌药多在饭后服用,且与抗酸药相隔1小时为宜,否则影响吸收。枸橼酸铋钾在早餐前半小时及睡前服用。总之,患者使用药物必须明确服用方法。老年人要关心不良反应,如便秘等。

（四）疼痛护理

患者上腹痛时可教给患者局部热敷、理疗、按摩等,分散其注意力。若十二指肠患者有明显饥饿痛或夜间痛,则可嘱患者进食饼干等食品或抗酸药物。

（五）病情观察

老年患者一般溃疡病症状表现不突出,但是并发症常为多见症状。如突然腹痛加重,发生穿孔;发生呕血、便血致休克等。

（六）健康教育

（1）老年人由于各器官发生退行性变,抗病能力减弱,应避免其诱发因素,进食应有规律,少食多餐,避免刺激性食物,如酒类、咖啡、辛辣油煎食物及产气较多的食物。如必须服用阿司匹林等刺激性很强的药物时,应同时服用胃黏膜保护剂,防止消化性溃疡复发和上消化道出血的发生。

（2）老年人生活要规律,避免过劳及精神紧张,季节变更时要注意保暖,必须戒烟,因为烟中尼古丁可损伤胃黏膜,使胃酸分泌增多,使胆汁易反流入胃。

（3）已溃疡者应按时服药,防止复发,发现上腹疼痛加重或大便颜色发黑时应及时就诊。

（王林娟）

第十四节　胃　　癌

一、疾病概述

胃癌是老年人最常见的癌症之一。我国是世界上胃癌发病率最高的国家之一,防治胃癌对提高老年人健康水平,改善其生活质量具有重要意义。其发病原因尚不清楚,但与下列因素有关。①食物:胃癌与多吃腌酸菜、咸鱼、咸肉和烟熏食物密切相关。②幽门螺杆菌感染可于若干年后诱发胃癌。③遗传因素。④癌前疾病:如慢性萎缩性胃炎、胃息肉、残胃和少数胃溃疡等。

二、主要表现

70%的胃癌早期无特异症状,甚至毫无症状。随着肿瘤的发展,影响胃的功能时才出现较明显的症状。

（一）症状

1.上腹部疼痛

上腹部疼痛是胃癌最常见的症状。初为上腹部不适,隐痛,后逐渐加重,多于饭后饱胀不适,隐痛、无间歇期,服制酸剂不能缓解。但位于幽门部的溃疡癌,其症状规律与消化性溃疡相似,但疼痛不易消失,多呈持续不能缓解。

2.食欲缺乏

患者近期内出现食量锐减、进行性消瘦、乏力、精神萎靡,这是一组常见而又不特异的胃癌症状。

3.恶心、呕吐、呕血和黑便

凡无胃病史的老年患者,一旦出现黑便,必须警惕有发生胃癌的可能。

4.进行性贫血

部分患者因贫血就诊,多为癌肿引起的慢性进行性失血所致的贫血。

（二）体征

（1）胃癌早期常无明显体征，上腹部深压痛有时伴有轻度肌抵抗感，常是唯一值得注意的体征。

（2）上腹部包块、直肠前陷窝肿块、脐部肿块、锁骨上淋巴结肿大等均是胃癌晚期出现转移灶的体征。

三、治疗要点

（一）手术治疗

目前，手术治疗是唯一可能根治胃癌的疗法，对早期胃癌，首选治疗为胃次全切除。如果及时对局部淋巴结转移加以清除，仍有较好效果。

（二）化疗

目前，化疗只能缓解症状，延长寿命，尚未达到根治的目的。因此，化疗除作为手术的辅助治疗外，仅用于晚期复发患者的姑息治疗。

（三）免疫疗法

其目的是清除手术余下的癌细胞，以防复发。

四、护理措施

（一）休息

早期胃癌经手术治疗后恢复较好，患者可从事轻体力工作，但仍应避免紧张劳累，进展期胃癌、手术切除或姑息手术者均要做化疗，故身体消耗大，均需长期以休息为主。

（二）饮食护理

手术或化疗者均需要进食高蛋白、高热量、高维生素饮食，且以流食、半流食、易消化可口饮食为佳，少量多餐。若患者食欲较差且恶心、呕吐，必要时可用高能量静脉营养法。

（三）症状护理

上腹疼痛，腹部胀满均可热敷、针灸、按摩。对晚期胃癌疼痛者给予精神支持，转移其注意力，必要时给予止痛剂。但若出现剧痛，肠鸣音亢进，可能有并发症发生，如穿孔，梗阻等，应及时处理。

（四）药物护理

化疗时要注意观察化疗药物引起的不良反应，常见不良反应有恶心、呕吐、白细胞计数下降、肝肾功能受损等，应给予相应处理。

（五）预防感染

中晚期胃癌、化疗或姑息手术后，患者免疫力低下，白细胞计数降低，体力衰弱，应以卧床为主。应保持口腔、皮肤清洁，定时漱口，擦洗皮肤，勤换内衣。长期卧床者应勤翻身，定时做上下肢活动，有呼吸道感染者应学会深呼吸，有效咳嗽，定时拍背，进餐进水要慢，以免误吸。以上措施是为了预防下肢静脉血栓形成及坠积性肺炎的发生。

（六）心理护理

护士及家属应关心、帮助患者，给予其精神支持，以积极向上的乐观态度去影响患者。

（七）健康教育

（1）注意饮食卫生，避免多食刺激性食物。节制烟、酒，定时饮食，防止暴饮暴食，以减少胃炎及胃溃疡的发生。

（2）食用新鲜蔬菜、水果，多食牛奶及乳制品，增加肉类、鱼类等蛋白质的食量。少进咸菜和腌腊食品。改变传统的盐腌或烟熏等保存食品的方法，广泛应用冷冻保鲜贮存法。

（3）减少饮食中盐分的摄入，每天摄取量控制在 6 g 以下。

（4）积极治疗胃溃疡及萎缩性胃炎，定期查体，必要时进行胃镜及活检。

（王林娟）

第十五节　肝　硬　化

一、疾病概述

肝硬化是一种常见的慢性肝病，为一种或多种病因长期或反复作用于肝脏而造成的进行性弥漫性肝损害。老年人肝硬化的病因主要有以下几点。①酒精：10％～30％的老年人肝硬化是由长期饮酒而引起。②病毒性肝炎：主要为乙型、非甲非乙型肝炎，可导致肝硬化，老年人肝硬化以此种类型更为多见。③药物：老年人患有多种疾病，长期大量服用某些药物，如双醋酚丁、甲基多巴、呋喃妥因等，都可引起肝硬化。④胆汁淤积：胆道梗阻引起胆汁淤积可引起胆汁性肝硬化，另外，长期心力衰竭也可引起肝脏淤血而致肝硬化。

二、主要表现

本病病程缓慢，早期症状与体征也不明显，随着病情的加重可出现如下症状。

（一）全身症状

一般状况与营养状况均较差，乏力、消瘦、面色灰暗黝黑、皮肤干燥、浮肿等。

（二）消化道症状

食欲减退甚至厌食，上腹饱胀不适，恶心、呕吐、稍进油腻肉食易引起腹胀。

（三）出血倾向和贫血

患者常有鼻出血、牙龈出血、皮肤紫癜、胃肠出血等。贫血可为缺铁、叶酸和维生素 B_{12}，脾功能亢进所致。

（四）内分泌失调

老年人可有肝掌、蜘蛛痣等。

（五）门脉高压

随着病情的发展，门脉系统阻力增加和门脉血流量增多，造成脾肿大，而引起脾功能亢进，从而对白细胞破坏增加，使周围血中白细胞、红细胞和血小板计数下降；侧支循环的建立和开放，使食管下段和胃底静脉曲张引起上消化道出血，痔瘘形成引起便血；腹水是肝硬化晚期最突出的表现。

（六）并发症

肝硬化患者往往死于并发症。

（1）上消化道出血：本病最常见的并发症，患者突然大量呕血、便血，引起出血性休克或诱发肝性脑病而死亡。

(2)感染：由于抵抗力下降，易并发各种感染。

(3)肝性脑病：晚期肝硬化的最严重的并发症。

(4)原发性肝癌、肾衰竭和电解质紊乱。

三、治疗要点

(1)老年人肝硬化的治疗是综合性的，首先应治疗各种导致肝硬化的疾病，有肝炎活动者，应控制其发展。

(2)患者应休息乃至基本卧床休息，以减少身体对肝脏功能的需求。

(3)注意饮食，应提供高热量、足够的蛋白质，可食用瘦肉、鱼肉、鸡肉、豆制品及乳类，食物应少含动物性脂肪，宜吃富含维生素的蔬菜和水果。

(4)肝硬化患者应少盐饮食，尤其是有腹水者，更应限制钠的摄入。

(5)对门静脉高压引起的上消化道出血、腹水、肝性脑病等并发症，应对症治疗。

(6)治疗肝硬化迄今尚无特效药物。维生素 B 类、维生素 C、维生素 E、葡醛内酯、必需磷脂有一定改善症状的作用。

四、护理措施

(一)休息

肝功能代偿期，患者可做些力所能及的工作，适当活动避免劳累，患者应卧床休息，以平卧位为主，以增加肝、肾血流量。病情加重，大量腹水者可取半卧位，以使膈肌下降，利于呼吸运动，减轻呼吸困难和心悸，可抬高下肢，以减轻水肿。

(二)饮食护理

饮食应多样化，新鲜可口，给予高热量、高蛋白、高维生素、低脂肪饮食，失代偿期给予低蛋白、易消化饮食，限制钠盐的摄入，如有上消化道出血，给予低盐半流质饮食，如稀饭、细挂面、豆腐脑等。进食中掌握少食多餐，忌酒及粗糙、辛辣、油炸、坚硬食物，以免引起再出血。如发生肝性脑病，应减少蛋白质的摄入。

(三)皮肤护理

由于患者皮肤干燥、瘙痒、水肿、抵抗力弱，易损伤和继发感染，应每天用温水擦浴，保持皮肤清洁，衣着应柔软、宽大，床铺应平整、清洁，定时更换体位，防止局部组织长期受压，而发生压疮或感染。

(四)心理护理

肝硬化患者病程长，预后差，自我调节能力不稳定，往往对疾病失去信心，悲观失望，家属及护士应多给予患者关心、同情、理解，努力创造良好、安静、舒适的修养环境，增加患者战胜疾病的信心。

(五)健康教育

(1)积极治疗及控制原发病，如乙型肝炎。

(2)戒酒，患者从年轻时就应控制饮酒量，如发生肝功能下降，必须严格戒酒，防止形成酒精性肝硬化。

(3)避免长期大量服用对肝损害较大的药物，应早期复查肝功能，指导用药。

(王林娟)

第十六节　急性肾小球肾炎

一、疾病概述

老年人急性肾小球肾炎可因链球菌感染或者其他细菌感染导致,其发病机制是由于细菌感染后导致机体免疫反应异常,主要在肾小球内形成抗原-抗体复合物,而后激活补体、中性粒细胞及其他炎症介质,导致肾小球损伤。

二、主要表现

老年人急性肾小球肾炎临床表现常不典型,易被误诊,除表现为急性起病,眼眶周围、面部及双下肢水肿,高血压,血尿和蛋白尿之外,还有以下三个特点:①老年人常有冠心病,在急性肾小球肾炎时水、钠潴留及高血压,易发生左心衰竭,出现气急、不能平卧、心悸及发绀;②血压突然增高,易发生高血压脑病,出现剧烈头痛、呕吐、抽搐、瘫痪、失语或昏迷等;③易发生急性少尿型肾衰竭。

三、治疗要点

尽管老年人急性肾小球肾炎的病情重,肾功能减退明显,但只要及早诊断,积极控制感染,限制水和盐的摄入量,降低血压,肾衰竭者尽早透析度过少尿期,仍然可以完全恢复,一般预后较好。

四、护理措施

(一)环境

创造良好的休息环境,房间要宽敞、明亮、清洁、卫生,并能提供一些画报、音乐、电视等患者感兴趣的物品,但尽量不要让患者过于兴奋。对焦虑患者可进行开导,尽量让患者处于最佳心态,促进患者身心康复。

(二)休息

应鼓励患者及家属参与休息计划的制订,一般起病 1～2 周内,不论病情轻重均应卧床休息,以改善肾血流量和减少并发症的发生。水肿消退,肉眼可见血尿消失,血压接近正常后,即可下床在室内活动或户外散步。但应避免剧烈体力活动,一年后方可正常活动。

(三)饮食

患者发病初期,一般给予其少糖、低盐饮食,有水肿、高血压和心衰者应进无盐饮食,一般食盐1～2 g/d。每天进入体内的液体量一般等于前一天的出量加 500 mL。有急性肾衰竭者应限制蛋白质和水的摄入,水肿消退、血压正常后即应过渡到正常饮食。

(四)密切观察血压及体重改变情况

体重的增加能精确反映水在体内的潴留,血压的变化更精确反映血管内血容量的变化,因而血压和体重对于观察体液量多少、指导治疗具有重要意义。

(五)用药护理

患者的病情、对药物的敏感性各不相同,药物剂量、给药途径、每天用药次数灵活性很大,要根据病情和药物的疗效随时调整,要密切观察血压及尿量的变化,如尿量增加和血压下降说明药物已经发挥作用,病情向好的方面发展,应及时反馈给医生,便于调整用药。静脉用药者滴速应缓慢。

(六)加强生活护理

给予卧床患者生活帮助,指导患者进含盐水、能量高、可口的饮食。能下床者也应尽量减少活动量,提供便盆或搀扶其上厕所等。如果活动无耐力是由于长期低盐饮食所致,指导患者适当增加盐的摄入。

(七)健康教育

(1)避免或减少上呼吸道及皮肤感染是预防急性肾小球肾炎的主要措施,并可降低演变为慢性肾炎的发生率。

(2)一旦发生感染,应及时使用抗菌药物,尽量治愈某些慢性疾病,如慢性扁桃体炎等,必要时可手术治疗。

(3)锻炼身体,增强体质,提高机体抵抗力。

(刘瑞凤)

第十七节　急进性肾小球肾炎

一、疾病概述

急进性肾小球肾炎是临床以肾功能急剧恶化、早期出现少尿性急性肾衰竭的特征,病理呈新月体肾小球肾炎表现的一组疾病。

老年人急进性肾小球肾炎多属非免疫复合物型,为细胞免疫介导所致,可能与血管炎有关。

二、主要表现

老年患者本病起病隐匿,常表现为类似急性肾炎,发病急,迅速出现浮肿,可以有肉眼血尿、高血压等。患者短期内即有肾功能的进行性下降,少尿或无尿,较迅速地发展为尿毒症,患者常有中度贫血,可伴有肾病综合征,预后较差,50%～60%患者迅速因肾衰竭而死亡,其余患者常需要长期维持透析治疗。

三、治疗要点

早期及时治疗,开始时即给超大剂量糖皮质激素冲击治疗,同时使用细胞毒药物及肝素,必要时做血浆置换术,已发展到尿毒症综合征时应做透析治疗。

四、护理措施

(一)休息

卧床休息的时间较急性肾炎长,一般要待病情得到初步缓解时,才开始下床活动,即使无任何临床症状,也不宜进行较重体力活动。

(二)饮食

低盐、优质蛋白饮食,适当提高蛋白质摄入量。

(三)记录

准确记录24小时出入量。

(四)观察药物及血浆置换的不良反应

大剂量的肾上腺糖皮质激素治疗可导致上消化道出血、精神症状。环磷酰胺可致上腹不适、恶心、呕吐、出血性膀胱炎、骨髓抑制等。肝素可致出血。血浆置换不良反应主要有出血、并发感染,特别是经血制品传播的疾病等。

(五)加强口腔、皮肤护理

患者应用免疫抑制剂、血浆置换等导致免疫功能低下,极易遭受感染。加强口腔、皮肤护理是避免二重感染及交叉感染的重要措施。加强空气消毒,减少人员流动。

(六)心理护理

由于该疾病不易治愈,多数患者可能会转变为慢性肾衰竭。因此,患者会产生焦虑、恐惧及悲观等心理,做好心理疏导,提高患者战胜疾病的信心,积极配合治疗,极为重要。

(刘瑞凤)

第十八节　肾病综合征

一、疾病概述

肾病综合征的典型表现为大量蛋白尿(超过 3.5 g/d)、低蛋白血症(血浆清蛋白低于 30 g/L)、高脂血症及水肿。这些表现都是直接或间接地与肾小球滤过膜对血浆清蛋白的滤过增加,致使大量清蛋白从尿中丢失有关。

肾病综合征不是一个独立的疾病,而是许多疾病过程中,损伤了肾小球毛细血管滤过膜的通透性而发生的一个症候群。临床上把肾病综合征按病因分为原发性和继发性,前者的诊断主要依靠排除继发性肾病综合征。继发性肾病综合征的原因很多,常见于糖尿病性肾病、肾淀粉样变、系统性红斑狼疮肾炎,药物及感染引起的肾病综合征。老年人继发性肾病综合征则常见于糖尿病性肾病、肾淀粉样变、骨髓瘤性肾病、淋巴瘤或实体肿瘤性肾病等。

引起原发性肾病综合征的病理类型也有多种,以微小病变肾病、系膜增生性肾炎、膜性肾病、系膜毛细血管性肾炎及肾小球局灶节段硬化五种临床病理类型最为常见,老年人以膜性肾病多见。

二、主要表现

(一)大量蛋白尿

肾病综合征蛋白尿的主要成分为清蛋白,亦可包括其他血浆蛋白成分,与尿蛋白的选择性有关。大量蛋白尿的产生是由于肾小球滤过膜通透性异常所致,临床上表现为尿中泡沫较多,24 小时尿蛋白定量超过 3.5 g。临床上有时用任意一次尿,测定其蛋白浓度及肌酐浓度,并计算两者的比率,如尿蛋白/尿肌酐大于 30,即可判断为肾病综合征范围的蛋白尿。

(二)水肿

水肿的出现及其严重程度与低蛋白血症的程度有关,水肿部位随着重力作用而移动,久卧后或清晨以眼睑、头枕部或骶部水肿为著,起床活动后则下肢水肿明显,呈可凹陷性。严重者全身水肿,可有阴囊水肿或胸腔和腹水,甚至心包积液,水肿严重时老年患者易发生心力衰竭。

若尿沉渣中见到白细胞及血尿,应特别注意是否存在肿瘤性疾病或静脉血栓,继发性肾病综合征的老年患者也可有其原发系统性疾病的相应表现。

(三)高血压和低血压

老年肾病综合征患者 20%～40% 有高血压,血压一般为中度增高,水肿明显者多见,部分患者随水肿消退血压可降为正常。部分患者存在血容量不足(低蛋白血症、利尿等),可产生低血压。

(四)营养不良

长期持续大量蛋白尿可导致营养不良,患者有毛发稀疏、干脆及枯黄,皮肤㿠白,消瘦,指甲上有白色横行的宽带条纹等。

(五)并发症

1.继发感染

继发感染是重要的并发症,常见的有呼吸道、尿路感染、皮肤感染及腹膜炎等,感染常使病情加重。

2.高凝状态

多数肾病综合征患者有高凝状态,常为自发性的血管内血栓形成,常见于肾静脉、下肢深静脉等。

3.肾功能不全

肾病综合征并发的肾功能不全有两种类型。一是急性肾衰竭,多表现为少尿型急性肾衰竭;二是慢性肾衰竭,是肾病综合征导致肾损伤的最终后果。

三、治疗要点

(一)一般治疗

有严重水肿、低蛋白血症者需卧床休息。水肿消失,一般情况好转后,可起床活动。给予其含优质蛋白、低脂及富含可溶性纤维的饮食,热量要充足,水肿时应进低盐饮食。

(二)利尿剂

利尿剂常用噻嗪类利尿剂、保钾利尿剂等,如氢氯噻嗪、氨苯蝶啶、螺内酯、呋塞米、布美他尼。一般选用噻嗪类和保钾利尿剂并用,疗效不佳时,选用呋塞米。当患者低蛋白血症及营养不良时,可考虑静脉输注血浆或清蛋白,以提高血浆胶体渗透压,促进组织中水分回吸收并利尿。对老年患者,利尿治疗原则是不宜过快过猛,以免造成血容量不足,加重血液高黏倾向,诱发血栓、栓塞并发症。

(三)糖皮质激素

1.起始足量

泼尼松为常用药物,1 mg/(kg·d),口服 8 周。

2.缓慢减药

足量治疗后缓慢减药,每1～2周减去原用量的10％。

3.长期维持

(1)老年人服用激素类药物剂量宜适当减少。

(2)长期应用激素的患者易出现感染、药物性糖尿病、骨质疏松等不良反应,少数病例还可发生股骨头无菌性坏死,需加强监测,及时处理。

(3)水肿严重、有肝功能损害或泼尼松疗效不佳时,可更换为泼尼松口服或静脉滴注。

(四)免疫抑制剂

常用免疫抑制剂有环磷酰胺、氮芥、硫唑嘌呤、环孢素、吗替麦考酚酯等。

(五)抗凝治疗

肾病综合征患者常存在高凝状态。老年患者尤为多见,发生血栓形成的机会更多,因此在老年肾病综合征的治疗中,抗凝治疗至关重要。常用抗凝剂有肝素、低分子肝素;抗血小板聚集药有双嘧达莫、阿司匹林等;溶栓剂有尿激酶等。抗凝及溶栓治疗时均应避免药物过量,导致出血。

四、护理措施

(一)饮食指导

以往认为,大量蛋白从尿中丢失,必须通过高蛋白饮食来纠正低蛋白血症,但经研究发现,高蛋白饮食不但不能纠正低蛋白血症,而且会加速肾小球的硬化,促进肾衰竭的产生。应制订合理的饮食计划,应用适量蛋白质,限制钠的摄入,合理补充维生素和微量元素,经常监测24小时尿蛋白及血清蛋白定量。

(二)预防并控制感染

房间要每天进行空气消毒,控制人员流动,患者尽量不到公共场所,必要时戴口罩。严格进行各项无菌操作,避免交叉感染。

(三)加强基础护理

由于应用激素及其他免疫抑制剂,皮下血液循环差、营养不良、皮肤变薄,抵抗力极差。应加强皮肤护理,口腔护理。皮肤护理包括5天左右洗澡1次,但不能用力擦洗,避免皮肤破损,有破损时可外用甲紫溶液或碘伏。长期卧床者要预防压疮的发生,按时翻身及更换体位,保持皮肤的完整性。口腔护理除常规用0.9％氯化钠溶液擦拭口腔外,还要用苏打水漱口,每天2～3次。

(刘瑞凤)

第十九节 尿路感染

一、疾病概述

尿路感染是老年人的常见病,发病率在老年人感染性疾病中仅次于呼吸道感染而居第二位。老年人泌尿系感染的主要致病菌是大肠埃希菌和变形杆菌,部分有革兰氏阳性球菌、真菌及衣原体等。老年人易患泌尿系感染的可能因素有以下几方面:①老年人泌尿道上皮细胞对细菌的黏附敏感性增加;②老年人尿路梗阻及系统不畅的因素增加,使细菌易于生长繁殖;③老年人全身及局部的免疫反应能力下降;④老年人生理性渴感减退,饮水减少,肾小管尿浓缩、稀释功能改变;同时老年人常伴高血压、糖尿病等全身性疾病,又常因病滥用止痛药、非类固醇消炎药等,均对其易患泌尿系感染有一定的影响。

二、主要表现

老年人泌尿系感染的临床表现不典型。由于老年人感觉迟钝及表达能力差,发生泌尿系感染常无典型的尿急、尿频、尿痛等尿路刺激症状;部分患者因平时即有尿失禁、遗尿、夜尿增多或前列腺肥大所致的尿频,往往易与尿路刺激症状相混淆,不易被发现。老年人常有全身表现:发热、全身不适、腰骶部酸痛、食欲减退,有时恶心、呕吐等。有些老年人仅表现为无力、头晕或意识恍惚。老年人泌尿系感染多数为慢性感染,复发率及重新感染率较高,且极易并发菌血症、败血症及感染中毒性休克,是老年人败血症的主要原因。

三、治疗要点

(一)一般治疗

休息 1～2 周,多喝水,使尿量每天在 2 500 mL 以上。

(二)抗菌药物治疗

常用的药物有磺胺类药物、喹诺酮类药物,青霉素类、头孢类及氨基苷类抗生素。对老年人泌尿感染的治疗,首先应注意基础病的治疗,祛除梗阻因素,鼓励患者多饮水,对老年女性尿道炎患者可试行局部使用少量雌激素,对恢复下尿路的生理状态可能有益。

药物治疗上应区别对待,如系无症状性菌尿,又无尿路梗阻,可服用氧氟沙星 0.2 g,每天两次,或阿莫西林、呋喃妥因等,连服 3 天为 1 个疗程。症状性菌尿者如发生下尿路感染,可用药 5～7 天,如属上尿路感染,仍以 10～14 天 1 个疗程为宜。治疗过程中,应随时根据尿培养及药敏试验调整用药,老年泌尿系感染患者难以治愈时,应注意耐药菌株或特殊病原体的存在。

四、护理措施

(一)饮食及休息

进食清淡并富有营养的食物,补充多种维生素,多饮水,一般每天饮水量要超过 2 000 mL,以增加尿量冲洗尿路上的细菌和炎症物质,减少炎症对膀胱和尿道的刺激,并且可降低肾脏内的高渗环境,使其不利于细菌的繁殖。急性期第一周可以卧床休息,但不需要绝对卧床。

(二)发热护理

老年人由于机体反应能力下降,一般不会引起高热,但如体温在 38.5 ℃以上,应行物理降温,如温水擦浴、头部放置冰袋等。

(三)尿路刺激征的护理

多饮水是减轻尿路刺激征最重要的措施之一。分散患者的注意力,如听音乐、看电视、与人谈话等,还要避免患者情绪紧张,可以明显减少排尿次数。

(四)疼痛的护理

肾区疼痛为肾脏炎症所致。肾周围发生炎症时疼痛更明显,减轻疼痛的方法为卧床休息,采用屈曲位,尽量不要站或坐,以免肾脏下移受牵拉而加重疼痛。炎症控制后疼痛消失。

（五）心理护理

患者常因对疾病认识不足和尿频尿痛等不适而出现焦虑与紧张等情绪。由于慢性炎症早期症状不明显，常常不能引起患者及家属的重视。应该对不同的患者了解其焦虑与紧张的原因，进行心理疏导。

（六）健康教育

（1）注意个人卫生，每天用清水清洗会阴部，穿宽松质软的内裤。

（2）避免过度劳累、感冒等诱发因素。

（3）老年人平时应养成多饮水的习惯，一般每天不少于 1 500 mL。

（4）少憋尿是简便而有效的预防措施。

（刘瑞凤）

第二十节　老年期痴呆

一、疾病概述

老年期痴呆的发生率很高。单就老年性痴呆而言，在 65 岁以上的老年人中的患病率就达 5%。由于痴呆的发病和发展缓慢，有时很难察觉，早期的症状常常难以被患者和家人重视，即使感到患者的反应能力、生活能力下降，也常认为"老人傻点不是病"。正是由于这种错误的认识，使得老人就诊时，其痴呆的症状往往已很严重，从而丧失了控制病情发展的机会。老年人痴呆的原因与危险因素有以下几点。①高龄：随着年龄的增长，痴呆的发病率增高。②女性：可能与老年女性绝经后，体内雌激素不足有关。③文化程度低。④精神刺激。⑤遗传因素。⑥颅脑外伤史等。

二、主要表现

不同类型的老年期痴呆有不同的表现，也有各自的特点。

（一）早期

患者主要表现为健忘、心不在焉、易疲劳、回想熟悉的词汇发生困难、学习新事物的能力降低、判断力和社交能力下降。

（二）中期

患者逻辑、记忆和运动能力明显降低甚至丧失，性情急躁，坐卧不安，有时会产生过激行为，语言、计算能力下降，社交能力下降。

（三）晚期

患者大小便控制能力下降，性情暴躁或对任何事情麻木不仁，行动缓慢，有时会有幻觉，部分患者日常生活产生困难。

三、治疗要点

目前尚无根治的方法，仅可以改善某些症状，延缓病情进展。常用的药物：①乙酰胆碱酯酶抑制剂，如他克林、多奈哌齐、利斯的明等；②益智药，如喜得镇、吡拉西坦；③卵磷脂；④神经营养因子、钙离子拮抗剂和抗精神行为异常的药物。

四、护理措施

(1)许多痴呆患者有焦虑、抑郁症状以及自信心下降,对待这些老人时,态度要特别亲切,尊重他们,使他们有安全感。

(2)痴呆老人常常动作缓慢、反应迟钝,在护理时要注意配合老人的慢节奏,不能急于求成,不能勉强老人去干力所不能及的事情,要注意鼓励和赞扬老人进行生活自理,参加社会及集体活动,以便加强其与周围环境的联系,减缓痴呆的恶化。

(3)痴呆老人各方面功能减退,在安全方面的护理尤为重要,在家庭、病房以及老年设施中都应该把老人生活、活动的房间安排得整洁、简单、防滑,防止老人摔跌、骨折等。要有专人随时护理,不能单独外出活动,防止迷路或走失,预防发生各种意外。

(4)细微观察老人的饮食、起居等各种变化,要测量体温、脉搏、血压等,定期进行必要的化验及检查,要及时发现各种躯体疾病,如心绞痛、高血压、脑血管意外以及谵妄状态等,以便及时处理,进行抢救。

(5)对精神症状明显的痴呆老人,要根据精神症状的不同,区别对待,如对焦虑、抑郁的老人,要耐心、热情地加以劝解,安排一些活动,分散其注意力,并严防自伤等意外,对兴奋、躁动、有攻击行为的老人,要安排安静的环境,防止发生伤人意外。

(6)对晚期痴呆的老人,基础护理十分重要,要注意饮食及大小便的护理,保证营养摄入等,对卧床患者,要定时翻身、清洁,预防压疮及其他并发症。

(7)对于老年性痴呆的预防关键是"三早"——早发现、早诊断、早治疗。预防痴呆,要在老年期就加以注意,如培养广泛的兴趣爱好、开朗的性格、锻炼身体等。老年期之后,更要坚持学习,坚持运动及参加社会活动,保持乐观、积极向上的情绪。同时预防高血压、脑血管病等,注意合理饮食、忌烟酒等。

(刘瑞凤)

第二十一节　帕　金　森　病

一、疾病概述

帕金森病又称震颤麻痹,是发生于中老年人的锥体外系统进行性变性疾病,以震颤、肌强直、运动减少和体位不稳为主要特征,为黑质和黑质纹状体系统变性的一种慢性疾病。其发病因素与遗传有一定关系,老年进程助长发病。但单纯老年化并非病因。

二、主要表现

(一)震颤

震颤常从一侧上肢开始,呈现有规律的拇指对掌和手指屈曲的不自主震颤,具有静止时震颤明显,动作时减轻,入睡后消失等特点,故称为静止性震颤。

(二)运动减少

患者随意动作减少、减慢,精细动作很难完成,语声单调、低沉,进食、饮水可致呛咳。

(三)强直

强直多从一侧的上肢或下肢的近端开始,逐渐蔓延至远端、对侧和全身的肌肉。面肌强直使表情和瞬目动作减少,造成面具脸。颈肌、躯干肌强直而躯体呈前屈姿势,行走时上肢协同摆动动作消失或减少。

(四)其他症状

由于自主神经受累,可出现唾液和皮脂分泌增加,汗液分泌增多或减少,大小便排泄困难,直立性低血压,也可有精神症状,如忧郁和痴呆等。

三、治疗要点

适当的药物治疗可不同程度地减轻症状,并可因减少并发症而延长生命。药物治疗以替代性药品如复方左旋多巴、多巴胺受体激动剂等效果较好,但不能抑制疾病的进行,且都存有不良反应和长期应用后药效衰减的缺点,其他如抗胆碱剂、金刚烷胺等,仅适用于症状轻微的患者。

四、护理措施

(一)体位护理

指导患者保持良好的身体姿态,如坐位和站位时尽量保持上身挺直,走路时注意昂头、摆臂、腿抬高不拖地,睡觉时不要用高枕等。

(二)鼓励患者自理

鼓励患者进食、穿衣、移动等,做自己力所能及的事情,增加独立性,避免过分依赖他人。应注意以下几点。

(1)给患者足够的时间,患者不仅表现为动作开始困难,而且不能灵活地变换动作方向,动作缓慢而笨拙,用时要比正常时长多许多。

(2)及时表扬其进步,禁忌责怪抱怨,增强患者自理的信心。

(3)教育家属,不要急于帮助和替代,应认识到完成日常生活活动对患者是很好的肢体锻炼,同时也能提高患者的生活信心。

(三)预防感染和外伤

移动环境中的障碍物,应给予行走时的启动和终止必要的保护。

(四)饮食指导

因患者常伴有自主神经受累,出现大便困难,应指导其多食蔬菜和水果。因患者手指震颤常不能用筷,可用柄较长的勺子,或多向患者提供适合用手拿取的食物;对于吞咽困难者,可给予高热量半流质饮食,鼓励其细嚼慢咽,必要时可用吸管。

(五)预防压疮

对病情较重的患者,应协助其完成自理活动,经常进行温水擦浴及按摩,防止压疮。

(六)药物护理

密切观察病情变化及药物不良反应,如消化道反应、心血管系统的不良反应。

(七)运动指导

主动运动配合被动运动,每天进行关节活动 2~3 次,鼓励患者大声说话。

（八）心理护理

同情、关心、体贴患者,加强与患者的沟通交流,应避免急躁,以免引起患者紧张,鼓励患者倾诉自己的感受,解除其心理负担,积极地配合治疗。

（刘瑞凤）

第二十二节 贫 血

一、疾病简介

贫血是老年人的临床常见症状。随着年龄的增加,贫血发病率也会上升,因为老年人的某些生理特点与贫血的发生有一定的关系。老年人贫血主要是缺铁性贫血和慢性疾病性贫血,其次为营养性巨幼细胞贫血。在经济条件较差的人群中易发生营养性贫血。老年人贫血的发生较为缓慢、隐蔽,常会被其他系统疾病症状所掩盖。如心悸、气短、下肢水肿及心绞痛等症状在贫血及心血管疾病时均可出现,临床上多考虑为心血管疾病而忽视了贫血的存在。实际上,也可能是贫血加重了心血管的负担,使原有的心脏病症状加重。此外,贫血时神经精神症状常较为突出,如淡漠、无欲、反应迟钝,甚至精神错乱,常被误诊为老年精神病。

贫血是一种症状,造成贫血的原因比较复杂,对老年人贫血,应该寻找出造成贫血的真正原因。老年人贫血的常见原因是营养不良或继发于其他全身性疾病,再生障碍性贫血及溶血性贫血不多见,营养不良性贫血中以缺铁性贫血最常见。食物缺铁,吸收不良或慢性失血均可造成铁的缺乏。老年人咀嚼困难,限制饮食,胃酸缺乏,吸烟喝酒,饭后饮茶等都可造成铁吸收障碍。慢性失血以胃溃疡出血、十二指肠溃疡出血、消化道肿瘤出血、痔疮、鼻出血及钩虫感染为常见。继发性贫血的常见原因是老年人肿瘤、肾炎和感染。有些药物如某些降糖药、氯霉素、抗风湿药、利尿药等,除可直接影响骨髓造血功能外,还可通过自身免疫机制造成溶血性贫血。

二、主要表现

老年人贫血进展缓慢,其症状、体征由贫血本身及引起贫血的原发病共同所致,其表现与贫血的程度、发生的进度、循环血量有无改变有关。

（一）皮肤黏膜

皮肤黏膜苍白最为常见,苍白程度受贫血程度、皮内毛细血管的分布、皮肤色泽、表皮厚度以及皮下组织水分多少的影响。苍白比较明显的部位有睑结膜、口唇、甲床、手掌及耳轮。

（二）肌肉

肌肉主要表现为疲乏无力,是由于骨骼肌缺氧所致。

（三）循环系统

循环系统表现为活动后心悸、气短,严重贫血可出现心绞痛、贫血性心脏病、心脏扩大乃至心力衰竭。

（四）呼吸系统

呼吸系统表现为气短和呼吸困难。

(五)中枢神经系统

缺氧可致头昏、头痛、耳鸣、眼花、注意力不集中、记忆力减退、困倦、嗜睡乃至意识障碍。

(六)消化系统

消化系统症状常见食欲减退、腹胀、恶心、腹泻、便秘、消化不良等。

三、治疗要点

老年人贫血的治疗原则与年轻人相同,首先针对病因。一般用药原则是针对性强,尽量单一用药,剂量要充足,切忌盲目混合使用多种抗贫血药。老年人贫血一般为继发性贫血,以治疗原发病为主,只有治好了原发病,贫血症状才有可能得到纠正。

四、护理措施

(一)休息

如何休息可视贫血的严重程度及发生速度而定,对严重贫血并伴有临床症状的,要采取适当休息,限制下床活动,卧床或绝对卧床休息。对有一定代偿能力的患者,要给予一定的关照。休息的环境应清洁、安静、舒适、阳光充足、空气流通、温湿度适宜,并与感染隔离。

(二)病情观察

观察患者体温、脉搏、呼吸、血压情况的变化,以及可能合并出现的出血与感染的早期临床表现,及时处理。

(三)营养

应给予患者高热量、高蛋白、高维生素及含无机盐丰富的饮食,通过适当调整饮食以协助改善胃肠道症状。

(四)症状护理

心悸、气短者应尽量减少活动,降低氧的消耗,必要时吸氧。头晕系由脑组织缺氧所致,应避免突然变换体位,以免造成晕厥后摔倒受伤。有慢性口腔炎及舌炎时应注意刷牙,用硼酸溶液定时漱口,口腔溃疡时可贴溃疡药膜。

(五)皮肤毛发护理

定期洗澡、擦澡,保持皮肤和毛发清洁。

(六)心理护理

耐心、细致地做好患者的思想工作,关心体贴患者,解除其各种不良情绪及精神负担,增强其战胜疾病的信心。

五、保健

(1)平时应注意膳食的均衡,食物中应有充足的新鲜蔬菜、肉类、奶类及蛋类制品,菠菜、芥蓝菜、黑木耳、桂圆、红枣、海带、猪肝等富含铁质食物,应经常调配食用,对预防营养不良性贫血有较好的作用。对正在治疗原发病的贫血老人,有辅助配合治疗的效果。

(2)对老年人来讲,许多急性、慢性疾病,特别是常见的感染性疾病都可引起继发性贫血,如肿瘤、慢性支气管炎、结核、胆囊炎、肾盂肾炎、前列腺肥大、尿路感染、糖尿病及慢性肝炎或肝硬化等。因此,积极有效地预防这些疾病,一旦患病应及时进行治疗,不让疾病长期不愈,可减少继发性贫血的发生率。

(刘瑞凤)

第八章 中医科护理

第一节 胸 痹

胸痹是指以胸部闷痛,甚则胸痛彻背,喘息不得卧为主症的一种病证,轻者仅感胸闷如窒,呼吸欠畅,重者则有胸痛,严重者心痛彻背,背痛彻心。胸痹的发生多与寒邪内侵、饮食失调、情志失节、劳倦内伤、年迈体虚等因素有关。西医学的冠状动脉粥样硬化性心脏病、心包炎、心肌病等可参考本病护理。

一、病因病机

胸痹与寒邪、年迈、劳倦、情志、饮食等因素有关。病理性质分虚、实两个方面:虚为气虚,阴伤,阳衰,肺、脾、肝、肾亏虚,心脉失养;实为寒凝、血瘀、气滞、痰浊等痹阻胸阳,阻滞心脉。其病位在心,但与肺、肝、脾、肾有关。

(一)寒邪内侵

寒主收引,可抑遏阳气,即暴寒折阳;又可瘀滞血行,而发本病。素体阳衰,胸阳不足,阴寒之邪乘虚侵袭,寒凝气滞,致使胸阳痹阻、气机不畅而成胸痹,或阴寒凝结,日久寒邪伤人阳气,心阳虚衰,心脉痹阻,亦可成胸痹。

(二)年迈体虚

本病多见于中老年人,年过半百,肾气精血渐衰者。肾阳虚衰,君火失用,使心气不足或心阳不振;肾阴亏损,不能滋养五脏之阴,心血失荣,血脉失于温运,心脉痹阻不畅,发为胸痹。心阴不足,心火燔炽,下汲肾水,耗伤肾阴,阴损及阳;心肾阳虚,阴寒之邪上乘,阻滞气机,胸阳失运,发生胸痹。

(三)劳倦内伤

劳倦伤脾,脾失健运,聚生痰浊,气血乏源,心脉失养;积劳损阳,心肾阳虚,鼓动无力,胸阳不振,阴乘阳位,血行阻滞,发为胸痹。

(四)情志不遂

忧思伤脾,脾失健运,转输失能,津液不布,聚湿生痰,痰踞心胸,胸阳痹阻;郁怒伤肝,肝失疏泄,郁久化火,灼津生痰或气郁血滞,血行不利,脉络不通,胸阳不运,痹阻心脉,不通则痛。总之,七情所伤可使气机逆乱,心脉痹阻不通而发胸痹。

(五)饮食不节

嗜食膏粱厚味,或嗜烟酗酒,损伤脾胃,升降受阻,化热灼津生痰;或过食肥甘,湿热蕴积,郁结中焦,灼津为痰;日久痰浊内生,阻塞经络,气机不畅,心脉闭阻而成胸痹。如痰浊留恋日久,痰阻血瘀,亦成本病。

二、辨证施护

(一)心血瘀阻

1.主症

胸部刺痛或绞痛,痛有定处,常于夜间发作,日久不愈,多由暴怒而加重,舌质紫暗,脉沉涩或结代。

2.调护方法

活血化瘀,通络止痛。

(1)药物调护:选用血府逐瘀汤加减,宜温热服用。

(2)针灸调护:选取膻中、巨阙、心俞、膈俞、阴郄等穴,用泻法。

(3)饮食调护:饮食宜温热,素食,忌生冷、肥甘、厚味,少食多餐。

(4)生活调护:发作期停止活动,卧床休息,缓解期适当活动,避免剧烈运动。

(二)痰阻心脉

1.主症

心胸闷痛,阴天加重,气短喘促,痰多口黏,形体肥胖,身体困重,倦怠乏力,舌苔浊腻,脉弦滑。

2.调护方法

通阳泄浊,豁痰开窍。

(1)药物调护:选用瓜蒌薤白半夏汤加味,宜热服。

(2)针灸调护:选取膻中、巨阙、心俞、脾俞、丰隆、足三里等穴,用泻法。

(3)饮食调护:宜少食多餐,常食柑橘、萝卜、山楂、竹笋、洋葱等,忌油腻、肥甘、厚味、过饥过饱。

(三)寒凝心脉

1.主症

胸痛彻背,感寒痛甚,心悸,胸闷气短,重则喘息,不能平卧,面色苍白,四肢厥冷,舌苔白,脉沉紧。

2.调护方法

辛温通阳,开痹散结。

(1)药物调护:选用当归四逆汤加减,宜热服。

(2)针灸调护:选取心俞、厥阴俞、肾俞、肺俞、内关、通里等穴,用泻法,加灸。

(3)饮食调护:饮食宜温热,常食生姜、大葱、核桃、山药等,忌生冷。

(四)心气亏虚

1.主症

胸闷隐痛,心悸气短,动则尤甚,神疲懒言,倦怠乏力,面色无华,舌胖有齿痕,苔薄白,脉虚弱或结代。

2.调护方法

补养心血,鼓动心脉。

(1)药物调护:选用保元汤加减,宜热服。

(2)针灸调护:选取心俞、脾俞、神门、足三里、三阴交等穴,用补法,加灸。

(3)饮食调护:饮食宜温热,忌生冷、油腻、肥甘食品。

(五)气阴两虚

1.主症

胸闷隐痛,时作时止,遇劳则甚,心悸气短,头晕目眩,倦怠懒言,面色少华,舌红,脉细弱或结代。

2.调护方法

益气养阴,活血通络。

(1)药物调护:选用生脉散合人参养荣汤,宜温服。

(2)针灸调护:选取心俞、厥阴俞、肾俞、神门、三阴交等穴,用补法。

(3)饮食调护:饮食宜凉润、甘平,常食莲子、扁豆、山药、薏苡仁、桂圆、大枣等,可煮粥食用。忌生冷、油腻。

三、预防与调养

(1)居室安静,通风,温湿度适宜。起居有节,避风寒,保持充足的睡眠。坚持运动,注意劳逸适度,动而有节,控制体重,增强机体抗病能力。

(2)饮食应清淡少盐,少食肥甘厚腻。少量多餐,忌暴饮暴食,多吃水果、蔬菜,戒烟酒。保持大便通畅,切忌努责排便。

(3)心乃五脏六腑之君,悲哀愁忧则心动。因此,本病尤其应重视情志调护,平素要保持愉快平和的心理状态,情绪稳定,避免喜怒忧思过度。

(4)积极治疗高血压、糖尿病、高脂血症等疾病。指导患者按医嘱服药,自我监测药物不良反应,定期进行心电图、血糖、血脂检查。

(5)常备芳香温通药物,若猝发胸中大痛及时服药,保持镇静,平卧休息。如胸中剧痛,持续时间长,服用药物不得缓解,应及时到医院诊治。

(史延珍)

第二节　中　风

一、对疾病的认识

中风,又称卒中,以突然昏仆,不省人事,半身不遂,口舌㖞斜;或不经昏仆,仅以半身不遂,口舌㖞斜,言语不利,偏身麻木为主要表现的一种病证。古代文献中的仆击、大厥、薄厥、偏枯、偏风等一般即指中风。相当于西医学的急性脑血管疾病,如脑梗死、脑出血、脑栓塞、蛛网膜下腔出血等。

（一）脏腑经脉关系

本病病位在脑，与心、肝、脾、肾密切相关。

心属火，本经即心经；"生我者"木也，肝，相关经脉为肝经；"我生者"土也，脾，相关经脉为脾经；"克我者"水也，肾，相关经脉为肾经；"我克者"金也，肺，相关经脉为肺经；"子母经"为脾经与肝经，"衔接经"为脾经与小肠经，"同名经"为肾经，"表里经"为小肠经。

肝属木，本经即肝经；"生我者"水也，肾，相关经脉为肾经；"我生者"火也，心，相关经脉为心经；"克我者"金也，肺，相关经脉为肺经；"我克者"土也，脾，相关经脉为脾经；"子母经"为肾经与心经，"衔接经"为胆经与肺经，"同名经"为心包经，"表里经"为胆经。

脾属土，本经即脾经；"生我者"火也，心，相关经脉为心经；"我生者"金也，肺，相关经脉为肺经；"克我者"木也，肝，相关经脉为肝经；"我克者"水也，肾，相关经脉为肾经；"子母经"为心经与肺经，"衔接经"为胃经与心经，"同名经"为肺经，"表里经"为胃经。

肾属水，本经即肾经；"生我者"金也，肺，相关经脉为肺经；"我生者"木也，肝，相关经脉为肝经；"克我者"土也，脾，相关经脉为脾经；"我克者"火也，心，相关经脉为心经；"子母经"为肺经与肝经，"衔接经"为膀胱经与心包经，"同名经"为心经，"表里经"为膀胱经。

（二）病因病机

中风的发生是多种因素所导致的复杂病理过程，风、火、痰、瘀是其主要病因。脏腑功能失调，正气虚弱，在情志过极，劳倦内伤，饮食不节，用力过度，气候骤变的诱发下，致瘀血阻滞，痰热内生，心火亢盛，肝阳暴亢，风火相煽，气血逆乱，上冲犯脑而形成本病。基本病机是阴阳失调，气血逆乱，上犯于脑。

病因病机主要包括以下几方面。

1.正气虚弱，内伤积损

人身阳气，若扰动太过，则亢奋不敛。本病也可因操持过度，形神失养，以致阴血暗耗，虚阳化风，扰动为患。再则纵欲伤精，也是水亏于下，火旺于上，发病之因。

2.情志过极，化火生风

五志过极，心火暴甚，可引动内风而发卒中。临床以暴怒伤肝为多，因暴怒则顷刻之间肝阳暴亢，气火俱浮，迫血上涌则其候必发。至于忧思悲恐，情绪紧张均为本病的诱因。

3.饮食不节，痰浊内生

过食肥甘醇酒，脾失健运，聚湿生痰，痰郁化热；或肝木素旺，木旺乘土，致脾不健运，内生痰浊，夹痰上扰，上蒙清窍，可致病发。

二、主要治疗方案及操作

中风根据意识有无障碍而分为中经络、中脏腑两端。中经络者病位浅，病情相对较轻；中脏腑者病位深，病情较重。中脏腑又有闭证、脱证之分。中风病性为本虚标实，上盛下虚，在本为肝肾阴虚，气血衰弱，在标为风火相煽，痰湿壅盛，气逆血瘀。根据"急则治其标，缓则治其本"的治疗原则，辨证为实证者，实则泻其子，扶助"我克"之经；辨证为虚证者，虚则补其母，抑制"克我"之经，扶助表里经、衔接经。选穴采用辨证与辨经相结合，加局部选穴的原则。

（一）中经络

1.肝阳暴亢

（1）治则：泻肝经实火,实则泻其子。

（2）治法：平肝息风潜阳。

（3）选经：取肝经同名经心包经、表里经胆经,泻其子经（我生经）心经,扶助"我克"之经脾经。

（4）选穴：行间、太冲、中冲、内关、侠溪、神门、极泉、三阴交。

（5）操作。①针刺：行间、内关、侠溪、神门用泻法；极泉用提插泻法；太冲、中冲可点刺放血；三阴交用补法。②推拿：用㨰法、一指禅推法、按揉法、推拿法、搓擦法和关节运动法等手法在病变部位及穴位上操作。局部操作20～30分钟,行间、太冲、内关、侠溪、神门、极泉、三阴交每穴按揉2～3分钟。中冲穴掐按3～5次。

（6）方义：取本经原穴太冲以泻肝经实热,配以本经行间加强泻热作用。心包经和肝经同属厥阴,为同名经,可取心包经的内关、中冲,针刺泻法以通经泻热,通过泻心包经热邪来泻肝经热邪。肝经与胆经互为表里经络,当肝经有热邪,可取胆经穴侠溪,针刺泻法,以达到疏泄肝胆实火的目的。根据五行生克选择子母经和克侮经的穴位,本病为肝经实邪,"实则泻其子",当泄心经（子经）,取穴神门、极泉,针刺泻法,可以清泻心火,进而可以达到泻肝火的目的。对于肝阳暴亢,木旺乘土,泻肝火而补脾土,配以脾经三阴交,行补法,实脾土。

2.风痰阻络

（1）治则：健脾平肝,实则泻其子。

（2）治法：化痰息风通络。

（3）选经：选脾经、表里经胃经,泻"克我"经肝经,泻胃经"同名经"大肠经。

（4）选穴：三阴交、阴陵泉、公孙、足三里、丰隆、合谷、曲池、行间。

（5）操作。①针刺：三阴交、阴陵泉、足三里用平补平泻法；丰隆、曲池用提插泻法；公孙、合谷、行间采用捻转泻法。②推拿：用㨰法、一指禅推法、按揉法、推拿法、搓擦法和关节运动法等手法在病变部位及穴位上操作。局部操作20～30分钟,三阴交、阴陵泉、公孙、足三里、丰隆、合谷、曲池、行间,每穴按揉2～3分钟。

（6）方义：取三经交会穴三阴交、脾经合穴阴陵泉,配合胃经合穴足三里以清热涤痰。脾经与胃经互为表里,为胃经"衔接经",足太阴脾经之络穴公孙,足阳明胃经之络穴丰隆,沟通表里两经,以化痰通络。泻"克我"经肝经行间,旨在抑木扶土。

3.痰热腑实

（1）治则：健脾化痰,泻阳明之热。

（2）治法：通腑泻热化痰。

（3）选经：取胃经,配其"表里经"与"衔接经"脾经,泻胃经之子经、"同名经"大肠经。

（4）选穴：足三里、丰隆、梁丘、厉兑、公孙、商阳、合谷、天枢、曲池。

（5）操作。①针刺：足三里、丰隆、梁丘、天枢、曲池施提插泻法；公孙、合谷施捻转泻法；商阳、厉兑点刺放血。②推拿：用㨰法、一指禅推法、按揉法、推拿法、搓擦法和关节运动法等手法在病变部位及穴位上操作。局部操作20～30分钟,足三里、丰隆、梁丘、厉兑、公孙、商阳、合谷、天枢、曲池,每穴按揉2～3分钟。

（6）方义：脾经与胃经互为表里,为胃经"衔接经",足太阴脾经之络穴公孙,沟通表里两经。取下合穴足三里、胃经郄穴梁丘,配同名经原穴合谷、大肠募穴天枢以通腑泄热。泻本经子穴

（金）厉兑、子经及同名经大肠经子穴（金）商阳及合穴曲池,实则泻其子。

4.气虚血瘀

（1）治则:虚则补其母,补气为重。

（2）治法:益气活血通络。

（3）选经:选心经及其"表里经"心包经,补其母经肝经之穴,泻"克我"经,即肾经。

（4）选穴:内关、阴郄、极泉、曲泽、中冲、阳陵泉、太冲、阴谷。

（5）操作。①针刺:极泉用提插泻法;阴郄、曲泽、阳陵泉施以提插捻转补法;中冲、太冲施以捻转补法;阴谷施以捻转泻法。②艾灸:气海、血海、内关施以温针灸;中冲可施以麦粒灸,约30分钟。③推拿:用滚法、一指禅推法、按揉法、推拿法、搓擦法和关节运动法等手法在病变部位及穴位上操作。局部操作20～30分钟,内关、阴郄、极泉、曲泽、中冲、阳陵泉、太冲、阴谷,每穴按揉2～3分钟。

（6）方义:取心经及"表里经"心包经内关、阴郄、极泉、曲泽等穴补心活血,补手厥阴心包经属木的井穴中冲。取母经肝经阳陵泉、太冲,体现"虚则补其母"。泻肾经阴谷穴,防其乘虚而胜。

5.阴虚风动

（1）治则:虚则补其母,滋阴为重。

（2）治法:镇肝息风。

（3）选经:取肝经及"表里经"与"衔接经"之胆经,补其母经（生我经）肾经。

（4）选穴:行间、太冲、期门、阳陵泉、太溪、风池。

（5）操作。①针刺:行间、太冲、期门、太溪、风池施以捻转补法;阳陵泉施以提插捻转补法。②艾灸:风池可施温针灸。③推拿:用滚法、一指禅推法、按揉法、推拿法、搓擦法和关节运动法等手法在病变部位及穴位上操作。局部操作20～30分钟,行间、太冲、期门、阳陵泉、太溪、风池,三阴交,每穴按揉2～3分钟。

（6）方义:取肝经的荥穴行间、原穴太冲、交会穴期门,合"表里经"与"衔接经"之胆经交会穴风池、合穴阳陵泉,有滋阴潜阳之功。补母经肾经原穴太溪,有虚则补其母之意。

（二）中脏腑

1.治则

醒脑开窍,闭证兼开窍启闭,脱证兼回阳固脱。

2.治法

醒神开窍通络。

3.选经

取任脉、督脉,取心经、心包经,闭证泻子经脾经,脱证补母经肝经。

4.选穴

水沟、素髎、百会、内关、神门。闭证:加十宣、太白;脱证:加气海、关元、大敦。

5.操作

（1）针刺:水沟、素髎施以雀啄法,以患者面目表情出现反应为度;百会、神门、内关、太白施以捻转泻法,持续运针1～3分钟;十宣可点刺放血。

（2）艾灸:气海、关元可用大艾炷灸;大敦可施雀啄灸。每次约30分钟。

（3）推拿:用按揉操作素髎、百会、内关、神门、大敦、太白,每穴按揉2～3分钟。水沟、十宣掐按3～5次。气海、关元用摩法操作10分钟。

6.方义

脑为元神之府,督脉入络脑,百会、水沟、素髎可醒脑开窍调神;心主血脉,取心经神门,配表里经心包经络穴内关以调理心气使气血运行,按异经母子穴补泻法,对闭证,泻子经脾经太白;对脱证,补母经肝经大敦,任脉气海、关元以扶正固脱。

三、风证施护方案

证候:起病急、病情数变、两手握固或口噤不开、肢体抽动、肢体拘急或颈项强急、舌体歪斜且颤抖、目珠游动或目偏不瞬、脉弦、头晕目眩、头痛如掣。

(一)起居

(1)居室偏阴,空气新鲜,光线柔和,避免对流风,室温以 18～24 ℃宜,湿度以 40%～50%为宜。

(2)床铺柔软、透气性好。

(3)用床挡,抬高床头 15°～30°。

(4)绝对卧床,头偏向一侧,不宜过多,过大动作移动患者。

(5)病室应保持安静、整洁。

(二)观察病情

(1)密切观察神志、瞳孔、生命体征的变化。

(2)密切观察头晕头痛的性质、强度和持续时间。

(3)观察变证,如出现剧烈头痛、呕吐呈喷射状,双侧瞳孔不等到大,嗜睡,呼吸深而快等,及时报告医生。

(三)辨证施膳

(1)适宜清淡甘寒易消化的食物,如西瓜、苦瓜、冬瓜、山楂、紫菜、芥菜、香菇、黄瓜、银耳莲子粥等。

(2)禁忌辛辣、油腻、煎炸等辛香走窜之品,戒烟、酒,禁羊肉、狗肉、鲢鱼、韭菜、大蒜、葱、乌梅等。

(3)饮食宜少量多餐,以半流质、软食为主。

(4)进食速度宜慢,防止呛咳,引发颅内压骤升。

(5)少盐饮食,每天 5 g。

(6)呕吐重者暂时禁食,待呕吐消失方进流质或半流质饮食,以低盐、低脂、低胆固醇如小米粥、莲子粥、粳米粥等为宜。

(7)鼻饲法进食,对神志不清或吞咽严重障碍者可采用。

(四)临证护理

1.头痛头晕

(1)防变证:密切观察头痛的性质、强度、持续时间,如头痛突然加剧伴呕吐;颈项强急或肢体抽动加重等,及时报告医生。

(2)卧床休息,避免做头颈部转动和弯腰动作。

(3)如头痛剧烈忌搬动患者。

(4)遵医嘱快速、正确应用脱水药物。

(5)如伴呕吐者头偏向一侧,防止误吸。观察呕吐的量、色、质和气味。

(6)穴位按摩:指压百会,太阳,风池等穴,每回 50 次,力量适中,以患者耐受为宜。

(7)耳穴贴压:取麝香镇痛膏、王不留行籽,选耳穴:主穴为降压点、耳尖、降压沟、交感、肝、配穴取神门、皮质下、心、胆、枕等。每天按压 3～5 次,每次 3 分钟,隔天更换 1 次,双耳交替。

(8)穴位敷贴疗法:取吴茱萸末 20 g,肉桂 2 g,醋适量调匀,拍成 2 饼,敷于双足涌泉穴,外用保鲜材料包裹,用纱布固定,每天 1 换。

(9)药枕:决明子、菊花各 1 000 g,共研粗末,装入枕芯做成药枕,有清肝明目的功效。

2.防止受伤

(1)嘱患者卧床休息,重症者绝对卧床。

(2)加床档,有专人护理。

(3)训练患者床上使用便器。

(4)患者外出检查或治疗应有专人陪同。

(5)协助患者辨认及避免潜在的危险因素。

(6)肢体抽动时保护患肢免于筋骨受伤。

(7)舌体歪斜且颤抖时用牙垫置于上下槽牙之间,防止舌咬伤。

(8)目珠游动或目偏不瞬时,用无菌生理盐水纱布或遮盖双眼,防止眼角膜损伤。

3.自理能力低下

(1)协助患者生活护理,满足生活所需。

(2)夏季每天擦澡 1 次,或床上擦浴 1 次,每周洗头 1 次。

(3)做好五送一剪(送饭、送水、送药、送大小便器、剪指甲)及晨晚间护理。

(4)根据患者的自理能力,决定是否自主进食。

4.关节僵硬、肌肉萎缩

(1)将偏瘫侧上肢以敬礼姿势置于功能位,患肩下垫以薄枕。

(2)两手握固时,将指甲修剪短,患手握有用一软质球形或圈形的物体。

(3)肢体抽动、肢体拘急或颈项强直时,不要强行患肢于某一体位,应顺势于某一姿势,防止损伤筋骨。

(4)指压相关穴位如肩髃、风池、少海、合谷、内关、双膝眼、照海、昆仑、涌泉穴等。

(5)被动活动患肢各关节,方向以屈、伸、内收、外展、环形运动为主,痉挛性瘫痪以伸展运动作为重点。

(6)活动肩、髋两大关节时应使其向心性运动,避免脱位。

(五)调畅情志

(1)知情引导护理,向患者解释中风病风证的特点,疾病发展的过程及预后。

(2)亲情疗法,医务工作人员和其他照顾者多与患者接触与沟通,鼓励患者说出焦虑的原因及心理感受,增强战胜疾病的信心。

(3)放松疗法,随着病情的稳定与好转,传授患者一些放松疗法,听收音机、看电视、聊天等。

(4)音乐疗法,用《天韵五行乐》中的阴韵以清泻脏实。一般为 20～30 分贝,不应超过 60 分贝,不宜长时间用单一乐曲,避免久听生厌。可按病情确定疗程,每天听 2～3 次,每次 0.5～1 小时。

(5)耳穴贴压,选穴肝、胆、心、交感、神门、内分泌、皮质下等,其他相关穴位常规应用。

(六)服药调适

(1)中药煎量不易太多,以 300 mL 为宜。

(2)汤药应少量多次,温服。

(3)中药服用时间宜选午后暮夜或丑时服用。

(4)镇静药一般于睡前服,特殊药遵医嘱即时应用。

(5)应用降颅压药,要按时、按速、按量输入,专人守护。

(七)社会照顾系统护理

(1)向家人解释中风病风证的特点,疾病发展的过程及预后,以取得家人的理解和配合。

(2)协调家人解决患者所顾虑的问题,如工作、学习、孩子、医疗保障及其他。

(3)协助解决陪护人员的照顾困难,如吃、住、行、用等。

四、火热证施护方案

证候:舌质红或红绛、舌苔薄黄、黄厚、干燥灰、黑干燥。大便干便难、便干三日未解或便干三日以上未解。心烦易怒、躁扰不宁、神昏谵语。声高气粗或口唇干红、面红目赤或气促口臭、发热。脉数大有力或弦数或滑数。口苦咽干,渴喜冷饮,尿短赤。

(一)起居

(1)居住阴面房间为宜,温度不宜过高。保持居室安静,严格限制探视,避免噪音。

(2)生活规律,起居有节。

(3)保证足够的睡眠,入睡困难、辗转反侧、烦躁不安者,睡前按摩涌泉穴 100 次;可遵医嘱服用镇静药。

(二)观察病情

(1)严密观察患者生命体征、神志、瞳孔、舌脉、二便等变化,发现异常,及时报告医生,并配合治疗。

(2)注意观察分泌物、排泄物、治疗效果及药物的不良反应等,发现异常及时报告医生。

(3)及时了解患者在生活起居、饮食、睡眠和情志等方面的问题,实施相应护理措施。

(4)观察口腔、眼睛、皮肤及会阴部的异常改变。

(三)辨证施膳

(1)饮食宜以清淡甘寒和新鲜蔬菜、水果为主,如绿豆、芹菜、菠菜、冬瓜、黄瓜、丝瓜、橘、梨。

(2)忌食羊肉、鸡肉、狗肉、鲢鱼、韭菜、大蒜、葱等辛香走窜之品。

(3)昏迷和吞咽困难者,可采用鼻饲,以保证营养。

(四)临证护理

1.淋证防护

(1)严格按无菌技术操作导尿。

(2)选择全封闭式尿液引流系统,定时引流,一般每 4 小时放尿液 1 次。

(3)鼓励患者多饮水,2 000～3 000 mL/d,以达到内冲洗的目的。

(4)保持外阴清洁,每天清洁消毒外阴。若已发生尿路感染,每天膀胱冲洗 1～2 次,冲洗前应放完尿液,冲洗液保留 10～20 分钟放出。

(5)注意观察小便的性状,定期做小便常规检查,必要时做尿培养。

(6)当出血排尿功能恢复时,应及时拔除留置尿管并观察。

2.口腔护理

(1)患者如果情况良好,神志清醒,应饭后漱口,早晚两次刷牙,以保持口腔清洁。

(2)昏迷患者要用生理盐水或漱口液棉球擦拭口腔峡部、齿间 2～3 次/日,及时清除分泌物。若舌体及口唇干燥,可少量多次地滴白开水或用香油湿润口唇。

(3)并发口腔炎、舌炎时,可用金猴健喷雾剂喷局部,效果较好,同时补充维生素。

3.便秘护理

(1)向患者及家属讲解合理饮食的重要性,多吃蔬菜、水果、粗粮等含纤维素高的食物,多饮水,适当摄取油脂类食物。鼻饲者,将青菜、水果制成汁在饮食中配用,能促进消化,增强胃肠蠕动。

(2)提供有利于排便的环境和充足的排便时间,根据以往排便习惯,定时排便,即使排不出也要坚持每天同一时间进行此项活动。对习惯性便秘的患者每次有便意都要试着排便,达到预防与治疗排便障碍的目的。

(3)排便时用手自右腹部沿结肠解剖位置向左环形按摩,可促进降结肠的内容物向下移动,并可增加腹内压,促进排便。指端轻压肛门后端也可促进排便。同时,按时翻身,若病情许可,安排适量的活动,也能促进排便。

(4)适当的运动对缓解老年慢性功能性排便障碍有一定的疗效,可尽早开展康复治疗。

(5)合理选择恰当应用缓泻剂或简易通便剂。

(6)按摩足三里、三阴交等穴位。

(7)耳穴贴压皮质下、神门、交感、心、肝、胆,配穴肺、大肠、脾、三焦、内分泌、胃。

(8)遵医嘱口服泻药或中药灌肠,大便排出后告知医生,以泻下为度。

4.高热护理

(1)可用物理降温,如冷敷,头部、腋窝、腹股沟等大血管丰富处置冰袋;也可遵医嘱适当的应用发汗药、酒精浴等。

(2)遵医嘱针刺人中、百会或用三棱针点刺出血,以泻热开窍,或点刺耳尖放血以清泄热邪。

(3)对吸收热无需特殊处理,做好一般护理即可。如果为脱水热要及时补充水分及纠正电解质。

(4)必要时协助医生应用人工冬眠疗法。

(五)调畅情志

(1)此证型患者性情多急躁或忧郁,强调同情关怀、耐心细致、交谈疏导,注意言谈和蔼、举止稳重,使之树立信心,配合治疗,以解除患者忧虑心情、克服急躁情绪。

(2)做各项护理操作时,动作应轻捷、避免噪音,密切观察患者情绪变化以对待亲人的态度去关心、体贴、同情患者,从精神上予以安慰、照顾和鼓励。

(3)生活上予以安顿和扶持,增加住院安全感,稳定情绪。

(六)服药调适

(1)中药煎量不易太多,以 300 毫升为宜,少量多次服用,宜睡前服。

(2)遵医嘱给予通便中药内服。注意观察排便情况。

(3)镇静药一般于睡前服,特殊药遵医嘱即时应用。

五、痰证施护方案

证候:口多黏涎,咳痰或呕吐痰涎,痰多而黏,鼻鼾痰鸣,舌苔腻或水滑、厚腻。舌体胖大或胖大多齿痕。表情淡漠或寡言少语,表情呆滞或反应迟钝或嗜睡。脉象滑或濡,头昏沉,体胖臃肿。

(一)起居

(1)病室应保持安静整洁,空气新鲜,室温不宜太高,衣被不可太厚,避免冷风直吹。

(2)床单位干净、平整,床单柔软,透气性好。

(3)作息时间要有规律,平时多进行室外锻炼,经常晒太阳或进行日光浴。

(4)老年人、体质较差的人在季节转换、气候变化较大的情况下,要注意随时增减衣服。

(二)观察病情

(1)患者常觉咽有异物感,若怀疑食管恶变,可做相应检查,去除顾虑。

(2)若有呕吐,可将头侧向一边,呛咳时可取半卧位,防止吸入性肺炎。

(3)咳嗽气喘,咳痰量多,呕恶眩晕,注意保持呼吸道通畅。

(三)辨证施膳

(1)饮食宜少量多餐,以半流质、软质为主,保持大便通畅。

(2)进食速度宜慢,防止呛咳。

(3)呕吐重者,待呕吐消失后再进食。

(4)进食时切勿动怒,以免影响食欲。

(5)平时常吃萝卜,顺气化痰,常用木蝴蝶、厚朴花各 3 克泡水代茶饮,以理气化痰。

(四)临证护理

1.气道护理

(1)低氧血症患者给予吸氧。

(2)定时翻身拍背,促进痰液排出,可使用排痰机协助排痰。

(3)痰液黏稠者,可以雾化吸入,帮助稀释痰液。

(4)不能自行咳出痰液者,及时给予吸痰,保持呼吸道通畅。

(5)气道功能严重受损者,及时给予气管插管/气管切开,必要时给予机械辅助通气。

2.防止误吸

(1)床旁备吸引装置。

(2)昏迷患者取下义齿修复。

(3)及时清除口腔中的分泌物及食物残渣。

(4)进食时采取端坐位或半卧位、健侧卧位。

(5)根据吞咽功能的评定选取适宜的食物及进食方法。

(6)必要时留置胃管。

(7)保持气道通畅。

3.防止受伤

(1)做好安全设施,病床有床挡,楼道有扶手,地面平整、防滑,呼叫系统使用方便。

(2)卫生间、楼梯口、潮湿地面等处有必要的安全提示、警示。

(3)加强对患者、陪护人员的环境介绍及安全教育,做好预防工作。

(4)感觉减退或障碍的患者防止烫伤或冻伤,忌用热水袋。

（5）步态不稳的患者可取用适宜的辅助用具，教会患者正确移动躯体的方法。

（6）躁动的患者专人守护，床挡保护，防止坠床，必要时给予保护性约束。

4.头晕护理

（1）防变证，密切观察头晕的性质、强度、持续时间，如头晕突然加重，应立即通知医生，遵医嘱用药。

（2）卧床休息，避免头颈部转动和弯腰动作。

（3）耳穴贴压，主穴为降压沟、皮质下、神门、交感、心、肝、胆、枕、脑等，配穴取脾、胃、肺、气管等。每天按压 3～5 次，每次 5 分钟，按压力度适中，以患者耐受为宜。

（五）调畅情志

（1）经常注意患者情绪的变化。若心情不舒畅时劝导暂不进食，待平静后再进食，但勿过饱。

（2）尽力转移患者的注意力，经常劝导参加一些娱乐活动及散步、做操等。

（六）服药调适

（1）在服此药时首先要做好安慰解释，消除思想顾虑。

（2）方中紫苏、厚朴均含有挥发油，煎煮时以清水浸泡半小时，而后煮 15 分钟即可，不宜过长。

（3）汤药宜浓缩煎取，少量、多次、偏热服用。

六、血瘀证施护方案

证候：舌背脉络瘀张青紫，舌质紫暗，有瘀点、瘀斑；青紫。头痛而痛处不移，头痛如针刺或头痛如裂。肢痛不移，爪甲青紫。睑下青黑，口唇紫暗，口唇紫暗且面色晦暗。脉沉弦细、沉弦迟、涩或结代。高黏滞血症。

（一）起居

（1）病室要温暖避风，随时协助汗多的患者擦干汗液，更换衣被。

（2）急性期卧床休息。有能力者可进行不同耐力、体力锻炼，但应在医生指导下加强锻炼。

（3）保持足够的睡眠，但不可过于安逸。可进行一些有助于促进气血运行的运动项目，如太极拳、太极剑、舞蹈、步行等。

（4）注意身体发凉部位的保暖。例如腹部经常发凉者可以在腹部发凉的部位带上一个小棉护垫；手指末端发凉的患者，可以提前戴手套，尽量避免凉水洗手；脚凉的患者可以在每天晚上用温热水洗脚。

（二）观察病情

（1）观察患者疼痛的部位、程度与性质，积极防治晕厥，一旦发生可迅速针刺或按压合谷、内关、人中等穴，配合医生救治。

（2）重点观察出血倾向。在肝脾血瘀者中更为常见。轻者可有鼻衄、牙龈出血或皮肤出血形成瘀斑；重则可见威胁患者生命的消化道出血，如大量的呕血、便血。所以应注意观察其呕吐物中有无咖啡色液体，大便是否色黑、发亮、稀薄如漆状，如有可疑现象，应及时采取标本化验。

（3）观察有无呕血的先兆症状，如胃脘烧灼感，口中血腥味等。发现异常应及时通知医生，并做好止血抢救准备。

（4）运动时如出现胸闷、呼吸困难、脉搏显著加快等不适症状，应立即停止运动。

(三)辨证施膳

(1)合理饮食,宜多食理气活血之品。

(2)注意饮食清淡,适当少盐低糖。

(3)可多食黑豆、海藻、海带、紫菜、萝卜、胡萝卜、金橘、橙、柚、桃、李子、山楂、醋、玫瑰花、绿茶等具有活血、散结、行气、疏肝解郁作用的食物,少食肥甘厚腻。

(四)临证护理

1.股肿(下肢深静脉血栓)的防护

(1)一旦发生股肿,患肢制动,抬高患肢,高于心脏20°～30°。

(2)患肢禁止挤压、按摩、热敷,避免发生血栓脱落,形成肺栓塞。

(3)严密观察患肢皮温、色泽、水肿、弹性及肢端动脉搏动情况,每天测量2次肢体周径并记录。

(4)严禁在患侧股静脉穿刺,注意保护患侧足背浅静脉及下肢浅静脉,禁忌输注溶栓、抗凝药以外的药物。

(5)未出现股肿前要抬高患肢高出心脏平面20～30 cm,被动或主动活动患侧肢体。

2.肢体挛缩的护理

(1)向患者讲解早期活动的重要性和必要性。教会患者保持关节功能位。

(2)保持良肢位,可保护肩关节,防止半脱位,防止骨盆后倾和髋关节外展、外旋,预防和缓解肢体痉挛并早期诱发分离运动。

(3)给予被动运动,以保持关节活动范围,防止肌肉、结缔组织的挛缩,预防股肿的形成及组织间粘连。

(4)输液时应尽量避开患肢以及关节,以防局部肿胀发生,同时也可以让患者有足够的条件进行康复训练。

(5)在条件允许的情况下应让患侧尽早坐起来,并进行坐姿平衡训练。

(6)床上动作训练。锻炼患者向两侧翻身,床上移动和躯干活动。

3.患肢疼痛的护理

(1)当疼痛发作或加剧时,可暂停各种活动,置患者于舒适的位置。

(2)手足肿胀或肤色紫暗,可用复元通络液或温水浸泡以消肿化瘀,然后主动或被动地做屈伸运动,以疏通经络,消除肿胀。

(3)耳穴贴压,选穴肝、脾、心、皮质下、神门等。

(五)调畅情志

(1)长期保持精神愉快,尽可能避免不必要的精神刺激。

(2)实在遇到不良因素影响时,要尽快通过某些方式予以疏导,千万不要将其"储蓄"在体内,因为不良情绪因素往往是大多数血瘀证的诱因。

(3)让患者了解有关的颐养知识,丰富生活,如看书报、杂志,听广播等,使其心情舒畅,气机达顺,可理气消胀。保健按摩可使经络畅通,达到缓解疼痛、稳定情绪、增强人体功能的作用。

(4)音乐疗法。①悲哀在五行中属"金",听商调式乐曲,如《第三交响曲》《嘎达梅林》《悲怆》等,能发泄心头郁闷,摆脱悲痛,振奋精神。②愤怒在五行中属"木",应听角调式乐曲,疏肝理气,如《春风得意》《江南好》、克莱德曼的现代钢琴曲等。在愤怒已极,大动肝火时,应以角调式乐曲,佐金平木,如德沃夏克的《自新大陆》、艾尔加的《威风堂堂》等。③平时听宫调曲目,如《春江花月夜》《月儿高》《月光奏鸣曲》等。以健脾利湿。

（六）服药调适

（1）汤药宜浓缩煎取，少量、多次、偏热服用。

（2）观察服药后有无胃肠道不良反应。

七、气虚证施护方案

证候：舌淡，舌胖大，舌边多齿痕。神疲乏力或少气懒言，语声低怯或咳声无力，倦怠嗜卧，鼻翼息微。稍动则汗出，安静时汗出，冷汗不止。大便溏或初硬后溏，小便自遗，二便自遗。手足肿胀，肢体瘫软，手撒肢冷。活动较多时心悸，轻微活动即心悸，安静时常心悸。面向，面白且面色虚浮。脉沉细或迟缓或脉虚，结代，脉微。

（一）起居

（1）保持病室安静，温暖的环境，在做各种护理操作时动作尽量轻柔。

（2）以柔缓运动如散步、打太极拳等为主，不宜做大负荷运动和出大汗的运动，忌用猛力和长久憋气。

（3）平时可按摩足三里穴，针灸气海、三阴交、脾俞。耳穴贴压肺、脾、心、胃、内分泌等。梅花针与捏脊疗法，可以改善脾胃功能，有助于患者增进食欲。

（4）手脚发凉者，可进行中药足浴。

（二）观察病情

（1）监测生命体征。

（2）观察神志瞳孔变化情况。

（3）观察患者肌力、肌张力恢复情况。

（4）观察患者皮肤情况。

（三）辨证施膳

（1）多吃具有益气健脾作用的性平味甘或甘温食物，如黄豆、白扁豆、鸡肉、泥鳅、香菇、大枣、桂圆、蜂蜜等。

（2）少食具有耗气作用的食物，如槟榔、空心菜、生萝卜等。

（3）忌食生冷寒凉、油腻、辛辣之物。

（四）临证护理

1.大便失禁的护理

（1）尽量掌握患者排便规律，适时给予便盆排便。

（2）饮食调节，增加食物中膳食纤维的含量，有助于恢复肠道功能，形成排便的规律性，能改善大便失禁的状况。

（3）患者臀下垫清洁、柔软的尿布，保持尿布平整，一旦有粪便浸渍需立即更换，并且要随时更换污染的衣物和被单。

（4）腹泻严重时可使用一次性气囊导管插入直肠 15～20 cm，气囊充气，使导管固定，将粪便引流出来，减轻粪便对皮肤的刺激。

（5）保持肛周皮肤的清洁干燥，每次大便结束后用温水清洗肛周皮肤，皮肤未破损时可以外擦紫草油或使用薄膜保护肛周皮肤；已经破损的皮肤在清洗干净后可以用溃疡贴保护或局部喷洒溃疡粉促进皮肤的愈合。

2.小便失禁的护理

(1)使用柔软干净的尿布,有尿液后及时更换并且用温水清洗会阴,保持局部清洁干燥。

(2)必要时应用导尿管。

3.躯体活动障碍的护理

(1)做好患者的生活护理,加强巡视病房,主动了解患者的需求,指导及鼓励患者行自我护理,做自己力所能及的事情,并适当地给予帮助。

(2)出汗多的患者,应穿柔软宽松的棉质衣服,保持皮肤的清洁,床单位的整洁、干净。

(3)对于行动不便、起坐困难者,呼叫器放于床边,生活物品放于易取放处。

(4)卧床的患者,要定时翻身,做好皮肤护理,训练其学会床上使用便器。

(五)调畅情志

(1)向患者介绍与本病有关的知识,使其了解疾病的病程及预后。

(2)指导家属照顾患者,使患者感到来自家庭的支持和爱心。

(3)细心观察患者的心理反应,鼓励患者表达并注意倾听其心理感受,给予正确的信息和引导。

(4)鼓励患者培养兴趣与爱好,保持良好的心态,适当地听一些适合自己病情的音乐。

(5)气虚的患者精神情绪常处于低落状态,护士要鼓励患者变得乐观、豁达、愉快。

(六)服药调适

(1)常自汗、感冒者,遵医嘱服玉屏风散预防。

(2)遵医嘱按时服用各种药物,观察用药后的反应。

八、阴虚阳亢证施护方案

证候:患者舌体瘦,舌瘦而红,舌瘦而红干,舌瘦而红干多裂,苔少或剥脱苔,光红无苔。心烦易怒,心烦不得眠,躁扰不宁。午后颧红或面部烘热或手足心热。头晕目眩,盗汗,耳鸣咽干口燥或两目干涩或便干尿少。脉弦细或细微。

(一)起居

(1)保持病室安静,避免环境嘈杂,光线柔和,尽量减少探视。护理人员操作宜集中,动作轻柔,防止过多干扰患者。

(2)改变体位时动作宜缓慢。

(3)保证身心休息与适当运动,提高机体活动能力,指导患者合理安排休息与工作,避免脑力过度兴奋,可组织患者听音乐、看画报、下棋等,以调节紧张情绪。放慢生活节奏,保持稳定的心态,不宜剧烈活动和桑拿等。

(4)避免潜在的危险因素,如剧烈运动,迅速改变体位,活动场所光线暗,室内有障碍物,地面光滑等,必要时加用床档。

(二)观察病情

(1)密切观察神志、瞳孔,生命体征的变化。

(2)评估患者头痛、头晕程度,持续时间,是否伴有眼花、耳鸣、恶心等症状。

(3)严密观察并发症。

(三)辨证施膳

(1)多吃甘凉滋润的食物,比如瘦猪肉、鸭肉、绿豆、冬瓜、芝麻、百合等。少食羊肉、狗肉、韭菜、辣椒、葱、蒜等性温燥烈的食物。

(2)宜清淡,限盐、低脂肪摄入。可食用枸杞粥、山药粥。条件许可者,可食燕窝、银耳、冬虫夏草、老雄鸭等。

(四)临证护理

1.头痛的护理

(1)避免诱发因素。

(2)注意血压变化,如头痛伴有呕吐、视力下降、神志变化,应及时与医生联系。

(3)深呼吸、引导式想象、冷敷或热敷、理疗,以减轻疼痛。

(4)指压百会穴、太阳穴,按揉风池穴,每回 100 次,力度适中,以患者耐受为宜。

(5)耳穴贴压,取王不留行籽,主穴选内分泌、神门、皮质下、交感、降压沟,配穴取肝阳、肾、脾、肝、心等。每天按压 3～5 次,每次 5 分钟,隔天更换 1 次,双耳交替。

2.意识障碍的护理

(1)患者取平卧头侧位或侧卧位,防止误吸。痰液多者及时吸痰,保持呼吸道通畅并给予吸氧。

(2)保持床单整洁,每 2～3 小时翻身 1 次,防止压疮。

(3)保持营养的供给及大便通畅。

3.语言障碍的护理

(1)运动性失语,以语音训练为主。可先让患者多活动唇、舌、咽等部位的肌肉,并可训练呼吸肌,然后可逐步训练患者说出单词、词组、短语,最后可让患者跟读,反复进行语言刺激。

(2)感觉性失语,以提高理解能力训练为主。采取一对一的形式,用患者以往最熟悉的声音如音乐等刺激患者听觉,增强语言的理解力;通过患者熟悉的手势,让其模仿、重复,激发理解力;让患者说出看到的东西的名字,可适当提醒,反复练习;采用图片,边读边示意,并提出一些简单问题让患者回答,锻炼理解力。

(3)完全性失语,不应过于着急。多训练患者的表达能力,指导家属予以配合,由浅入深,由易到难,循序渐进。

4.感觉障碍的护理

(1)防止感觉障碍部位受压或机械性刺激,慎用热水袋或冰袋。

(2)保证安全,预防跌倒及外伤发生。

(3)每天用温水(40～50 ℃)擦洗障碍部位,以促进血运及感觉恢复;用针轻刺促进痛觉恢复。

(4)全身或局部按摩,从肢体远端到近端,配合穴位按压以增进疗效。

5.防止失用综合征

(1)注意保持瘫痪肢体的功能位。

(2)手握布卷,腕关节背屈 20°～25°,肘关节稍屈曲,臂外展位,稍高于肩部;下肢用夹板将足底垫起,使踝关节呈直角,膝下垫小枕。

(3)及早进行关节的被动运动以预防并发症。

(五)调畅情志

(1)消除紧张情绪,保持身心放松,鼓励患者树立信心,以心理康复促进机体康复。

(2)护士通过语言鼓励患者发挥自身的潜能,变悲观失望为主观努力,以坚定的毅力愉快地接受康复治疗和训练。

（3）树立信心，使康复训练达到理想的效果，避免不良的心理刺激，制订合理的生活计划，消除脑血管病的高危因素。

（六）服药调适

（1）告知用药方法，让患者了解药物的依赖性。

（2）药物不良反应的观察，了解各类药物作用，不良反应。

（3）降压药物遵医嘱用药，不可自行增减或停药。甘露醇用量过大可出现肾损害，电解质紊乱。用溶栓、抗凝药物时，严格注意剂量。

（七）适宜技术

1.穴位按摩

三阴交、足三里、太溪穴等；每天早晚各 1 次，每次 3～5 分钟。

2.耳穴压豆

耳穴贴压肾、交感、内分泌、神门、降压沟等穴。每周贴一侧耳郭，两侧轮换。

3.中药足浴

夏枯草 30 g、钩藤 20 g、桑叶 15 g、菊花 20 g。上药制成煎剂，用时加温至 500 ℃左右，浸泡双足至踝部，两足相互搓动，每次足浴 20～30 分钟，每天 1 次，10～15 天为 1 个疗程。

4.穴位贴敷

吴茱萸散（吴茱萸 1 份，清醋 1 份）于涌泉、太溪、太冲穴贴敷。睡前贴敷，次日去除。4 周为 1 个疗程。

（八）音乐疗法

（1）平时多听一些曲调舒缓、轻柔、抒情的音乐，如《罗密欧与朱丽叶》《我只在乎你》《潇潇湘水云》等。

（2）气血亏虚者平时多听一些激扬、高亢、豪迈的微调音乐，如《步步高》《狂欢》《解放军进行曲》《卡门序曲》等，这类乐曲旋律激昂欢快。

（3）压抑在五行中属"土"，患者往往多思多虑，多愁善感。平时应多听宫调式乐曲，如《春江花月夜》《月儿高》《月光奏鸣曲》等。这些曲目风格悠扬沉静，能抒发情感。

（4）音乐治疗每天 2～3 次，每次以 30 分钟左右为宜。最好戴耳机，免受外界干扰。治疗中不能总重复一首乐曲，以免久听生厌。治疗的音量应掌握适度，一般以 70 分贝以下疗效较好。

九、危重证候施护方案

（一）脑水肿的护理

不论是缺血性还是出血性中风病，在急性期多有不同程度的脑水肿，这是它们的共同病理过程。其护理要点如下。

1.头位的摆放

保持正确的头部姿势，对保持呼吸道通畅，减轻头痛等症状具有较好的作用。

（1）患者舌后坠，可致上呼吸道阻塞，表现为吸气性呼吸困难，呼吸不规则，一般无痰鸣。其纠正方法是将患者头转向一侧，后仰，并向前轻托其下颌角，可改善呼吸困难。

（2）依出血部位，决定头位，防止再出血。一般文献记载脑出血患者需采取头侧卧位或仰卧位，头偏向一侧，但未指明对出血灶应采取什么位置。对巨大血肿，可取出血灶向下卧位，这样可避免血肿压迫健侧脑组织;血肿较小时,可取向上头位,同时头部置冰袋或冰帽。因为发病初期 12～24 小时为出血进展期,出血灶向下,由于重力作用可造成出血灶周围脑组织瘀血及肿胀,而不利吸收,且当出血灶较小时,即使向上对健侧脑组织也不会有明显压迫。

(3)患者床头需垫高 15°～30°,可促进脑脊液回流,防止出血灶周围瘀血、水肿及血压升高。

2.合理应用渗透性脱水剂及类固醇

一般常用 20% 甘露醇。用药 20 分钟后,颅内压开始下降,可维持 6 小时以上。根据情况每 4～6 小时 1 次。在使用时注意心功能、电解质和肾功能情况,切不可顾此失彼。甘油既可静脉滴注,又可口服,使用方便,且无反跳,但有溶血现象,应用不甚广泛。山梨醇作用较甘露醇差。还可用异山梨醇及 50% 葡萄糖。类固醇对脑水肿有明显的治疗作用,但其机制尚不十分清楚,一般适用于重症患者。在用甘露醇的同时加用类固醇治疗,而症状轻、病灶小者一般不用,糖尿病者禁用。合并消化道出血或伴有严重感染者不用或慎用。为预防消化道出血,在应用类固醇时,应配合西咪替丁静脉滴注。

3.应用脱水药的观察要点

(1)注意纠正水、电解质的紊乱,同时防止低颅压综合征。

(2)对伴有心功能不全或肺水肿者,慎用高渗脱水剂。注意听诊肺部,测心率及询问患者主观感受。

(3)使用甘露醇过多时,须防止甘露醇性肾病的发生,注意观察尿量。

(4)休克时,脱水剂不起作用,应快速补液维持有效血容量。

(5)低蛋白血症可选用人血清蛋白及冻干血浆,效果较好。

(6)注意激素运用过程中的不良反应。

4.脑水肿并发症的脱水方法

(1)脑水肿并发心肌炎或心肌缺血心衰时,不宜用大量高渗性脱水剂。一般先用呋塞米脱水,减轻心脏负担,缓解脑水肿。因呋塞米降低颅内压作用较差,待尿量增加后,再应用小剂量甘露醇脱水,可同时应用毛花苷 C 保护心脏。输液速度应慢,70～80 滴/分,不要加压。如有脑疝前驱期症状或已发生脑疝,则可用 20% 甘露醇 20～100 mL,由疝侧动脉推注。

(2)对脑水肿并发肾功能不良或肾衰竭者,先用呋塞米脱水,减轻水肿。

(3)对已有肾衰竭者,可用导泻法,即用 20% 甘露醇 150 mL 口服,以后每 6 小时 1 次,每次 100 mL,使患者腹泻,排出大量水分达到脱水的目的。

(4)对肾衰竭患者最好尽快行人工肾血液透析法,既可达到脱水、减轻脑水肿的目的,又可降低尿素氮,缓解尿毒症。如无人工肾设备,可行腹膜或结肠透析疗法。

(5)对脑水肿并发休克者,原则上应先纠正休克,补充有效血液循环量,保证脑部的血液供应,改善脑微循环,在此基础上进行适当脱水才有利于治疗脑水肿。先滴注小剂量的甘露醇,以达到适当脱水的作用。等血压稳定后再酌情加快脱水治疗。

5.脑疝的抢救要点

(1)不论何时何地,凡是患者发生脑疝诊断成立,应立即快速静脉推注 20% 甘露醇 250 mL 或 30% 甘露醇 250 mL。

(2)要求患者卧床、头部抬高 15°～30°,及时吸痰、吸氧,必要时行气管切开。

(3)行侧脑室穿刺和椎管注气还纳术前准备。

(4)低温疗法主要为冬眠疗法和物理降温,对保护脑细胞,减少出血,降低颅内压,增加脑细胞对缺血缺氧的耐受有一定的作用。

（5）脑疝纠正后约有半数以上死于并发症和颅内压再升高，因此要加强观察和后续治疗及护理。

（二）呕血（脑胃综合征）的护理

（1）禁食时间不宜过长。昏迷患者3天后仍不醒者，应留置胃管，即可监护有无胃出血，又可以鼻饲药物及饮食。患者有恶心、呕吐倾向应及时取侧卧位，以免呕吐物吸入气管。吐完后用清洁的纱布或软纸拭净脸和口唇周围。如呕吐物为咖啡色即是上消化道出血，要及时报告。

（2）早期使用保护胃黏膜和清热通下的中药，禁用或慎用激素。

（3）及时使用止血药，如云南白药或白及粉10 g、三七粉5 g、生大黄5～15 g等，口服或经胃管注入。

（4）胃内降温疗法：经胃管抽吸出酸性胃液及血液后，再用生理盐水100～200 mL，冰至4 ℃，经胃管注入5～10分钟后，再把灌注的盐水抽出，如此反复进行，直至抽出液体无血为止，对痰热腑实者尤为适宜。

（5）胃内注入去甲肾上腺素。将去甲肾上腺素8 mg放入5％～10％葡萄糖液100 mL中，通过胃管注入，可使胃黏膜血管收缩，血流减少，以达到止血目的。

（6）局部止血：一般保守疗法无效时，如病情许可，可在纤维内镜直视下，对出血局部喷洒止血药物。如用高浓度去甲肾上腺素液或通过内镜活检孔，插入电极进行黏膜电凝止血，或用激光止血。

（7）控制胃酸：可以用西咪替丁400～800 mg加入10％葡萄糖注射液500 mL静脉滴注，每天2次；或以西咪替丁200 mg通过胃管灌入。减少产酸食物的摄入。

（8）静点止血药：常用药有酚磺乙胺、6-氨基己酸、氨甲苯酸等。

（9）抢救出血性休克：如因出血量大、出现血压降低或休克时，应及时输血、补液、扩充血容量。如一时供血困难，可先行快速输入706代血浆以提高渗透压，恢复血容量。出血性休克一般不主张用升压药，可给予多巴胺等升压药。若经内科保守治疗无效时，均应考虑外科手术行胃部分切除。

（三）脑心综合征的护理

中风病并发心电图异常的发生率为15％～82.5％。不同性质的中风病心电图异常发生率也不同。一般认为出血性脑血管病高于缺血性脑血管疾病。心电图的异常随着病情的好转而恢复、加重而再现。临床上常见心电图改变虽明显，但临床症状多较轻，患者常无心前区疼痛感，这可能与脑血管病时感觉传导异常使痛觉阈升高有关，故不要以临床症状来判断心脏功能状况。临床主要护理措施如下。

（1）注意保护心脏功能。对心肌有严重损害或心功能不全者，输液速度宜慢。脱水剂宜选用利尿剂，少用或不用甘露醇。

（2）做好心理护理，保持心情平静，安心接受治疗。同时保持病房舒适安静，限制探视人员。

（3）纠正电解质紊乱。

（4）做好病因治疗。部分心电图可随原发病好转而恢复正常。

（5）对个别严重、顽固心律失常者，可应用抗心律失常药。有心力衰竭者可用强心剂。

(四)急性肺水肿的护理

急性中风病、脑外伤引起的急性肺水肿又称为神经源性或中枢性水肿,其中中风合并肺水肿占 3%～5%,以混合型或内侧脑出血多见。

(1)迅速降低颅内压。

(2)应用地塞米松 25～50 mg 静脉滴注,可增加机体对缺氧的耐受性,抑制肺、脑毛细血管的通透性,减少血浆向肺组织的渗出,对治疗肺水肿有显著效果。

(3)持续高浓度吸氧。有条件者可用高压氧舱。

(4)用 30%～70% 的乙醇放入湿化瓶内以湿化氧气。

(5)取头高足低位,减少肺血容量。

(6)遵医嘱迅速应用改善心功能的药物。

(五)发热的护理

(1)应根据不同的证候、证型选择不同的方法。如脱证之高热,应避免使用发汗药,以防脱不可收,可选用物理降温,如在冷敷、头部、腋窝、腹股沟等大血管丰富处置冰袋;闭证之高热,可选用适当的发汗药、酒精浴或宣通擦剂。如果误用,则导致脱之更脱,闭之更闭。

(2)针刺人中、百会或用三棱针点刺十二井穴出血,以泻热开窍,或点刺耳尖放血以清泄热邪。

(3)对吸收热无需特殊处理,做好一般护理即可。如果为脱水热要及时补充水分及纠正电解质。

(4)必要时协助医生应用人工冬眠疗法。

(六)气道护理

1.体位

颅内高压者抬高床头 30°,头偏向一侧后仰,及时拭净分泌物。舌后坠者应置咽管使舌根压向前方,或去枕平卧保持呼吸道通畅。

2.鼻管给氧

给氧量为 2～3 L/min,其浓度一般不超过 50%。湿化瓶中加入菖蒲、郁金液等开窍、醒神中药煎剂,湿化氧气,一则促进患者神志恢复,二则有利于排痰。合并呼吸性碱中毒时,应予面罩给氧。

3.排痰

(1)吸痰:颅内压高时,吸痰期间呛咳剧烈者应在中间稍作休息,然后再做吸引。吸净痰液后,咽喉部"呼噜"声消失。如痰较深,从口腔入管吸痰有困难者可直接从鼻腔入管吸痰,效果较好。

(2)翻身拍背:每 2～3 小时一次(在做皮肤护理时即可兼做),使痰松动,有利于排出,同时也有利于疏通气血,加速恢复肺的宣发肃降功能。

(3)雾化吸入:若痰液黏稠不易吸出,可用鲜竹沥超声雾化吸入,2～3 次/天。

(4)配合针刺廉泉、丰隆、内关等穴,以理肺、健脾、豁痰。

4.遵医嘱留取痰液送检

做细菌培养和药物敏感试验,以便合理应用抗生素。

5.喉头痉挛或因分泌物致窒息者处理

若有喉头痉挛或因分泌物致窒息者,应尽快协助医生及早行气管插管或切开,行人工辅助呼吸。

(七)腑气不通的护理

临床观察发现,中风病患者大便及时通畅则预后较好,而大便迟迟不下者预后往往较差。现代医学研究证实,迅速排除肠内废物,可以降低颅内压。因此,在急性期及时通畅腑气,使气机逆乱尽快恢复正常为护理之关键。

1.通腑法的指征

(1)主要指征:腹胀;便秘、便干;腹胀伴大便不畅;大便数天未行。

(2)次要指征:呛咳;呃逆;呕吐;头晕目眩。

凡具有主要指征一项或一项以上者,无论是否伴有次要指征,即可运用通腑法。

2.护理措施

(1)饮食宜选清淡多纤维及维生素的食物,如白菜汤、丝瓜汤、萝卜汤、芹菜汤、菠菜、油菜、白菜、香蕉、生梨、苹果等。

(2)生大黄粉 1～3 g 装胶囊口服或溶解后鼻饲以通腑泄热。番泻叶 3～6 g,泡水代茶饮。二者适于腑气不同伴实热者。

(3)蜂蜜 30 g,凉开水冲服每天 1 次,或用白芍 20～30 g、甘草 10～15 g,水煎服每天1 剂。二者均用于阴血不足之便秘,对习惯性便秘疗效尤佳。

(4)如患者有便意而排便费力,可用开塞露、甘油栓等 1～2 支肛管内注射。

(5)用 10%甘露醇,1 g/kg 体重,口服,一般 2～3 小时后即可排便。但须注意,消化道出血及全身严重衰竭者忌用。

(6)如大便失禁,可在患者床单下铺一块油布或塑料单,勤更换臀下的垫物,保持患者臀部干燥。

(7)自我按摩腹部,可增加肠蠕动,把大便推向直肠。按摩方向为右下腹→右上腹→左上腹→左下腹。

(8)经以上处理不能排便,可用淡肥皂水或生大黄粉溶液 300～500 mL 灌肠以通腑泄热。如果患者伴有肝硬化昏迷,禁用肥皂水灌肠。

(八)小便失禁与癃闭的护理

(1)小便失禁自知者,可选用接尿器接尿,也可用自制的收集尿液的接尿下具。

(2)小便失禁不知并伴有循环衰竭或肾功能障碍者,可行留置导尿术,以便观察尿量的多少,并做好记录。在意识障碍或失语的情况下,患者有便意或膀胱排尿时往往表现躁动不安,表情和姿势也有所改变,请及时使用大小便器。

(3)保持被褥清洁干燥,用洁尔阴或温淡盐水每天 2 次清洗会阴部,以防泌尿系的继发感染。

(4)若患者 4 小时以上未排尿时,应及时检查患者小腹部有无膀胱充盈及程度如何。如有膀胱充盈,可采取以下措施:①热敷下腹,按顺时针按摩 10 分钟;②指压关元,轻轻予以加压,促使膀胱收缩,同时给予听流水声。经以上处理无效时可针刺气海、关元、中极、三阴交、水道、水泉、肾俞等穴。必要时行导尿术,要严格无菌操作,记录尿量,切忌过多放尿,以防引起虚脱。每隔3～4 小时放尿一次,24 小时后训练患者的排尿功能,以维持膀胱正常的收缩和舒张功能。重新训练反射性膀胱,应在无严重输尿管逆流及泌尿系感染得到控制的情况下才能进行训练。

(5)膀胱训练方法。

留置导尿管法:采用定期开放导尿管,让膀胱适当地充盈和排空,以促进膀胱壁肌肉张力的恢复。具体操作如下:定时开放导尿管,日间根据喝水量多少每 2～3 小时开放导尿管一次。在开放导尿管时,嘱患者做排尿动作,主动增加腹压或用手按压下腹部,使尿液排出。睡眠后导尿管持续开放。

告诉患者有关尿意预兆或信号,如脸红、寒战、毛孔战栗或出冷汗等。如有这些征兆,应放尿一次。教会患者做收缩肛门括约肌及仰卧位抬起臀部的动作,这些训练有利于重建排尿功能。

拔管试验:换尿管时按计划喝水 500 mL 左右。拔管 2～3 小时后,试行排尿或用手压下腹部,如果无尿,于半小时后重复一次。4 小时后无尿或只排出少量尿液时,为了刺激排尿,可肌内注射卡巴胆碱0.25 g。如无效需再留置导尿管。以后每隔 7～10 天,即相当于更换导尿管的同一时间,重行试验。如能排尿,需测定残余尿量。其方法是:拔管前开放导尿管,使膀胱排空,然后饮水 500 mL,1 小时候让患者试行排尿或用手向下向后施加轻度压力压下腹部,使尿液从膀胱排出,然后分别测定排尿量及残余尿量。当患者自解尿量与残余尿量接近 3∶1 时,称为平衡膀胱。此时拔除导管。一周内每天测残余尿量,如果都达到 3∶1 的比例,即可谓膀胱训练成功。

间歇导尿法:近年来,国外很多学者认为,间歇导尿法是较好的治疗法,即每 4～6 小时导尿 1 次,睡前导尿管留置开放,每次导尿半小时,让患者试行自解。一旦开始排尿,需测定残余尿量。如果残余尿量愈来愈少,可适当延长导尿间隔时间,以至逐渐停止导尿。间歇导尿法尤其适用于女患者,且泌尿道感染率较低,并发症少。

(6)如果尿液浑浊,有尿路感染或导尿管不通畅,宜做膀胱冲洗,每天 1～2 次。冲洗液量一般在100 mL。

(九)抽搐的护理

(1)肢体强痉拘急、躁动不安者,应将患者指甲剪短,双手握固软物,用加味止痉散轻轻按摩肢体,以解痉通络。

(2)保持良好的肢体功能位。如果屈曲痉挛时,可轻轻将患肢边按摩边伸展于伸位;若强直痉挛,可将患肢边按摩边将肢体置屈曲功能位。在护理患者时切忌强拉硬拽,以防损伤肌肉关节。

(3)肢体不温者应注意保暖,但严防烫伤。

(4)若癫痫发作,患者常常牙关紧闭。为防止舌咬伤,可用开口器启开患者的牙关,保护舌,同时也保证了呼吸道的通畅。有义齿修复者,应及时摘除,以防误咽窒息。

(5)应观察抽搐的部位、持续时间、次数及间歇时间,发作时瞳孔反射是否存在,是否有大小便失禁,是否有去大脑强直样抽搐。

(十)压疮的预防与护理

意识障碍越深,年龄越高,身体越瘦,越容易形成压疮。压疮的好发部位以骶尾部最常见,其次是足跟、肩胛部、肋骨下部等骨突出部位。这时应根据患者的具体情况做好压疮的预防。

1.压疮的预防

(1)床铺要柔软、舒适。制作 3～4 个较厚的棉褥,供翻身时更换。换下来的垫褥要日晒或烘烤,去除潮湿,保持松软。

(2)定时更换体位,至少每 2 小时一次。在翻身的同时对原来受压的部位进行按摩,可用红花油或复元通络液按摩。在翻身时,如有颅内压增高,头部与躯干要一起呈水平同时翻身,切忌头部扭曲而影响脑脊液的回流,致颅内压进一步增高而产生脑疝。

(3)当病情危重、呼吸节律有变化时,患者家属不要擅自更换体位,要在医护人员的指导下进行。

(4)要勤换褥单及内衣。因大小便、汗液引起皮肤污染和潮湿时易诱发压疮,因此,要扫净床铺、拉平床单及衣裤至无皱褶。

（5）每次便后除了擦干外,要每天 2 次用温热毛巾擦局部,保持干燥,用滑石粉涂抹会阴部、腋窝和颈部等容易汗湿的地方。

2.压疮的护理

一旦出现压疮要及时处理。关键的措施一是防止再压,二是换药,三是增强全身的抵抗力。其具体措施如下。

（1）发生压疮处避免再受压。可用气圈、棉垫圈,使压疮处在圈的中央,所做的棉圈最好分大、中、小号,这样防止压迫一处皮肤,造成血液循环受阻,形成新的压疮。

（2）仍要继续采取压疮预防措施。

（3）疮面护理。

Ⅰ度压疮:局部皮肤红（暗）紫,皮肤无破损,不用换药,只要局部不受压,勤按摩周围皮肤,也可应用红外线灯,促使局部血液循环加快,增加新陈代谢。

Ⅱ度压疮:局部皮肤表皮破损,红润,无分泌物,可用凤凰衣（鸡蛋壳内膜）贴敷,红外线灯照射,还可用湿润烧伤膏涂抹,保持局部清洁,效果较好。

对Ⅱ度以上有分泌物的压疮,可根据患者的具体情况选择以下措施:

若患者伴有糖尿病,可在甲硝唑湿纱布上滴 4 个单位的胰岛素贴敷在清洁创面,然后用红外线照射 20～30 分钟,之后再用甲硝唑纱布湿敷,上面再覆盖一块干纱布固定。红外线照射可在促进局部血液循环的同时,加速抗生素和 RI 局部吸收并改善局部细胞的代谢情况,有利于上皮组织的生长。每天换药 1 次,感染严重者可每天换药 2 次。

若疮面脓性分泌物较多、溃烂较深,可用解毒洗药煎液冲洗脓液至疮面鲜红、干净,剪净坏死组织,再用玉华生肌膏或创伤膏敷贴固定,还可用云南白药粉剂撒于局部疮面,以祛腐生新。次日行清洁换药。3～4 天后改用甲硝唑纱布湿敷换药。

若患者全身情况差、压疮较重则要全面治疗。在应用抗生素的基础上,增加支持疗法,适当给予白蛋白、α氨基酸液、脂肪乳等静脉点滴,这样可以加速压疮的愈合。同时亦要合理调整患者的饮食结构,给予高维生素、高蛋白、低脂、低糖等食物。

十、恢复期的护理方案

（一）护理评估
（1）病程长短、患者对疾病的认知程度。
（2）血压,肢体活动情况,语言表达情况。
（3）生活饮食习惯、家族史。
（4）情志状况、社会状况。

（二）辨证施治
1.风痰瘀阻
证候:半身不遂,口眼㖞斜,舌强言蹇,肢体麻木,舌质暗或有紫斑,苔腻,脉弦滑。
治疗法则:搜风化痰,活血通络。
2.气虚络瘀
证候:舌强语蹇或失语,口眼㖞斜,半身不遂,舌质淡暗,脉细涩。
治疗法则:补气活血通络。

3.肝肾亏虚

证候:舌强不语,口眼㖞斜,半身不遂,患肢僵硬拘挛或萎缩,舌质红,脉细涩。

治疗法则:滋养肝肾。

(三)施护要点

1.生活起居护理指导

患者病后正气不足,起居要慎风寒,注意保暖,预防感冒。休息与锻炼时间要有规律,不宜过于劳倦。指导家属对长期卧床生活不能自理患者的护理,如按时进行口腔、皮肤护理,保持床铺清洁,注意保持患侧的功能位置,定时为患者变换体位,预防发生压疮等。

2.语言、肢体锻炼指导

脑卒中在急性期过后,后遗症状一般在病后 3 个月内恢复较快,超过 6 个月就较难恢复。

(1)语言锻炼:鼓励患者多说话,语句从简短逐渐过渡到复杂。

(2)肢体锻炼:鼓励患者自己多进行肢体功能锻炼。不能自主活动的卧床患者,护理人员应指导家属协助患者做肢体被动活动或循经按摩,推拿肩、肘、膝、手、足等部位。从远端到近端,幅度由小到大。2~3 次/天,20~30 分钟/次。活动前可先用温热水擦洗肢体,既能放松紧张的肌肉和僵直的关节,又有利于肢体气血的流通,达到增加疗效的目的。功能锻炼时,上肢应多做前臂、腕、指的伸指动作;下肢应多做伸屈外展动作。出现自主运动后,指导患者以自主运动为主,由健肢带动患肢进行锻炼。

3.饮食护理

饮食宜清淡、营养丰富、易消化食物。忌肥甘厚味,保持大便通畅。

(1)气虚络瘀者可多食用补气活血,如黄芪、田七。

(2)肝肾亏虚者多食用补肾养肝的食品,如枸杞子、杜仲等。

4.情志护理

由于患者语言、肢体功能障碍,生活自理能力下降,会产生抑郁、焦虑等情绪。护士应鼓励患者树立信心,保持精神愉快,避免不良的精神刺激,指导家属应予亲情关怀,不要在患者面前流露不利于患者康复的情绪。

5.中医适宜技术护理

(1)舌强语蹇者可遵医嘱采取针刺治疗,常取内关、通里、廉泉、三阴交、哑门、风府、金津、玉液等穴位。

(2)口眼㖞斜者可遵医嘱选穴针刺百会、四神聪、睛明、太阳、颊车、地仓、迎香、风池、风府等穴。

(3)上肢障碍者可遵医嘱选穴针刺肩三穴、曲池、合谷、外关等穴。

(4)下肢障碍者可遵医嘱选穴针刺环跳、髀关、伏兔、血海、风市、承扶、殷门、委中、承山、昆仑、解溪等穴。

6.脑卒中宣教

向患者和家属阐述脑血管疾病的危险因素、抓紧时间积极治疗脑卒中后遗症的重要性。指导患者和家属控制患者体重,定期检测血压、血糖、血脂。

(史延珍)

第三节 不 寐

不寐是指因脏腑机能紊乱、气血亏虚、阴阳失调所致,以不能获得正常睡眠为主要临床表现的病症。主要表现为睡眠时间、深度的不足,不能消除疲劳以及恢复体力与精力。轻者入睡困难,寐而易醒,或时寐时醒,或醒后不能再寐;重者彻夜不能入睡,严重影响正常的生活、工作、学习和身心健康。以中老年人为多见,近年来由于生活不规律等原因,年轻人的发病率正逐渐提高。

西医学中的神经官能症、更年期综合征、慢性消化不良、贫血、动脉粥样硬化等,以不寐为主要临床表现时,可参照本节辨证施护。

一、病因病机

营卫阴阳的正常运行是保证心神调节寐寤的基础。人体"阴平阳秘",脏腑调和,气血充足,心神安定,卫阳能入于阴,阴阳相交,神安则得眠。若因心脾两虚、阴虚火旺、心胆气虚,或食积停滞、肝火扰神,均能导致心神不安,神不守舍,不能由动转静而致不寐。肝郁化火、痰热扰心,致神不安宅者为实证;心脾两虚、气血不足或心胆气虚、心肾不交,致心神失养,神不安宁者为虚证。其病位在心,与肝、脾、肾密切相关。

(一)年迈体虚

年迈血少,心血不足;或久病之人,心血暗耗,致血虚而无以养心,心虚则神不守舍;或房劳过度,耗伤肾阴,致使阴衰不能上奉于心,心火独亢,火盛神动,心肾失交,神志不宁。

(二)情志失调

情志过极可导致脏腑功能失调。如思虑过度,伤及心脾,心伤则阴血暗耗,神不守舍,脾伤则脾不运化,生化乏源,心血亏虚,心失所养,心神不安;肝主疏泄,暴怒伤肝,或肝郁气滞,肝郁化火,扰动心神;或五志过极,心火炽盛,心神激动;或暴受惊恐,导致心虚胆怯,神魂不安,均可致夜不能寐。

(三)劳逸过度

劳倦太过则伤脾,脾伤纳少,生化之源不足,营血亏虚,血虚而不能上奉于心,致使心神失养而致不寐。

(四)饮食不节

暴饮暴食,伤及脾胃,宿食停滞,酿为痰热,上扰神明,心血不静,阳不入阴,而致不寐。

二、辨证施护

(一)肝郁化火

1.主症

失眠,急躁易怒,不思饮食,口渴喜饮,目赤口苦,小便黄赤,大便秘结,舌红苔黄,脉弦数。

2.调护方法

疏肝泻热,佐以安神。

(1)药物调护:选用龙胆泻肝丸或黄连 6 g,水煎服,1 次/天;大便秘结者,可用番泻叶 10 g,泡水代茶饮。

(2)针灸调护:针刺百会、神门、内关、三阴交、合谷穴,用泻法。

(4)饮食调护:饮食宜清淡,多食新鲜水果、蔬菜,可常食柑橘、金橘,有理气之效。

(5)生活调护:居室安静、凉爽,避免噪音。

(6)情志调护:避免生气、焦急,以免使肝郁加重。应经常与患者交谈,了解其心理状态,给予心理疏导。在患者身体健康状况允许的情况下,应鼓励患者参加一些活动,如散步、下棋等,并多与别人接触。

(二)痰热内扰

1.主症

失眠头重,胸闷痰多,嗳气吞酸,恶心口苦,心烦目眩,苔黄腻,脉滑数。

2.调护方法

化痰清热,和中安神。

(1)药物调护:炒酸枣仁 10 g,研末冲服,睡前用。

(2)针灸调护:针刺百会、神门、内关、三阴交、足三里穴,用泻法。

(4)饮食调护:饮食宜清淡,可用合欢皮 15 g、陈皮 10 g,沸水泡,加冰糖适量,代茶饮。

(5)生活调护:居室应凉爽,卧位宜舒适。

(三)阴虚火旺

1.主症

心烦不寐,心悸不安,头晕耳鸣,腰酸梦遗,五心烦热,口干津少,舌红,脉细数。

2.调护方法

滋阴降火,清心安神。

(1)药物调护:选用天王补心丹。

(2)针灸调护:针刺百会、神门、内关、三阴交、心俞、肾俞、太溪穴,用补法。

(3)饮食调护:饮食宜清淡,少食油煎肥腻之品,可服枸杞百合粥。以枸杞子 30 g、百合 30 g、粳米 200 g,水煮成粥,加入冰糖适量,每次 1 碗,1～2 次/天。

(4)生活调护:居室宜凉爽、安静、舒适;睡前不饮茶、咖啡等饮料,不看刺激性书刊、电视。

(5)情志调护:本型患者易心烦,应及时做好思想工作。

(四)心脾两虚

1.主症

多梦易醒,心悸健忘,头晕目眩,肢倦神疲,饮食无味,面色少华,舌淡苔薄,脉细弱。

2.调护方法

补养心脾,以生气血。

(1)药物调护:选用人参归脾丸。

(2)针灸调护:针刺百会、神门、内关、三阴交、足三里穴,用补法。

(3)推拿调护。①按摩腹部:用手掌心在心窝下作环形按摩 20 次;②按摩涌泉穴:左手按右脚,右手按左脚,各 20 次。

(4)饮食调护:饮食宜细软、易消化,忌生冷辛辣肥甘之品,可用补脾枣苡粥。薏苡仁 40 g、山药 40 g、红枣 50 g、粳米 250 g,水煮成粥,加入白糖适量,每次 1 碗,1～2 次/天。

(5)生活调护:居室宜安静、舒适,温、湿度适宜。

(五)心胆气虚

1.主症

失眠多梦,易于惊醒,胆怯心悸,气短倦怠,小便清长,舌淡,脉弦细。

2.调护方法

益气镇惊,安神定志。

(1)药物调护:党参 10 g、酸枣仁 30 g、茯神 15 g,水煎服。

(2)针灸调护:针刺百会、神门、内关、三阴交、心俞、胆俞、丘墟穴,用补法。

(3)饮食调护:饮食宜加强营养,忌酒、茶、咖啡,可用黄精炖猪肉。以黄精 50 g、瘦肉 200 g、葱、姜、食盐、料酒、味精适量,做成菜食用,隔天 1 次。

(4)生活调护:居室安静,取舒适卧位,避免嘈杂。

(5)情志调护:消除患者思想顾虑,给予精神安慰。

三、预防与调养

(1)重视精神调摄,避免过度紧张、兴奋、焦虑、抑郁、惊恐、愤怒等不良情绪刺激。鼓励患者多参加社会活动,加强交流,保持愉悦的心情。

(2)家居环境应保持静谧、舒适。养成合理作息、规律睡眠的习惯,睡前精神放松,避免从事紧张、兴奋的活动,可用温水或中药煎汤泡脚。

(3)饮食有节,晚餐不宜过饱,忌浓茶、咖啡、醇酒。根据不同证型,选择补益气血或滋阴化痰等功效的食物,如山药莲子粥、红枣莲子粥、银耳羹等。

(4)病后要注意调养,劳逸结合,适当从事体力劳动和体育运动,增强体质。脑力劳动者,应坚持每天适当进行体育锻炼。慎用安眠药。

(付文平)

第九章　医院感染的管理与控制

第一节　破伤风的医院感染预防与控制

破伤风是一种急性致死性疾病,是由破伤风杆菌经皮肤或黏膜伤口侵入人体,在缺氧环境下生长繁殖,产生毒素而引起的以阵发性肌肉强直收缩和痉挛为主要临床特征的特异性感染。

一、破伤风的流行病学

破伤风杆菌是革兰氏阳性厌氧性芽孢杆菌,广泛存在于自然环境,如灰尘、土壤和人畜粪便中,甚至在医院和手术室的空气中也可检出。破伤风主要发病于免疫接种开展不充分的贫穷国家,好发人群为青年和新生儿,男性较女性多发。在发病的不同年龄组中,老年人和婴儿死亡率高。在 20 世纪 80 年代,全世界有 100 万新生儿死于破伤风,新生儿破伤风死亡率高达 60%～80%,成人破伤风死亡率在 20%～60%,老年患者和潜伏期短于 4 天的患者死亡率更高。由于有效的疫苗接种以及重症监护和机械通气的使用,20 世纪 90 年代,该病的发病率明显下降,在全世界范围内使 70 万人免于死亡。

(一)传染源

在医院内,破伤风感染患者是主要的传染源。破伤风杆菌仅在伤口局部繁殖,伤口处组织和分泌物可检出大量病原体。

(二)传播途径

1.接触传播

皮肤破损处接触患者伤口分泌物或被病原体污染的物品,可导致感染发生。也可通过医务人员污染的手,将破伤风杆菌从一个感染患者传播到下一个经常需要伤口护理的患者。

2.可疑气溶胶传播

进行伤口冲洗或清创时,会产生大量携带病原体的气溶胶,导致周围环境和空气严重污染,附近患者正好有开放性伤口和多次实施侵入性操作。有感染发病的报道。

3.通过污染医疗用品传播

患者污染的医疗器械和物品,在下一个患者使用前未经有效消毒灭菌,可导致疾病的传播。

(三)人群易感性

未接受免疫接种,尤其是皮肤有破损者都为易感人群。但伤口内有破伤风杆菌者并不一定都发病。破伤风的发生除了与细菌数量多、毒力强以及缺乏免疫力等情况有关外,伤口局部有坏死组织、活动性炎症和异物存在导致的厌氧环境,是破伤风发生的有利条件。

(四)潜伏期

破伤风的潜伏期平均为 7～10 天,也可短至 24 小时或长达数月、数年,约有 90％的患者在受伤后 2 周内发病。潜伏期和前驱期越短,疾病就越严重。

(五)病原体特性和感染特征

1.病原体特性

破伤风杆菌是专性厌氧菌,可形成芽孢。菌体易被杀灭,但芽孢有特殊的抵抗力,须经煮沸 30 分钟,压力蒸汽 10 分钟或用苯酚浸泡 10～12 小时方可将其杀灭。

2.感染特征

破伤风杆菌无法侵入正常的皮肤与黏膜,一般都是发生在创伤后。破伤风杆菌的滋生繁殖需要无氧环境。破伤风芽孢必须在组织内氧化还原电位低至 150 mV 时才能迅速繁殖。未经清创处理的污染严重的伤口、组织缺血坏死、引流不畅或伤口合并需氧化脓菌感染时,破伤风便容易发生。少数破伤风可在无明显伤口存在的情况下出现,如皮肤非常细微的伤口沾染土壤、粪肥或接触锈蚀的金属物品也可能被感染,因为有 15％～25％的患者没有近期受伤的经历。破伤风可发生于手术后和肌内注射药物后,偶发于手术摘除留在体内多年的异物后,也可并发于烧伤、溃疡、冻伤、坏疽、开放性骨折、人工流产和产后。新生儿破伤风常见于脐带残端消毒不严格的接生技术。

二、破伤风的医源性感染控制

坚持预防为主的方针,破伤风是可以预防的,常见的措施是加强劳动保护,防止创伤发生。注射破伤风类毒素进行主动免疫。一旦发生创伤,坚持伤口的正确处理,及时进行被动免疫,可预防疾病发生。

(一)管理传染源

(1)对患者实施单间隔离,同种病原体感染患者可同住一室。保持病室环境安静,防止光、声刺激。

(2)患者诊疗物品固定专用。

(3)换药或手术最好固定在隔离房间,每次进行伤口清创或换药后,房间都必须进行终末消毒。

(二)切断传播途径

(1)普及新法接生技术,产科严格脐带残端消毒处理,减少新生儿感染破伤风。

(2)严格医疗器械和用品的消毒灭菌,防止病原体经污染医疗器械、设备及用品导致的感染发生。

(3)患者污染的织物类,需要双层包装,集中焚烧。

(4)患者房间的物体表面,可用 500～1 000 mg/L 有效氯或有效溴消毒剂进行擦拭消毒,有污染随时消毒。

(5)对没有保留价值的废弃物,如患者伤口敷料等,严格按照医疗废物进行焚烧处理。

(6)医务人员工作中严格个人防护,进行伤口冲洗时应穿隔离衣,戴口罩和护面屏。接触伤口或污染物时戴手套,若手有破损,戴双层手套或暂时调离工作岗位。

（7）严格实施手卫生，医务人员接触患者前后要严格消毒双手。

（三）保护易感人群

（1）加强职业防护，尽量避免发生创伤，一旦发生皮肤或黏膜破损，应及时正确处理伤口。

（2）对严重污染的伤口及时进行彻底清创，如切除无活力的组织，清除异物，打开无效腔，敞开伤口，充分引流等措施，可减少或防止破伤风的发生。

（3）对于从事容易发生创伤的医院工作人员，如总务处的水暖工、维修工、医疗废物处理人员等，可给予注射破伤风类毒素（ATT），使人体获得自动免疫。采用破伤风类毒素基础免疫通常需要注射 3 次。首次皮下注射 0.5 mL，间隔 4～6 周再注射 0.5 mL，第二针的 6～12 个月后再注射 0.5 mL。以后每隔 5～7 年皮下注射类毒素 0.5 mL 作为强化注射。一般抗体产生是在首次注射类毒素 10 天左右，30 天后达到有效保护抗体浓度。接受全程主动免疫者，伤后仅需皮下注射类毒素 0.5 mL，即可在 3～7 天内产生有效的保护抗体。国外一些国家推荐每 10 年进行一次 ATT 的免疫接种，以维持人群的免疫水平。

（4）对于未进行过破伤风主动免疫注射而发生创伤的医院员工，尤其是被锈蚀的金属刺伤，且伤口细而深时，可注射破伤风抗毒血清（TAT）或人体破伤风免疫球蛋白（TIG）进行被动免疫。破伤风抗毒血清是最常用的被动免疫制剂，常用剂量是 1 500 U，肌内注射，伤口污染严重或受伤超过 12 小时，剂量加倍，有效作用可维持 10 天左右。TAT 是血清制品，容易发生变态反应，注射前必须做皮肤过敏试验，TAT 皮肤试验过敏者，常采用脱敏注射方法。脱敏注射时，应仔细观察接受注射者的各种变化，防止致死性变态反应的发生。如出现面色苍白，出皮疹，血压下降等症状，应立即停止注射，马上给予肾上腺素皮下注射和吸氧等抢救措施。人体破伤风免疫球蛋白预防剂量为 250～500 U，一次注射后免疫效能 10 倍于 TAT，可在体内维持 4～5 周。对于距离最后一次接种 ATT 已超过 5 年的感染或较大创伤者，推荐再给予接种一次 0.5 mL ATT，可减少破伤风发病的概率。但不推荐鞘内和伤口周围局部浸润注射破伤风抗毒血清，因其效果不肯定。

（彭思琪）

第二节　气性坏疽的医院感染预防与控制

气性坏疽通常又称梭状芽孢杆菌性肌坏死，是由一群梭状芽孢杆菌引起的一种快速进展的急性严重特异性感染性疾病。致病菌产生的外毒素可引起严重毒血症及肌肉组织的广泛性坏死，病情发展迅速，病死率高。患者早期临床表现为表情淡漠、头晕、头痛、恶心、呕吐、出冷汗、烦躁不安、高热、脉搏快速、呼吸急促，并有进行性贫血。自觉伤口局部沉重，有包扎过紧感。此后，突然出现患部"胀裂样"剧痛，这种疼痛为特征性的疼痛，不能用一般止痛剂缓解。患部肿胀明显，压痛剧烈。伤口周围水肿、皮肤苍白、紧张发亮。随着病变进展，静脉淤滞，皮肤很快变为紫红色，进而变为紫黑色。伤口内肌肉由于坏死，呈暗红色或土灰色，失去弹性，刀割时不收缩，也不出血，犹如煮熟的肉。伤口周围皮肤有捻发音，表示组织间有气体存在。轻轻挤压患部，常有气泡从伤口逸出，并有稀薄、恶臭的浆液样血性分泌物流出。伤口分泌物涂片检查有大量革兰氏阳性杆菌，X 线检查伤口肌群间有气体。晚期患者有严重中毒症状，血压下降，最后出现黄疸、谵妄和昏迷。如处理不及时,患者常丧失肢体,甚至死亡。气性坏疽多见于战伤、地震损伤,以及日常各种原因的严重创伤。

一、气性坏疽的流行病学

多数气性坏疽病例以 A 型产气荚膜杆菌感染为主,其他如水肿杆菌、败血杆菌等均可介入。梭状芽孢杆菌是腐物寄生菌,普遍存在于泥土、人及动物的肠道或粪便中。气性坏疽多为散发,日常生活中产生的损伤或医源性损伤都可导致感染发生,如臀部手术、臀部注射,或大块的肌肉和大动脉的损伤、开放性骨折、烧伤等。在地震或战争时,如果延误撤离或治疗时间,可出现气性坏疽的暴发。少数情况下,气性坏疽也可在没有伤口的情况下发生,气性坏疽可以是阴囊和会阴处的原发感染。气性坏疽患者的死亡率可达11%~31%,但如果不治疗,则无一例能幸免。

(一)传染源

在医院内,气性坏疽患者是主要的传染源。病原体大量存在于患者坏死组织和渗出液中,以及被伤口分泌物污染的敷料、器械和物品等表面。

(二)传播途径

1.接触传播

接触患者伤口的坏死组织和渗出液,接触污染的敷料和织物,尤其是接触者皮肤有破损,病原体可通过破损伤口侵入感染,病原体也可通过医务人员污染的手从一个患者传播到另一个患者。

2.可疑气溶胶传播

伤口冲洗过程中产生气溶胶污染空气、环境等,恰好附近有介入性操作或开放性伤口患者的存在,有引发感染的风险。

3.污染的诊疗器械传播

被病原体污染的医疗器械或物品,未经有效消毒和灭菌,如拔牙、手术等操作导致感染的发生。

(三)人群易感性

梭状芽孢杆菌广泛存在,容易进入伤口,但不一定致病。疾病的发生依赖于下列多种因素。

(1)有伤口存在,尤其是组织肌肉广泛损伤或大片坏死的患者。

(2)人体抵抗力低下。

(3)伤口局部氧浓度降低,伤口的缺氧环境适合梭状芽孢杆菌生长,如大量失血或休克,局部血供障碍,伤口污染泥土、弹片或被覆盖物覆盖,尤其是进行臀部、会阴部手术,接近粪源性细菌,或使用止血带时间过长等,都容易发生气性坏疽。

(四)潜伏期

潜伏期1~4天,常在伤后 3 天发病,亦可短至 24 小时,个别情况下可短至 1~6 小时。

(五)病原体特性和流行特征

1.病原体特性

气性坏疽的致病菌为厌氧菌,为革兰氏阳性菌,可形成芽孢,产生外毒素。梭状芽孢杆菌在自然界广泛存在。在有氧的环境下,菌体不能生长,还能抑制毒素的产生。若皮肤有破损,尤其是伤口处有坏死组织、异物存在,或缺血使伤口局部氧浓度降低,有利于细菌大量繁殖。

2.流行特征

本病多为散发,偶有暴发,多见于战争、地震伤害导致的创伤感染暴发。日常生活中的严重损伤以及结肠直肠手术等也可导致感染发病。

二、气性坏疽的医源性感染控制

(一)管理传染源

(1)战争、地震等伤害引起开放性伤口患者较多时,应认真做好预检分诊工作,将可疑感染患者与其他患者分开,以减少患者之间的交叉感染。

(2)接诊患者的车辆应采用一次性防渗透床单,并做到一人一用,用后严格按照医疗废物焚烧处理。

(3)确诊或可疑气性坏疽患者应单间隔离,伤口局部必须进行彻底清创,在伤后 6 小时内清创,几乎可完全防止气性坏疽的发生。即使受伤已超过 6 小时,在大量抗生素的使用下,清创术仍能起到良好的预防作用。清创后的伤口可用 3‰过氧化氢或 1∶1 000 高锰酸钾溶液冲洗、湿敷,对已缝合的伤口,应将缝线拆开,敞开引流。

(4)固定换药室、手术间、诊疗物品。换药和手术结束后,房间严格终末消毒。

(5)加强病区管理,严格探视制度,做好疾病的预防宣传工作。

(二)切断传播途径

(1)科室:对气性坏疽患者使用后的可重复应用的医疗器械和用品,要双层密闭包装,并标明感染性疾病名称,送至消毒供应中心集中处理。供应室应先采用含氯或含溴消毒剂 1 000～2 000 mg/L,将其浸泡 30～45 分钟,有明显污染物时应采用含氯消毒剂 5000～10 000 mg/L,将其浸泡至少 60 分钟后,再进行清洗和灭菌处理。

(2)医疗废物置于双层包装袋内,粘贴标识,密闭送至医疗废物暂存处,交集中处置单位焚烧处理。

(3)截肢后的肢体,采用过氧化氢处理后,专用袋密闭封装,注明特殊感染标识,交火葬场火化,并做好交接登记。

(三)保护易感人群

(1)加强防病的宣传,使医务人员和患者了解疾病的特性,做到疾病的早发现、早治疗,因为早诊断和及时治疗是保存患者肢体和挽救生命的关键。早隔离确诊或疑似患者,还可减少疾病的传播。

(2)医务人员接触患者应做好个人防护,进入病室必须穿隔离衣,戴口罩、帽子,接触伤口或污染物戴手套。给患者冲洗伤口时,为防止喷溅或吸入气溶胶,应戴外科口罩及护目镜。医务人员皮肤有伤口或渗出性皮炎等时,应戴双层手套或暂时调离现岗位。

(3)主动免疫保护方法仍在试验中。

(彭思琪)

第三节 手术部位感染的预防与控制

手术部位感染是指发生在手术切口的感染,包括在手术期间病原菌进入邻近组织而形成的深部感染。为了合理地讨论伤口感染,1992 年确定统一用手术部位感染描述各层组织的感染。手术部位感染分为表浅手术切口感染、深部手术切口感染和器官(或腔隙)感染。手术部位感染是外科手术后最常见的感染之一,占医院感染的 10％～19％,一般 60％～80％手术部位感染发生在切口局部。

一、病原微生物

手术部位感染的主要病原菌为细菌。随着抗菌药物的广泛应用,手术部位感染的致病菌也在不断发生变迁。近 10 年,以革兰氏阳性球菌和耐药性较强的革兰氏阴性杆菌为主要病原菌,包括需氧菌、厌氧菌和真菌。革兰氏阴性杆菌主要为大肠埃希菌、克雷伯菌属、铜绿假单胞菌;革兰氏阳性球菌主要是葡萄球菌属、链球菌属和肠球菌属。近年来,真菌引起的手术部位感染病例呈上升趋势。病原体的来源为工作人员、患者、环境及手术器材。

二、危险因素

(一)切口分类
外科切口感染与手术时伤口的污染程度有关,一般将切口分为以下几类。

1.清洁切口

清洁切口是指手术中未进入呼吸、消化、泌尿、生殖腔道的手术切口,以及未遇到炎性病灶,术中未违反无菌操作原则的手术切口。

2.清洁污染切口

清洁污染切口是指进入呼吸、消化、泌尿、生殖道等,但无炎症病灶及感染,内容物无溢出的手术切口。

3.污染切口

污染切口是指手术中有消化道内容外溢、尿路感染的泌尿道外溢、胆道感染手术,新鲜开放性创伤的扩创缝合手术,以及手术中违反无菌操作原则的手术切口。

4.污秽切口

污秽切口亦称感染切口,是指有急性感染病灶的手术切口,消化道等空腔脏器穿孔的手术切口以及脓肿切开引流的伤口,有异物、粪便等严重污染。

在临床工作中,仍常用三类切口分类法,即清洁切口、清洁污染切口和污染切口。

(二)危险因素
1.手术前的危险因素

(1)患者因素:肥胖,营养不良,慢性疾病如糖尿病、粒细胞减少或功能低下,严重嗜烟、酗酒,有远离伤口感染灶、术前住院时间长等。

(2)需手术疾病的种类和部位:同样的手术,不同部位的皮肤切开,其感染发生率不同,择期手术中,当手术涉及或切除有腔器官时,术后手术部位感染发生率增加 3～5 倍或更高。

(3)治疗因素:应用激素或肿瘤患者术前放疗、咽喉手术前预防性气管切开等均增加术后手术部位感染率。

2.手术中的危险因素

(1)手术类型:手术类型不同感染率不同,随着切口污染程度的增加,感染率增加,结肠手术较胃手术者更易发生感染;手术创伤越大,手术部位感染发生率越高。

(2)手术持续时间:手术时间的长短与伤口感染的危险性成正比,手术延长 1 小时,感染率可增加1 倍,手术超过 2 小时,就可以作为独立的危险因素。

(3)外科技术:术中忽视无菌操作、组织处理不当、止血不彻底、切口冲洗不够、切口缝合时张力过高、缝合部位缺血、引流管放置不当或局部存在无效腔等,均可增加术后手术部位感染的机会。

(4)手术室环境:除超净的手术间外,在普通手术间手术时,空气中流动的细菌随手术时间的延长而加重污染,直接或间接污染手术部位。

3.手术后的危险因素

术后营养不良及代谢紊乱不能得到有效纠正,切口引流不畅均增加手术部位感染机会;术后病室环境处理不善亦可促使感染发生。

三、感染诊断

(一)表浅手术切口感染

1.临床诊断

表浅手术切口感染仅限于切口涉及的皮肤和皮下组织,感染发生于术后 30 天内,出现表浅切口红、肿、热、痛,或有脓性分泌物或临床医生诊断的表浅切口感染即可进行临床诊断。

2.病原学诊断

临床诊断基础上细菌培养阳性者。

(二)深部手术切口感染

1.临床诊断

无植入物手术后 30 天内、有植入物(如人工心脏瓣膜、人造血管、机械心脏、人工关节等)术后 1 年内发生的具有下述四条之一的有关并涉及切口深部软组织(深筋膜和肌肉)的感染可诊断为深部手术切口感染。

(1)从深部切口引流出或穿刺抽到脓液,感染性手术后引流液除外。

(2)自然裂开或由外科医生打开的切口,有脓性分泌物或发热(≥38 ℃),局部有疼痛或压痛。

(3)再次手术探查、经组织病理学或影像学检查发现涉及深部切口脓肿或其他感染证据。

(4)临床医生诊断的深部切口感染。

2.病原学诊断

临床诊断基础上,分泌物细菌培养阳性。

(三)器官(或腔隙)感染

无植入物手术后 30 天、有植入物手术后 1 年内发生的与手术有关(除皮肤、皮下组织、深筋膜和肌肉以外)的器官或腔隙感染。

1.临床诊断

符合上述规定,并符合下述三条之一即可做出诊断。

(1)引流或穿刺有脓液。

(2)再次手术探查、经组织病理学或影像学检查发现涉及器官(或者腔隙)感染的证据。

(3)由临床医生诊断的器官(或腔隙)感染。

2.病原学诊断

临床诊断基础上,细菌培养阳性。

四、预防控制措施

(一)手术前的预防措施

1.住院前措施

尽可能在门诊完成各项有关检查,以缩短住院时间。同时在住院前积极治疗各种潜在疾病和感染,纠正各种增加切口感染的危险因素。加强营养,提高机体防御能力。

2.手术前措施

(1)认真做好患者术前清洁和皮肤准备,术前进行淋浴洗澡,皮肤消毒前最好用消毒洗手液彻底清洗切口及其周围部位,然后再涂以消毒剂。

(2)如果毛发不影响手术,可不去除毛发,如果手术需去除毛发,则应在手术前2小时进行,并选择剪毛法。

(3)对污染手术、结肠手术、全身情况较差、接受激素或免疫抑制剂者,进行人造物留置手术、心脏瓣膜病或已植入人造心脏瓣膜而再行手术者,严重创伤患者,可于围手术期应用抗菌药物预防。静脉给予抗菌药物的时间应在切开皮肤前30分钟内,使抗菌药物在切皮时,在血液和组织中的浓度达到最高。

(4)肠道准备:对于肠道手术,术前口服抗菌药物可使结肠中病原菌显著减少,有利于防止术后感染。同时应做好机械肠道准备,如无渣饮食、肠道灌洗等。

(二)手术中预防措施

(1)手术人员准备:进入手术室应严格按规定更换鞋、帽、衣、裤、口罩。并按规定方法洗手。严禁疖肿、湿疹、皮肤感染、感冒、鼻咽部或肠道中带有耐药的葡萄球菌或化脓性链球菌等医务人员进入手术室。

(2)严格按照要求铺无菌单,无菌单要求干燥。有报道,切口周围贴附聚乙烯手术薄膜可降低手术部位感染。

(3)手术技巧:熟练的手术操作、缩短手术时间、正确放置引流管等是减少术后切口感染的重要环节。术中要尽量减少组织损伤,减少切口内结扎线等异物,手术结束前切口用生理盐水反复冲洗,正确选择引流方式、引流管类型。

(4)手术室管理:严格控制室内人员,尽量避免走动和说话,及时收集处理污染物品,保持术中手术室的清洁,做好手术环境和手术器械的消毒与灭菌管理,并执行严格的监控措施。

(三)手术后预防措施

(1)切口缝合后应敷盖吸附能力较好的敷料,渗湿后立即更换。

(2)接触伤口前后应洗手,换药时严格遵守无菌操作规定,换药顺序为先拆线,再换清洁伤口,后换污染伤口,每次换药后洗手。

（3）及时反馈手术切口感染监控情况，可有效降低各类切口感染率。

（4）做好对切口的观察和术后引流的护理。对患者及家属进行正确的伤口护理指导。

（彭思琪）

第四节　呼吸机相关性肺炎的预防与控制

一、概述

医院获得性肺炎（HAP）是医院感染发病率和病死率增加的重要原因，是最常见的医院感染之一，尤其是呼吸机相关肺炎（VAP）。美国每年 VAP 患者数超过 25 万，造成的经济损失近 25 亿美元。中低收入国家 VAP 发病率大约是高收入国家的 3 倍。25％的 ICU 患者发生 HAP，其中 90％是 VAP，VAP 的归因病死率大于 10％。口咽部细菌定植和污染分泌物误吸是导致 VAP 发生的两个关键环节。

二、诊断要点

HAP 指患者入院时不存在，也不处于潜伏期，而于入院 48 小时以后在医院内发生的肺炎，包括在医院内获得感染而于出院后48 小时内发病的肺炎，其中以 VAP 最为常见。VAP 是指患者建立人工气道（气管插管或切开）并接受机械通气时发生的肺炎，包括48 小时内曾经使用人工气道进行机械通气患者发生的肺炎。诊断 HAP 应符合如下三项要求。

（1）至少行两次胸片检查（对无心、肺基础疾病，如呼吸窘迫综合征、支气管肺发育不良、肺水肿或慢性阻塞性肺病的患者，可行一次胸片检查），并至少符合以下一项：①新出现或进行性发展且持续存在的肺部浸润阴影；②实性变；③空洞形成。

（2）至少符合以下一项：①发热（体温＞38 ℃），且无其他明确原因；②外周血白细胞数大于 $12 \times 10^9/L$ 或小于 $4 \times 10^9/L$；③年龄大于等于 70 岁的老年人，没有其他明确病因而出现神志改变。

（3）至少符合以下两项：①新出现的脓痰，或者痰的性状发生变化，或者呼吸道分泌物增多，或者需要吸痰次数增多；②新出现的咳嗽、呼吸困难或呼吸频率加快，或原有的咳嗽、呼吸困难或呼吸急促加重；③肺部啰音或支气管呼吸音；④气体交换情况恶化，氧需求量增加或需要机械通气支持。

备注：单次脓痰或痰性状改变是无意义的，24 小时以上的重复出现的痰（脓性或性状改变）更能提示感染的发生。痰性状改变指的是颜色、黏稠度、气味和量的改变。

三、病原学特点

感染可由细菌、病毒、非典型病原体、真菌或寄生虫等引起，其中以细菌最为常见。病原体因罹患地点不同而存在差异，宿主因素、疾病的严重程度和地域因素对病原体的分布及抗菌药物的耐药率也有影响。早发性 HAP（入院时间＜5 天）常见病原体为卡他莫拉菌、流感嗜血杆菌和肺炎链球菌。晚发性 HAP（入院时间≥5 天）常见病原体为革兰氏阴性杆菌或葡萄球菌，包括耐甲氧西林金黄色葡萄球菌(MRSA)。病毒既可以引起早发性 HAP 又可引起晚发性 HAP,如 A 型和 B 型流感病毒和呼吸道合胞病毒,但是酵母、真菌、军团菌和伊氏肺孢子菌常引起晚发性肺炎。HAP 常为混合感染。

四、核心预防控制措施

(一)无创通气

气管插管和机械通气使 HAP 发生风险增加 6~21 倍,任何时候均应尽量避免气管插管及机械通气。无创通气,不管是运用面罩或鼻罩,均能够降低分泌物的误吸,但其仅仅是有效的短期通气措施。

(二)尽早拔管

降低 VAP 发生风险的最简单的办法就是尽早拔管。循序渐进,逐步解除机械通气,正确把握拔管时机,对患者恢复自主呼吸、缩短住院时间和减少 VAP 发生均有积极作用。

(三)每天评估

对接受机械通气且每天接受镇静治疗的患者须执行"每天唤醒",即每天早上暂停镇静药,试行脱机或拔管。每天评估可明显缩短患者接受机械通气时间和 ICU 住院时间,并可降低 VAP 发病率,缩短住院时间,减少住院费用。

(四)床头抬高

仰卧位可导致误吸,如果将床头抬高 30°~45°可减少误吸风险。对 VAP 相关危险因素的多变量分析提示持续半卧位与持续平卧位相比较,可以降低 67% 发生 VAP 的风险,因此如果没有禁忌证,应持续保持半卧位。以下方法可以提高半卧位的依从性:①在床头的墙上张贴半卧位提醒海报;②对半卧位的依从性定期进行反馈;③将床头抬高添加到患者的每天目标核查表中;④用胶带在床头抬高 45°附近做上标记;⑤在 ICU 记录上标注床头抬高。

(五)口腔卫生

保持口腔清洁,去除牙菌斑,减少、清除口咽部细菌,减少口咽部致病微生物的定植,并使口腔处于湿润状态,以保持口腔正常功能。常见的口腔卫生方法包括刷牙、擦拭、冲洗、喷雾、药物涂抹等,进行口腔卫生的溶液包括生理盐水、氯己定、碳酸氢钠、过氧化氢、呋喃西林、醋酸、硼酸、甲硝唑、柠檬和甘油等。推荐采用 0.12%~2% 氯己定溶液,每 4~6 小时一次。心外科 ICU 患者可使用 0.12% 氯己定,其他患者应使用 2% 氯己定。

五、一般预防控制措施

(一)手卫生

所有医护人员接触患者前后都应进行手卫生。在接触患者呼吸设备和病房内物品,以及接触患者呼吸道分泌物后应该进行手卫生。如果预期会接触患者呼吸道分泌物或者污染的物品,均应该戴手套,在戴手套前后均应进行适当的手卫生。

(二)员工培训

从事呼吸机诊疗的医生、护士及呼吸治疗师等人员,应了解 VAP 流行病学和预防与控制计划、措施等内容,增强对 VAP 的防控意识,提高预防控制技能,认真执行 VAP 控制计划。

(三)减少设备污染

接触患者的诊疗用品应一人一用一消毒。湿化用水应使用无菌水,呼吸机管路上的集水瓶应处于管路最底位,并及时倾倒冷凝水,改变患者体位前应先清除呼吸机管路内的冷凝水,清除冷凝水的过程中应保持呼吸机管路密闭。呼吸机管路有明显污染或出现功能障碍时应及时更换,呼吸机管路应由消毒供应中心集中清洗、消毒供应。

(四)经口插管

经口气管插管优于经鼻气管插管,可以避免鼻窦炎从而降低 VAP 风险。维持气管导管的气囊压力不低于 1.96 kPa(20 cmH$_2$O)可降低患者发生误吸的危险。

(五)限制抑酸剂使用

胃酸的减少可以导致较多的胃部定植菌,从而增加 VAP 发生风险。应激性溃疡的预防降低了胃酸水平。研究表明,三种预防应激性溃疡的方法(雷尼替丁、氢氧化铝或氢氧化镁、硫糖铝)中,接受硫糖铝的患者发生晚发型肺炎的风险低于其他两种。然而,机械通气患者常常处于空腹和应激状态,容易发生应激性消化性溃疡,预防溃疡是一个常规策略。因此,临床在选择应激性溃疡药物时,应权衡 VAP 以及应激性溃疡发生的风险,进行综合判断,做出选择。

(六)避免重复插管

重复插管是 VAP 的重要危险因素。一方面,当患者具有拔管指征时应尽早拔管,另一方面,应因人而异采取预防措施,降低重插管的发生率。

(七)目标性监测

对 VAP 实施目标性监测能较好地描述和掌握 VAP 的发病水平,评价干预措施的有效性,从而降低 VAP 的发病率。

六、额外预防控制措施

(一)声门下分泌物吸引

使用声门下分泌物吸引气管导管可有效预防早发型 VAP,尤其是预期机械通气时间超过 48 小时的患者。

(二)避免胃膨胀

对于一般患者,选用胃内营养和小肠营养,其发生 VAP 的风险并没有明显差异。但对存在误吸高风险或不能耐受胃内营养的重症患者,选择小肠营养可避免胃膨胀,降低误吸风险。

(三)密闭式吸痰

密闭式与开放式吸痰管相比,发生 VAP 的风险没有统计学差异。若患者气道的分泌物对环境的污染风险较高时,如多重耐药菌感染、分泌物多等,或者有呼吸道感染性疾病,对医务人员的健康造成威胁时,可使用密闭式吸痰管。

(彭思琪)

第五节 导尿管相关尿路感染的预防与控制

一、概述

在美国,尿路感染是最常见的一种医院感染,约占医院感染的 40%,而几乎所有的医院获得性尿路感染均为导尿管相关尿路感染(CA-UTI)。CA-UTI 可显著增加住院患者的发病率、病死率、住院费用和住院时间。另外,菌尿症还导致了非必需的抗菌药物的使用,同时导尿系统还经常定植有多重耐药菌,为多重耐药菌的重要传染源。

尽管相比其他医院感染,CA-UTI 的发病率和病死率较低,但是泌尿道插管的高使用率可引起大量的感染负担,并可引起感染并发症及死亡。CA-UTI 是继发性菌血症的最主要的原因,大约 17% 的菌血症具有尿路感染源,相关病死率约为 10%,17%～69% 的 CA-UTI 可通过推荐的控制措施被预防。

二、诊断要点

(一)有症状的泌尿道感染

有症状的泌尿道感染必须符合下列标准之一。

1.标准一

患者至少具有以下体征或症状之一,排除其他原因:发热(>38 ℃),尿急、尿频、排尿困难或耻骨压痛,以及尿培养阳性,即菌落数大于等于 10^5 CFU/mL,病原体不超过 2 种。

2.标准二

患者至少具有以下体征或症状之二,排除其他原因:发热(>38 ℃)、尿急、尿频、排尿困难或耻骨上压痛;并至少有下列情况之一:①尿液白细胞酯酶和(或)硝酸盐试验阳性(用 dipstick 试纸);②脓尿(非离心尿白细胞数≥10 个/mm^3 或≥3 个/高倍视野);③非离心尿革兰氏染色见病原体;④非排泄尿(经导尿或耻骨上穿刺抽取)中至少 2 次尿培养出相同的细菌(革兰氏阴性菌或腐生葡萄球菌),且菌落数大于等于 10^2 CFU/mL;⑤先前已使用针对泌尿道感染的有效抗菌药物治疗,尿液培养出相同的细菌(革兰氏阴性菌或腐生葡萄球菌),且菌落数大于等于 10^2 CFU/mL;⑥先前已使用针对泌尿道感染的有效抗菌药物治疗,尿液培养的细菌菌落数小于等于 10^5 CFU/mL,且只有单一的致病菌(革兰氏阴性杆菌或腐生葡萄球菌);⑦医生诊断为泌尿道感染者;⑧医生针对泌尿道感染采取适当的抗感染治疗。

(二)无症状的菌尿症

(1)患者在留取尿培养前的 7 天内有留置导尿管。

(2)患者无发热(>38 ℃)、尿频、尿急、排尿困难或耻骨上压痛等症状或体征。

(3)一次尿培养阳性,即菌落数大于等于 10^5 CFU/mL。

说明:①导管尖端培养结果不能用于诊断泌尿道感染;②尿培养必须用正确方法收集标本,如清洁中段尿或导尿;③对于婴儿,尿培养应通过无菌技术导尿或耻骨上穿刺抽取;集尿袋中的标本培养阳性是不可靠的,应该通过无菌导尿或耻骨上穿刺抽取的标本培养来证实。

三、病原学特点

感染病原体可分内源性和外源性感染病原体。内源性感染病原体主要来自直肠和阴道定植菌,外源性感染主要来源于污染的医务人员手和器械。病原菌或从插管处沿导尿管外壁,或从污染的集尿袋或导尿管接口沿导尿管内壁向上移行进入泌尿道。据美国 2006～2007 年国家医疗保健安全网(NHSN)监测数据显示,CA-UTI[包括无症状菌尿(ASB)和有症状尿路感染(SUTI)]最常见的病原菌为大肠埃希菌(21.4%)和念珠菌属(21.0%),其次为肠球菌属

(14.9%)、铜绿假单胞菌(10.0%)、肺炎克雷伯菌(7.7%)和肠杆菌属(4.1%),少数由其他革兰氏阴性杆菌和葡萄球菌属引起。尿路感染病原菌耐药是日渐突出的问题,大约1/4的大肠埃希菌和1/3的铜绿假单胞菌 CA-UTI 感染菌株对喹诺酮类耐药。革兰氏阴性菌对其他抗菌药物如第三代头孢菌素和碳青霉烯类耐药率也很高。多重耐药菌(对 4 类抗菌药物不敏感)的比例为铜绿假单胞菌 4%、肺炎克雷伯菌 9%、鲍曼不动杆菌 21%。

四、核心预防控制措施

(一)避免不必要的留置导尿管

长时间使用导尿管是 CA-UTI 最重要的危险因素。每天留置导尿管引起菌尿的危险性为3%~10%,30 天后为 100%。因此,应严格掌握留置导尿管的适应证,避免不必要的留置导尿。留置导尿管不应作为尿失禁的常规处理措施,除非尿失禁的其他处理措施无效,并且患者要求留置导尿管。

(二)尽早拔除导尿管

一旦患者不再需要留置导尿管,应尽早拔除,以降低 CA-菌尿症和 CA-UTI 的风险。

(三)保持导尿系统的密闭

使用预先连接的密闭导尿系统(导尿管预先连接于封闭的导尿袋)以减少 CA-菌尿症。尽可能减少断开导尿管连接处的次数,始终保持导尿袋和连接管低于膀胱平面。

五、一般预防控制措施

(一)插管前

根据年龄、性别、尿道情况选择合适的导尿管口径、类型。成年男性宜选 16F,女性宜选 14F。

(二)插管时

(1)使用消毒棉球消毒尿道口及其周围皮肤黏膜,每一个棉球不能重复使用。程序如下:男性自尿道口、龟头向外旋转擦拭消毒,注意洗净包皮及冠状沟。女性先清洗外阴,其原则为由上至下,由内向外,然后清洗尿道口、前庭、两侧大小阴唇,最后清洗会阴、肛门。

(2)插管过程应严格执行无菌操作,动作要轻柔,避免尿道黏膜损伤。

(三)插管后

(1)悬垂集尿袋,不应高于膀胱水平,并及时清空袋中尿液。

(2)保持尿液引流系统通畅和完整,不应轻易打开导尿管与集尿袋的接口。

(3)若采集尿标本并非用于普通细菌和真菌学检查,可从集尿袋采集。

(4)疑似导尿管阻塞应更换导尿管,不得冲洗。

(5)保持尿道口清洁,日常用肥皂和水保持尿道口清洁即可,但大便失禁的患者清洁以后应消毒。

(6)患者洗澡或擦身时应注意保护导尿管,避免浸入水中。

(7)导尿管不慎脱落或密闭性被破坏时,应更换导尿管。

(8)出现可疑尿路感染而需要抗菌药物治疗前,应先更换导尿管。

六、额外预防控制措施

(一)留置导尿管的替换方法

(1)如果男性患者有留置导尿管指征且膀胱残余尿量极小,安全套导尿管可以代替短期和长期导尿管,以减少无认知障碍患者的 CA-菌尿症。

(2)间歇导尿可替换长期导尿或短期导尿以减少 CA-菌尿症和 CA-UTI 的发生。

(3)耻骨上方导尿可作为短期导尿的替换方式,以减少 CA-菌尿症和 CA-UTI 的发生。

(二)间歇导尿技术

(1)门诊及住院患者使用清洁而非无菌技术时,CA-菌尿症和 CA-UTI 的风险无显著差别。

(2)门诊和住院患者可使用复用导尿管替代一次性导尿管,两者的 CA-菌尿症和 CA-UTI 风险无显著差别。

(3)拔除导尿管时,筛查和治疗 CA-ASB 以减少 CA-UTI 的发生:女性短期导尿管拔除后 CA-ASB 持续达 48 小时者,进行抗菌药治疗可降低发生 CA-UTI 的风险。然而,尚无足够数据证实是否应该对所有导尿管移除的女性患者进行筛查,也尚无足够数据证实是否应该对男性患者进行筛查或治疗持续性 CA-ASB。

(4)员工教育与培训:公布留置导尿管的指征,教育员工,并定期评估其对指南的依从性。

(5)方便的评估与医嘱提醒系统:应在病历里有使用导尿管的医嘱,并定期评估。应考虑使用护士或电子提醒系统和(或)自动停止系统,以减少不恰当地使用导尿管。

(彭思琪)

参考文献

[1] 黄芳,王红梅.护理学专业课程学习指南[M].北京:高等教育出版社,2018.

[2] 黄人健,李秀华.儿科护理学高级教程[M].北京:科学出版社,2018.

[3] 孙曙青.内科护理学实训指导[M].杭州:浙江大学出版社,2016.

[4] 施龙华,石龙富,何江平.护理学基础实训教程[M].南京:东南大学出版社,2016.

[5] 杨建芬,蔡烯.外科护理学笔记[M].北京:科学出版社,2018.

[6] 熊振芳,李春卉,陈丽.基础护理学[M].武汉:华中科技大学出版社,2017.

[7] 张萍,张梅英,樊海宁.外科护理学[M].北京:人民军医出版社,2015.

[8] 叶萌,石琴,胡三莲.新编护理学基础实训指导[M].上海:复旦大学出版社,2015.

[9] 肖建英,胡鸿雁,肖东玲.康复护理学基础[M].武汉:华中科技大学出版社,2018.

[10] 许洪伟,庞灵.康复护理学[M].北京:北京大学医学出版社,2017.

[11] 曹心芳.护理学导论综合训练教程[M].郑州:郑州大学出版社,2014.

[12] 徐燕,周兰姝.现代护理学[M].北京:人民军医出版社,2015.

[13] 史云菊,王琰.护理学导论[M].郑州:郑州大学出版社,2015.

[14] 郭丽.基础护理学[M].济南:山东科学技术出版社,2015.

[15] 孙田杰,李晓波,郑瑾.外科护理学[M].上海:上海科学技术出版社,2016.

[16] 何国喜.妇产科护理学笔记[M].北京:科学出版社,2018.

[17] 彭南海,黄迎春.肠外与肠内营养护理学[M].南京:东南大学出版社,2016.

[18] 李海燕.妇产科护理学实训指导及习题集[M].长沙:中南大学出版社,2016.

[19] 张梅珍.儿科护理学笔记[M].北京:科学出版社,2018.

[20] 陈玉瑛.儿科护理学[M].北京:科学出版社,2018.

[21] 尤黎明,吴瑛.内科护理学实践与学习指导[M].北京:人民卫生出版社,2018.

[22] 李丹.内科护理学[M].上海:上海科学技术出版社,2016.

[23] 张洪,余丽君.健康评估实验指导[M].北京:科学出版社,2012.

[24] 刘文娜,程少贵.妇产科护理学[M].北京:人民卫生出版社,2019.

[25] 李文涛,崔巧玲.急危重症护理学案例版[M].北京:科学出版社,2018.

[26] 周庆云.内科护理学[M].郑州:郑州大学出版社,2017.

[27] 黄丽,李宇,许娟.基础护理学[M].武汉:华中科技大学出版社,2018.

［28］鲍秀芹.康复护理学实践与学习指导［M］.北京:人民卫生出版社,2018.

［29］刘建晓,高辉.肿瘤护理学［M］.济南:山东大学出版社,2014.

［30］胥方元,郭声敏,鞠梅.康复护理学［M］.北京:北京大学医学出版社,2014.

［31］谢萍.外科护理学［M］.北京:科学出版社,2018.

［32］柳韦华,刘晓英,王爱华.妇产科护理学［M］.武汉:华中科技大学出版社,2017.

［33］李津,李桂玲.康复护理学［M］.南京:江苏科学技术出版社,2014.

［34］高晓梅.护理学导论［M］.郑州:郑州大学出版社,2017.

［35］马跃文.康复护理学［M］.上海:上海科学技术出版社,2017.

［36］王静.护理学基础［M］.北京:人民军医出版社,2015.

［37］贾东影.浅析氯吡格雷联合低分子肝素钙治疗不稳定型心绞痛的临床效果及护理措施［J］.中国现代药物应用,2017,11(3):143-145.

［38］李小花,王堃.延续性护理对老年冠心病不稳定性心绞痛患者的护理效果及不良事件预防［J］.实用临床医药杂志,2017,21(12):5-7＋11.

［39］孙明慧.药物治疗不稳定型心绞痛患者的护理干预措施及效果观察［J］.中国继续医学教育,2016,8(1):192-193.

［40］董婷,刘素珍,李继平.四川省 2931 例社区老年高血压糖尿病患者护理服务的满意度及影响因素分析［J］.护理学报,2017,24(9):7-10.

［41］张亚妮.急性上呼吸道感染患者护理中舒适护理的临床应用效果探讨［J］.临床医学研究与实践,2017,2(15):161-162.

［42］徐洁,何平.小儿急性上呼吸道感染的临床护理［J］.医学食疗与健康,2018(6):208＋210.

［43］王翠云.62 例脑梗死患者采用循证护理干预的临床探究［J］.中外医学研究,2016,14(24):95-96.

［44］牛玉秋.超早期康复护理干预对急性脑梗死患者康复的影响［J］.中国实用神经疾病杂志,2015,18(3):141-142.